BIRGIT FELIZ CARRASCO

CHAKRA YOGA

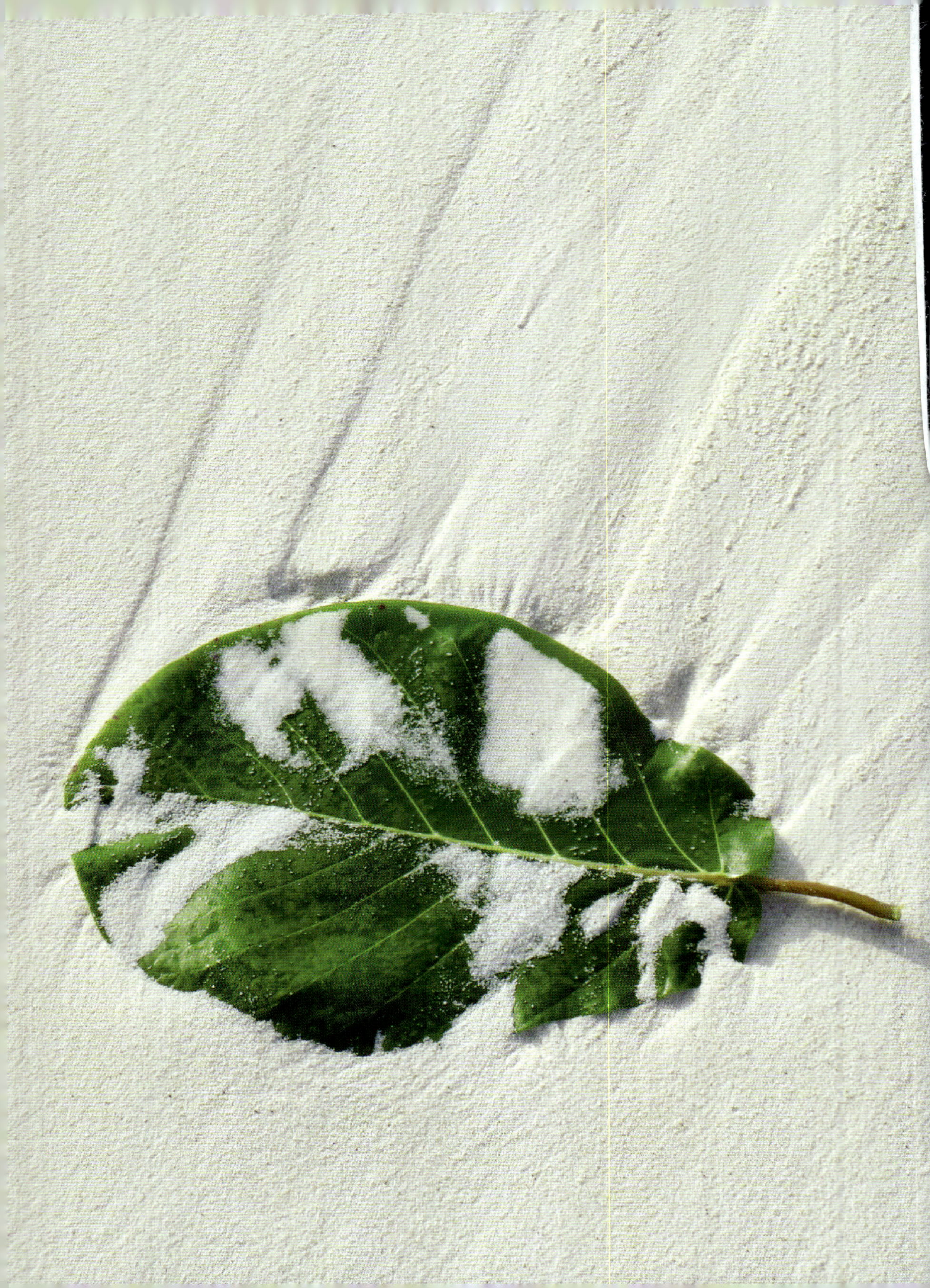

BIRGIT FELIZ CARRASCO

CHAKRA YOGA

DAS KOMPLETTE PROGRAMM ZUR VITALISIERUNG UND HEILUNG DER ENERGIEZENTREN

NIKOL
VERLAG

Inhalt

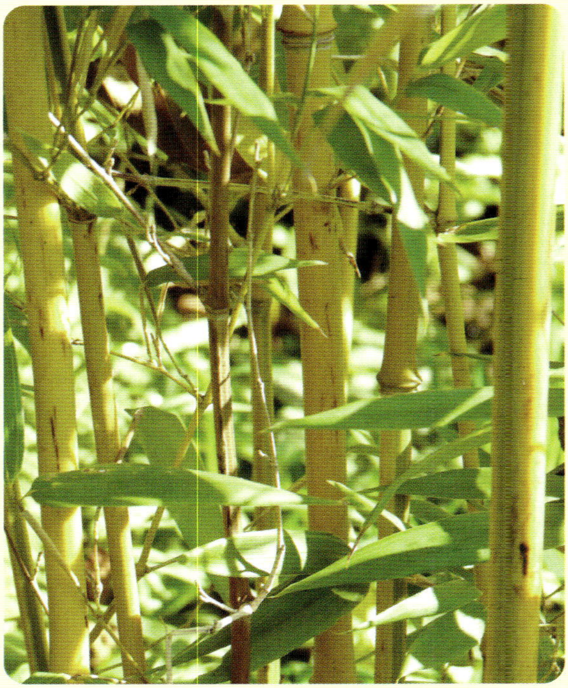

Mensch, Natur und Kosmos verbinden sich in Yoga.

Der Gott Shiva machte den Menschen Yoga zum Geschenk.

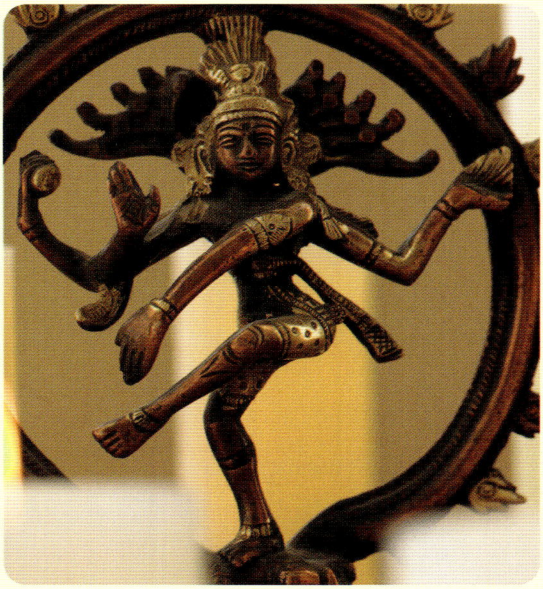

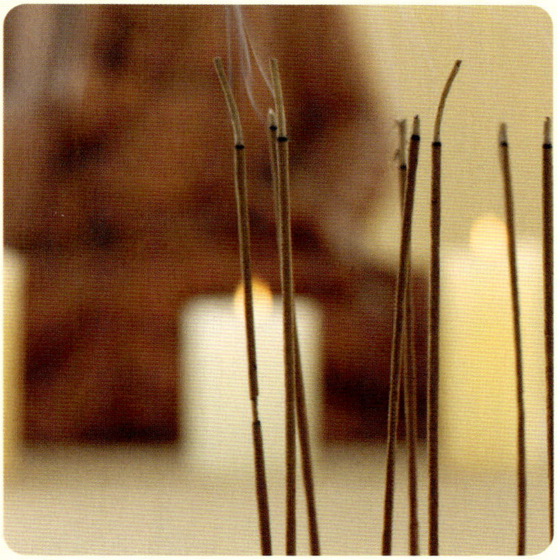

Die Yoga-Praxis ist ein tägliches Ritual der Besinnung.

Yoga lässt die Chakras im Körper wie Lotusblumen erblühen.

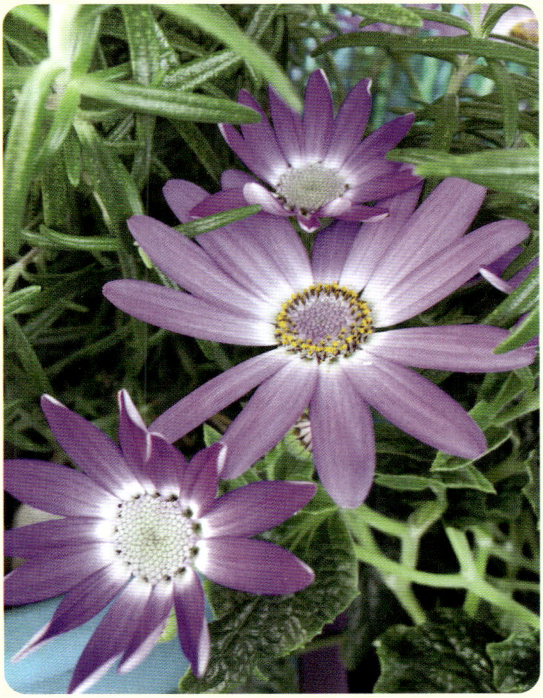

Eine Reise durch das Meer der Energie

Das Buch, das Sie in Händen halten, wird Sie in die Welt des Yoga und der Chakras einführen und Ihnen neue Sichtweisen und Wahrnehmungen vermitteln. Sie werden lernen, Ihren Körper mit feinstofflichen Energien zu vitalisieren. Stufe für Stufe erspüren Sie durch praktische Übungen Ihren Körper neu und erfahren dabei, dass Ihr Leben nicht nur aus Materie und sichtbarer Substanz besteht: Sie sind umgeben von einem Meer aus feinstofflicher Energie, das wahre Lebenskraft in sich birgt.

»Alle Lebewesen sind umgeben von einem Meer aus feinstofflicher Energie. Diese Energie steht jedem zur Verfügung und kann bewusst intensiver genutzt werden.«

Stellen Sie sich vor, Sie sind ein Fisch im Wasser ...

Stellen Sie sich vor, Sie sind ein Fisch im Meer und ganz und gar umgeben von blauem, angenehm warmem Wasser. Meerwasser ist das Element, in dem Sie leben, es ist Ihr Zuhause, Ihre Welt. Sie bewegen sich im Wasser, Sie atmen und essen dort. Sie leben von Partikeln, die im Wasser aufgelöst sind und Ihnen als Nährstoffe dienen. Die Nährstoffe sind mikroskopisch klein und unsichtbar, aber Sie wissen, dass Sie umgeben sind von diesen Nährstoffen. Das Meer ist nahrhaft, gibt Energie und Vitalität und ermöglicht Ihnen Ihr Leben.

Nicht nur Sie leben in diesem nahrhaften Meer, sondern mit Ihnen Tausende anderer Wesen. Bunt und artenreich ist Ihr Lebensraum, und alle darin sind umgeben von Wasser.

Stellen Sie sich vor, Sie sind ein Fisch im Meer ... Sie haben um sich einen individuellen Freiraum, in dem nur Sie sich bewegen. Sie schwimmen in Ihrer eigenen, kleinen Sphäre, in die nur dann ein anderes Lebewesen eindringen kann, wenn Sie es ihm erlauben.

Sie leben in einem großen, harmonischen Schwarm mit vielen anderen bunten Fischen. Jeder Fisch respektiert den Freiraum des anderen. Alle sind frei, dorthin zu schwimmen, wo sie möchten, solange sie das lebensspendende Element des Wassers umgibt.

Stellen sich vor Sie sind ein Fisch ... So wie die Fische im Meer sind wir auch als Menschen von einem unsichtbaren Meer umgeben. Das Meer besteht aus einem Element, das nicht sichtbar oder greifbar ist, uns aber das Leben erst ermöglicht. Es besteht aus feinstofflicher Energie.

Feinstoffliche Energie ist kein Element der Materie, sondern nichtmateriell. Sie ist weder sichtbar noch fassbar, aber fühlbar. Das unsichtbare Meer der Energie umgibt Sie, nährt Sie und schützt Sie. Ebenso wie der Fisch im Wasser teilen Sie diese feinstoffliche Energie mit anderen Lebewesen und bewegen sich ständig innerhalb dieses unendlichen Energiefelds. Sie teilen die Energie mit anderen Menschen, Tieren, Pflanzen und Steinen – ja sogar mit der Erde und dem Kosmos.
So wie das Element Wasser die Meerestiere umflutet, den Sand am Meeresboden tränkt und durch alle Korallenbänke hindurchfließt, umspült feinstoffliche Energie alle und alles im weiten Universum.

»Prana ist die unendliche, allgegenwärtig sich manifestierende Energie des Universums. Aus Prana entwickelt sich alles, was wir Kraft nennen.« Krishnamacharya

Prana, die alles durchdringende Lebenskraft

Diese feinstoffliche Energie wird nach der yogischen Lehre und der altindischen Kultur »Prana« genannt. Prana ist die alles durchdringende Lebenskraft. Sie verbirgt sich hinter allen Elementen des Lebens wie Wasser, Erde, Luft, Feuer und jeglicher Materie auf der Erde.
Prana ist in allen Nahrungsmitteln enthalten. Menschen, Tiere, Pflanzen und Mineralien sind der materielle Ausdruck der pranischen Lebenskraft. Jede materielle Ebene ist auf unsichtbare Art von feinstofflicher Nichtmaterie durchdrungen.
Stellen Sie sich vor, wie Sie als Mensch umgeben sind von unendlich viel feinstofflicher Energie. Reisen Sie mit diesem Buch in das Meer des Prana, und lernen Sie, dieses Element besser für sich zu nutzen!
Yoga und Chakra-Arbeit streben nach körperlicher, geistiger und seelischer Gesundheit. Der Yoga-Weg ist ein Weg zur höchsten Vollkommenheit, und um diesem Ziel näher zu kommen, ist liebevolles Bemühen das adäquate Mittel. Arbeiten Sie mit diesem Buch, und verbessern Sie mit Hilfe der Übungen in verschiedenen Niveaus schrittweise und langfristig Ihre Vitalität und Lebensfreude. Beginnen Sie jetzt, bewusst im feinstofflichen Meer der Energie zu schwimmen. Ich wünsche Ihnen viel Freude und weise Einsichten dabei!

Birgit Feliz Carrasco

Mehr Energie mit Yoga und Chakra-Arbeit

Obwohl unser Körper vergänglich ist, treiben wir heute einen Sport- und Wellnesskult um unsere sterbliche Hülle. Die Frage stellt sich, ob bei Aerobic, Joggen oder anderen Fitnessformen auch genügend Zeit für die Seele, das Gemüt und den Esprit bleibt. Ist es nicht eher so, dass Sie sich nach dem Work-out oft ausgepowert fühlen und der Geist nur deshalb endlich ruhig ist, weil der Körper müde ist?

Der feinstoffliche Teil unseres Seins, der nach dem Tod der biologischen Hülle unvergänglich ist, braucht ebenfalls Nahrung und Herausforderung. Mit Yoga finden Sie einen Lebensstil, der alle Aspekte des Seins nährt und entwickelt. Über die Arbeit mit Yoga und das Chakra-Bewusstsein bekommen Geist und Seele eine neue Struktur. Ihr Körper erhält ein neues Programm, ein »Update« sozusagen. Er sammelt neue Erfahrungen, durch die auch Ihr tiefstes Inneres zu Gesundheit, Zufriedenheit und Harmonie auf allen Ebenen des Seins gelangt.

Yoga ist somit eine konsequente Fortführung von reiner Wellness zu einer Arbeit an Ihrer ganzheitlichen Gesundheit, ein einzigartiger Lebensweg, der Jahrtausende überdauert hat, weil er sich immer und immer wieder bewährt hat und von Generation zu Generation weitergegeben wurde.

»Gesundheit ist der Zustand völligen körperlichen, geistigen, seelischen und sozialen Wohlbefindens.« Definition der WHO, Weltgesundheitsorganisation der Vereinten Nationen

Den Fluss der feinstofflichen Energie in den Chakras stärken

Der Körper benötigt feinstoffliche Energie, um gesund und vital zu bleiben. Die Verbindungsstellen des materiellen Körpers mit der freien feinstofflichen Energie sind die »Chakras«. Seit Jahrtausenden wird die Funktion der Chakras mit Yoga verbessert und gefördert.

In diesem Übungsbuch lernen Sie, wie Ihr Körper mit der feinstofflichen Lebensenergie arbeitet, wo Mangel an Energie besteht und was Sie dagegen tun können. Schrittweise werden Sie an die Praxis des Yoga herangeführt, sodass im Lauf der Zeit Ihre Körperwahrnehmung intensiver wird und die feinstoffliche Energie für Sie fühlbarer. Die vorgestellten Yoga-Übungsreihen sind nach Körperregionen von den Füßen bis zum Kopf den entsprechenden Chakras zugeordnet.

Regelmäßige Yoga-Praxis für ein neues Lebensgefühl

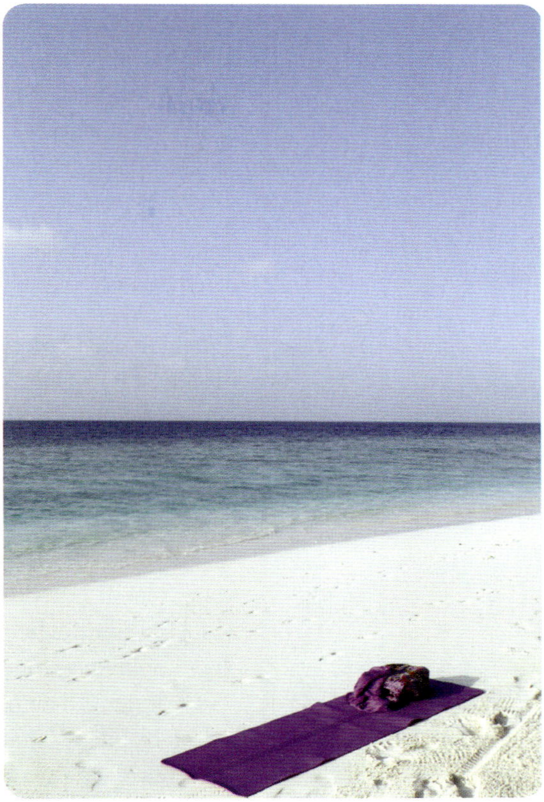

Die Informationen in diesem Buch beruhen einerseits auf traditionellen Weisungen der heiligen indischen Schriften, andererseits auf Erfahrungen aus dem Yoga-Unterricht mit Schülern und Patienten. In meiner langjährigen Unterrichtspraxis durfte ich lernen, dass sich Yoga jedem Menschen als einem einzigartigen Individuum anpasst – nicht umgekehrt. Statt leistungsbezogener Akrobatik sind Regelmäßigkeit und Struktur die Themen, die den individuellen Yoga-Weg bereiten und jedem Menschen – gleich, welcher Konstitution – ein neues, harmonisches Lebensgefühl schenken. Die spirituellen Hintergründe der Yoga-Philosophie sind äußerst wertvoll – sie waren es in vergangenen Jahrhunderten und sind es heute mehr denn je. Aber beginnen Sie ganz pragmatisch, indem Sie mit einem regelmäßigen Yoga-Programm etwas gegen Ihre körperlichen Beschwerden wie Rückenprobleme, Kopfschmerzen oder innere Unruhe tun.

»Yoga« bedeutet »Vereinigung« und vermittelt bei regelmäßiger Praxis eine harmonische Struktur für Körper und Geist.

Der individuelle Weg des Yoga

Ihr Körper und das Leben, das Sie leben, sind einzigartig. Sie gehen in diesem Leben einen Weg wie kein zweiter Mensch auf dieser Welt. Jeder Moment bringt eine Veränderung – und Sie reagieren auf jede Situation anders. In jeder Sekunde stellen Sie sich auf neue Situationen ein und improvisieren, weil die Veränderungen jetzt, in diesem Moment, stattfinden. Eine exakte Planung für die nächste Stunde, den folgenden Tag, Monate und Jahre ist nicht möglich, weil Zukunft nicht planbar ist.
Auch die Praxis des Yoga ist ein einzigartiger und ganz persönlicher Entwicklungsweg. Yoga findet jetzt statt. Heute beginnt Ihr Yoga-Weg, mit den Möglichkeiten, die sich Ihnen am heutigen Tag bieten. Ihre Rahmenbedingungen mögen von Tag zu Tag unterschiedlich sein. Wenn Sie mit Ihrem Körper arbeiten, wird dieser mal flexibler und mal weniger dehnbar sein. Akzeptieren Sie in jedem Moment Ihre körperliche Verfassung.

Lauschen Sie wach auf die inneren Signale in Ihrem Körper, und arbeiten Sie mit dem, was Ihr Körper bereit ist, Ihnen jetzt, in diesem Moment, zur Verfügung zu stellen. Der Weg des Yoga ist eine Chance, sich selbst und seinen Körper intensiver kennenzulernen. Üben Sie Toleranz im Hinblick auf Ihren Körper, denn Begriffe wie Leistungsdruck sind im Zusammenhang mit Yoga geradezu paradox.

Yoga ist für jeden Menschen und in jedem Alter erlernbar und nicht nur den Menschen vorbehalten, die von Natur aus akrobatisch veranlagt sind.

Vorbereitungen für Ihr persönliches Übungsprogramm

Suchen Sie sich einen Platz in Ihrer Wohnung oder im Garten, an dem Sie jeden Tag Yoga praktizieren möchten. Falls möglich, sollten an diesem Ort keine anderen Aktivitäten stattfinden. Kreieren Sie hier Ihren eigenen kleinen Tempel. Schmücken Sie den Platz für die Energiearbeit mit wenigen Dingen, die Ihnen wichtig sind, wie zum Beispiel einem Edelstein, einem Talisman, einer kleinen Statue oder einem Kreuz. Je nach Übungssequenz weihen Sie Ihren kleinen Tempel mit einer Kerze, frischen Blumen oder einem besonderen Duft. Der Ton einer Klangschale oder meditative Musik sind Möglichkeiten, Ihr tägliches Yoga-Ritual einzuläuten.
Bei konkreten Gesundheitsbeschwerden oder nach Operationen befragen Sie vor dem Üben bitte unbedingt einen Arzt, Heilpraktiker oder einen gut ausgebildeten Yoga-Lehrer. Sollten körperliche Probleme durch Yoga auftreten, sollten Sie ebenfalls umgehend medizinischen Rat einholen.

Für Ihre Yoga- und Chakra-Arbeit benötigen Sie ...

- eine rutschfeste, für Yoga geeignete Übungsmatte
- ein Sitzkissen oder ein Meditationsbänkchen
- eine große weiche Decke
- ein kleines Kopfkissen und ein großes, festes Kisssen zum Sitzen
- zwei stabile Yoga-Übungsblöcke aus Holz oder Kunststoff (zwei dicke Bücher tun es auch!)
- einen Tennis- oder Igelball
- verschiedene ätherische Öle oder auch eine Ölmischung mit einer hölzernen, erdigen Duftnote wie zum Beispiel Sandelholz, Amber, Zeder, Myrrhe oder Weihrauch

Das tägliche Übungsritual

Versuchen Sie am besten, jeden Tag zur gleichen Stunde zu üben – egal, ob morgens, mittags oder abends. Sollten Sie einmal nicht zum Meditieren und Üben kommen, dann setzen Sie am nächsten Tag Ihre Übungsreihe fort. Üben Sie nur an Tagen, an denen Sie sich bereit dazu fühlen: Bei einer Erkältung oder körperlichen Beschwerden ist es besser, auf die Yoga-Praxis zu verzichten, weil Ihr Körper ganz offensichtlich Ruhe benötigt. Respektieren Sie die Signale Ihres Körpers.

Vorerst nehmen Sie sich am besten pro Tag etwa eine halbe Stunde Zeit für Ihr Übungsprogramm, später können Sie die Zeit, wenn es Ihnen möglich ist, auf eine Stunde ausweiten.

Die frühen Morgenstunden eignen sich am besten, um intensiv Prana aus dem Meer der Energie aufzunehmen, denn die Aktivitäten auf der Erde sind noch eingeschränkt, die Natur und Sie selbst erholt von der Nachtruhe. Falls Sie den Anblick eines schönen Sonnenaufgangs erleben können, genießen Sie es. Es macht die idyllische Stimmung perfekt und ist eine ausgezeichnete Meditation.

Die Yoga-Übungen in den frühen Morgenstunden führen Sie in einen schönen Tag und werden Sie bis zum Abend energetisch begleiten.

Wenn Sie allmählich mit Yoga Ihren Körper in harmonische Schwingung versetzen, werden sich auch Dinge im Äußeren ändern. Veränderung beginnt im Kern und breitet sich wie ein sprießender Keim aus, bis daraus eine blühende Blume wird.

Auf Ihre persönlichen Bedürfnisse abgestimmt – Übungsanleitungen für alle Niveaus

Die Übungsanleitungen in diesem Buch sind in drei Schwierigkeitsgrade eingeteilt. Es gibt bei den Körperhaltungn Varianten für Anfänger, Geübte und Fortgeschrittene. Damit findet jeder für sich die geeigneten Übungen. Die einzelnen Übungen bauen systematisch aufeinander auf und sollten auch in der angegebenen Reihenfolge praktiziert werden.

Beginnen Sie am besten mit dem Anfänger-Grad, auch wenn Sie schon Yoga-Erfahrung besitzen, denn die Anleitungen für Geübte und Fortgeschrittene setzen einige Grundpositionen und Wortdefinitionen der Sequenzen für Anfänger voraus. Um Ihren Körper aufzuwärmen oder die Erfahrung von bestimmten Körperpositionen zu vertiefen, werden einige Übungen bewusst wiederholt.

Um die Übungsanleitungen verständlich und prägnant zu formulieren, habe ich meist auf die direkte Anrede verzichtet. Fühlen Sie sich bitte dennoch von mir persönlich angesprochen.Versuchen Sie, die Übungen möglichst korrekt auszuführen, um den gewünschten Effekt zu erzielen.

Die Ausübung der einzelnen Yoga-Positionen bleibt jedoch immer ein individueller Prozess mit Raum für Improvisation. Je nach Bedarf können Sie die Übungen aus den vorangegangenen Kapiteln wiederholen und Ihre Übungssequenzen ergänzen oder verlängern. Ihr Körper wird Ihnen sagen, was Ihnen gut tut, wie weit Sie sich jetzt im Moment nach unten strecken oder zur Seite drehen können.

Arbeiten Sie auch mit den angegebenen Varianten, die sich bei meiner Lehrtätigkeit bewährt haben, um Ihren Körper für die traditionellen Yoga-Körperhaltungen vorzubereiten und aufzubauen.

»Auf einem ebenen, sauberen, von Kiesel, Feuer und Sand freien Platze, der durch liebliche Laute und Teiche, den Geist einlädt, das Auge aber nicht belästigt, an einer dem Winde nicht ausgesetzten Stelle, solle man sich dem Yoga hingeben.«
Upanishaden

Zur Orientierung ist bei den einzelnen Übungen jeweils die Anzahl der Atemzyklen angegeben, die die Position gehalten werden sollte. Was für Sie angenehm ist, müssen Sie selbst bestimmen – kürzere oder längere Atemzeiten sind selbstverständlich möglich. Beginnen Sie mit dem Zählen der Atemzüge, erst nachdem die Übungsposition korrekt eingenommen ist. In der Regel gehen Sie mit dem Muskel entspannenden Ausatmen in eine Position – es sei denn, es ist in der Anleitung anders angegeben. Lassen Sie Ihren Atem stets ruhig und natürlich fließen, denn gleichmäßiges Atmen erleichtert den Übungsprozess und versorgt Ihren Körper ausreichend mit Lebensenergie.

Zu den meisten Übungsanleitungen finden Sie die traditionellen Namen im altindischen Sanskrit, deren Schreibweise zur vereinfachten Lesbarkeit eingedeutscht wurde. Die Bezeichnungen für die einzelnen Körperhaltungen wählte man vor langer Zeit, um dem Yoga-Schüler die Möglichkeit zu geben, sich mit der Energie des darzustellenden Wesens zu vereinen. Auf diese Weise wird sich jeder Mensch, der diese Haltungen einnimmt, mehr

Fünf Phasen der Yoga-Praxis, die Sie beim Üben immer beachten sollten

- Die einzelnen Positionen sorgfältig Schritt für Schritt nach Anleitung aufbauen.
- Achtsam eine individuell mögliche Übungshaltung finden.
- Nur so lange in einer Position verweilen, wie es möglich ist.
- Die Übungshaltung achtsam in umgekehrter Reihenfolge und ohne schnelle Bewegungen auflösen.
- Zum Abschluss der Übung und zum Nachspüren eine Position einnehmen, die den Körper entlastet.

und mehr als Teil der gesamten Schöpfung fühlen.

Die Sequenzen für Ihr Wochenprogramm

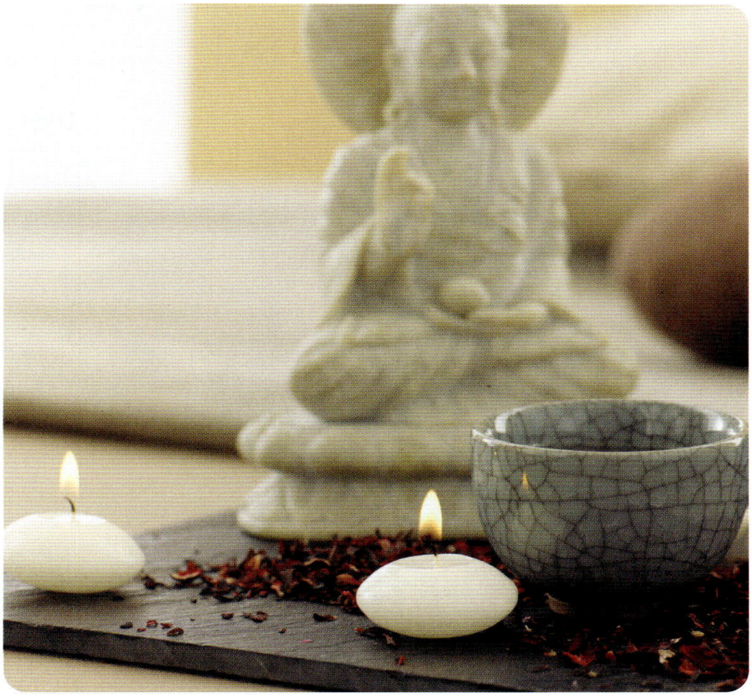

Eine harmonische Atmosphäre am Übungsplatz unterstützt die Energiearbeit des Yoga.

Sie finden in acht Arbeitskapiteln jeweils acht Übungsreihen mit speziellen Haltungen, die unterteilt sind in Niveaus für Anfänger, Geübte und Fortgeschrittene.

Beginnend mit den Füßen bis hin zum Kopf, praktizieren Sie über acht Kapitel hinweg Übungen für die wichtigsten Chakras und komplettieren so Stufe für Stufe die Energiearbeit zur Vitalisierung Ihres Körpers. Sie haben drei Möglichkeiten, die Übungseinheiten effektiv und individuell miteinander zu kombinieren:

- Sie praktizieren innerhalb von acht Tagen die Übungsreihe für Anfänger, setzen Ihr Programm in der folgenden Woche mit der Sequenz für Geübte fort und erarbeiten dann das Niveau für Fortgeschrittene.
- Sie beginnen nach acht Übungseinheiten im gleichen Niveau wieder von vorne und vertiefen die Wirkung der Positionen noch einmal.
- Sie erarbeiten sich eine Sequenz für einen speziellen Chakra-Bereich, beispielsweise Hals oder Becken über alle drei Niveaus und fahren dann mit Übungen für die weiteren Chakra-Bereichen fort.

Als fortgeschritten dürfen Sie sich dann bezeichnen, wenn Sie entweder bereits ausgiebige Yoga-Erfahrung besitzen oder nach einigen Wochen regelmäßigen Übens die Positionen der beiden anderen Niveaus spielend beherrschen. Regelmäßigkeit ist das Zauberwort im Yoga, nicht unpassender Ehrgeiz. Respektieren Sie stets Ihre individuellen Körpergrenzen, und improvisieren Sie. Falls es Ihnen Freude bereitet, führen Sie ein kleines Yoga-Tagebuch, und notieren Sie sich Ihre Erfolge in Sachen Dehnbarkeit und zunehmendem Wohlgefühl.

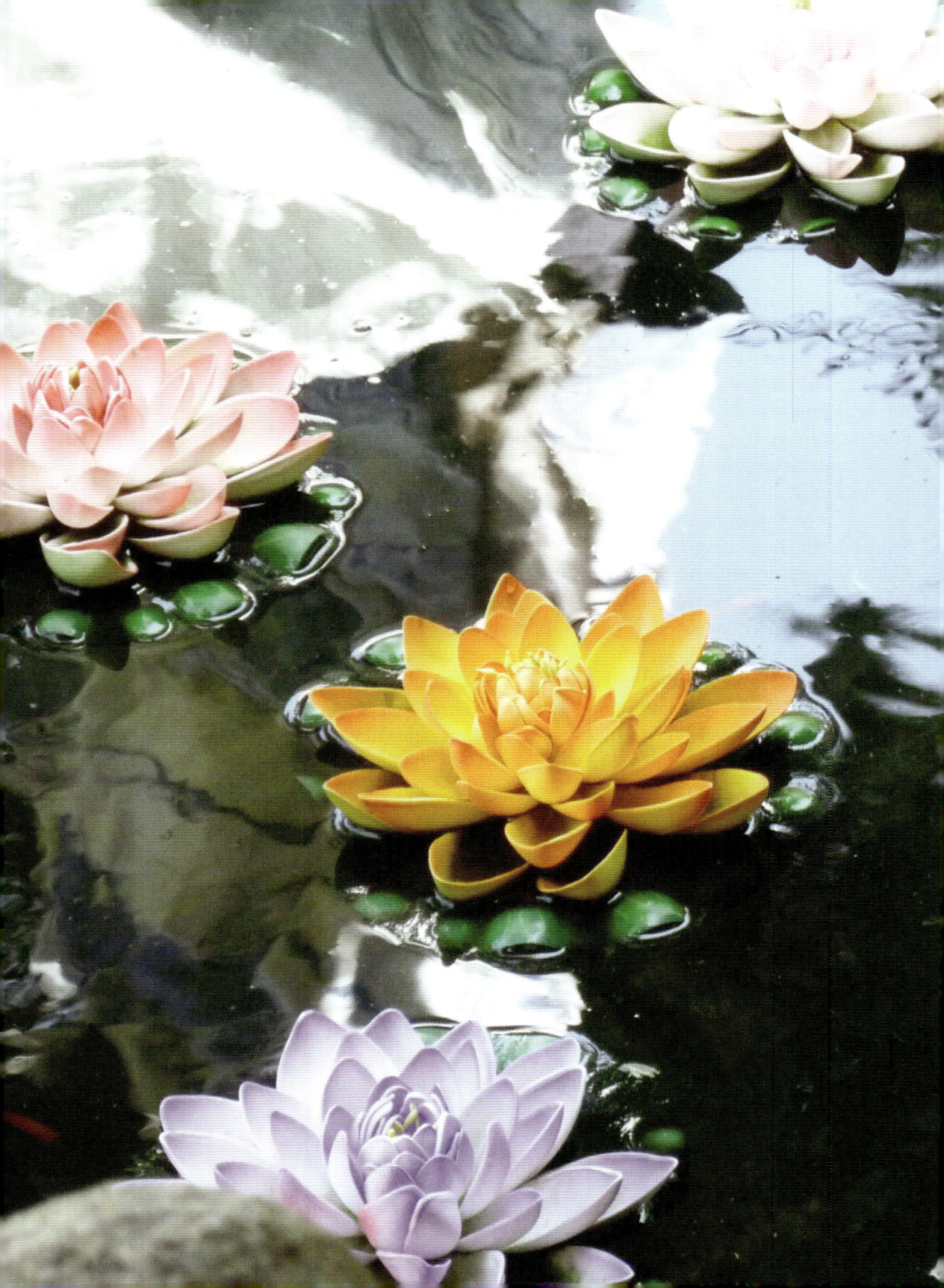

Die Tradition des Yoga und die Energielehre

Yoga steht heute meist als Begriff für Körperübungen oder moderne Gymnastik, die in entsprechenden Schulen angeboten und in Gruppen praktiziert wird. Eher unbekannt ist jedoch die altehrwürdige Tradition des Yoga, die vor Tausenden von Jahren in Indien entstand und damals wie heute auf vielerlei Arten und über verschiedene Wege gelehrt und praktiziert wird.

Die Wahrheiten des Lebens

Yoga entstand vor über 5.000 Jahren. Damals befassten sich in Indien »Rishis«, heilige Seher, durch Versenkung und Konzentration mit der Herkunft und dem Sinn des Lebens. Über rituelle Handlungen gelangten sie in Trancezustände, in denen sich ihr Geist für kosmische Wahrheiten öffnen konnte. Sie waren in der Lage, göttliche Offenbarungen, höheres Wissen und damit die Wahrheiten des Lebens zu schauen, ohne Augen oder rationales Denkvermögen zu gebrauchen.

Diese heiligen Wahrheiten wurden von Generation zu Generation weitergegeben – zuerst in Form von Gesängen, Ritualen und mündlich vorgetragenen Hymnen, später in den so genannten vedischen Schriften.

»Das Geheimnis des Erfolges im Yoga liegt darin, dass man ihn nicht nur als eines unter den im Leben zu verfolgenden Zielen ansieht, sondern als das ganze Leben.«
Sri Aurobindo

Die Wege zur Erleuchtung

Das Sanskrit-Wort »Yoga« lässt sich mit dem deutschen Wortfeld »Verbindung«, »Verschmelzung«, »Vereinigung« oder »Joch« übersetzen. Im Lauf der Jahrhunderte wurde Yoga als »die Vereinigung mit dem ersehnten, höheren Wissen« definiert.

In den Sanskrit-Schriftsammlungen der Upanishaden, die ungefähr 900 bis 300 Jahre vor unserer Zeitrechnung entstanden, unterscheiden die alten Verse bereits verschiedene Formen des Yoga, die jedoch alle das Ziel verfolgen, sich mit dem kosmischen Wissen, mit Gott, zu vereinen:

»Bhakti-Yoga« als der Weg der unabdingbaren Liebe zu Gott, »Jnana«-Yoga als der Weg der intuitiven Erkenntnis und »Karma-Yoga« als der Yoga-Weg des richtigen Handelns.

Auch der körperorientierte Weg des Hatha-Yoga, der heute allgemein als Yoga bezeichnet wird, setzt eine innere Haltung, eine »innere Noblesse« voraus und führt – konsequent verfolgt – zur spirituellen Erkenntnis. Dazu mehr im letzten Kapitel auf Seite 171ff.

Hatha-Yoga – Der Weg des Bemühens

Dass Yoga mit dem Einklang von Körper, Geist und Seele zu tun hat, ist heute fast Allgemeinwissen. Yoga und Körperertüchtigung scheinen – oberflächlich betrachtet – ein und dasselbe zu sein. Jedoch rückte der auf den Körper bezogene Yoga-Weg erst im Lauf der Jahrhunderte in den Vordergrund der Yoga-Philosophie.

Im Zeitalter des Vedismus, im 2. Jahrtausend vor Christus, war Yoga gleichgestellt mit einer Heilssuche auf rein spiritueller Ebene, und zwar mit Hilfe von religiösen Ritualen, die Priester stellvertretend für die heilsuchenden Menschen vollzogen.

Körperübungen des Hatha-Yoga werden »Asana« genannt. Sie dienen dazu, den Mensch auf die »richtige Hinsetzung« vorzubereiten und eine tiefe Meditation zu ermöglichen.

In der Epoche des Brahmanismus um 900 bis 300 vor Christus setzte sich allmählich die Philosophie durch, dass Erleuchtung mit dem Körper und über ausdrückliches Erleben und Akzeptieren der körperlichen Hülle zu erlangen sei. Der Körper als das Gefährt auf der Reise durch das Leben sollte nun intensiv auf dem Weg zur Erlösung eingesetzt werden. Ziel war, sich körperlich zu vervollkommnen, schmerzfrei zu machen und gesund zu erhalten. Über die Beherrschung des Körpers sollte der Geist frei werden für kosmische Erkenntnisse.

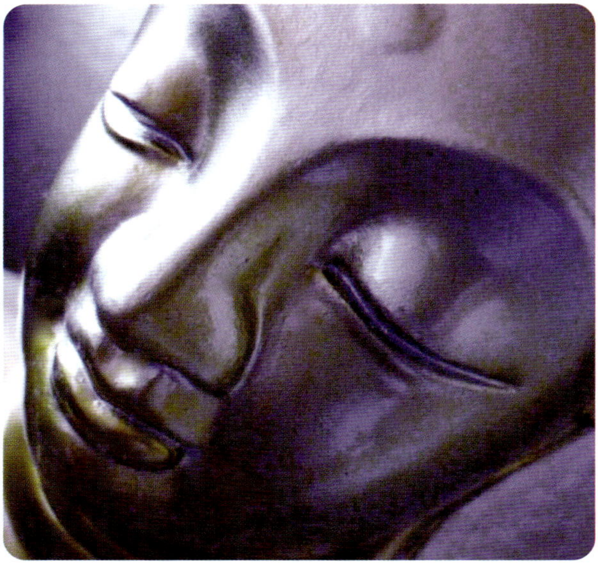

In der Epoche des Tantrismus um 500 nach Christus entstand der Weg des körperbezogenen Hatha-Yoga. Er wird »Weg des Bemühens« genannt, da intensives und stetiges Training Voraussetzung dafür sind. Die Körperbeherrschung soll stunden- oder tagelange Meditation ermöglichen, weshalb die Körperübungen in Sanskrit »Asana«, »richtige Hinsetzung«, genannt werden. Alle Asanas (Körperhaltungen) dienen der Vorbereitung für den Lotussitz, dem traditionellen Meditationssitz. Außerdem werden »Pranayama« (Atemübungen) und »Savasana« (Entspannungsübungen) praktiziert.

Energieströme und Energiekanäle im Körper

Die traditionelle Praxis des Hatha-Yoga versucht, feinstoffliche Energieströme im Körper zu aktivieren, zu harmonisieren und zu vereinen. Die beiden Silben, aus denen sich der Begriff Hatha zusammensetzt, »Ha« und »Tha«, stehen für die männliche Energie der Sonne und die weibliche Energie des Mondes. Sie sind Metaphern für zwei sich ergänzende Energieströme im Körper, die es mit Hilfe des Hatha-Yoga zu vereinen gilt.

Auf rein physischer Ebene sind Energieströme in der Neurologie nachweisbar. Ohne elektrische Initialzündungen würde weder das Herz schlagen, noch könnten Muskeln oder Gehirn arbeiten.

Nach dem yogischen Gedankengut steht hinter diesem physischen Konzept der Energieübertragung ein System des feinstofflichen Energietransports. Für das Auge unsichtbare Energiebahnen, die an der Wurzel der Wirbelsäule beginnen, sind für die Verteilung der feinstofflichen Kraft im Körper zuständig und bilden die Grundlage allen Lebens, wie die großen Rishis überlieferten.

Diese unsichtbaren Energiekanäle im Körper werden im Sanskrit »Nadis« genannt, was so viel heißt wie »Fluss«, »Rohr« oder »Stängel«. Drei der wichtigsten von insgesamt 72.000 Nadis sind zum besseren Verständnis der Yoga- und Chakra-Arbeit wissenswert.

»Wenn ein Mensch einen bestimmten Aspekt der Lebensenergie vollkommen gemeistert hat, so werden ihm Wasser, Schlamm und Dornen nichts mehr anhaben, wenn er sich durch sie hindurchbewegt. Er ist in der Lage, sich dabei leicht wie eine Feder zu fühlen.«
Maharishi Patanjali, Yoga-Sutra

Pingala, Ida und Sushumna

Die drei Energiekanäle »Pingala«, »Ida« und »Sushumna« sind wichtig für eine spirituelle Entwicklung. Nur wenn in diesen auch ausreichend feinstoffliche Energie strömt, kann der Suchende zu höherem Wissen mit Hilfe seines Körpers gelangen.

Pingala und Ida winden sich spiralförmig aufsteigend um die Wirbelsäule. Pingala ist Träger der männlichen, solaren Energie »Ha«, der Energie des Antriebs, der Vitalität und belebenden Kraft, die wertfrei als positiver Pol bezeichnet wird. Ida transportiert die regenerierende, weibliche, kühlende Mondenergie »Tha«, die die ergänzende, negativ gepolte Stärke im Körper repräsentiert.

Sushumna ist der Hauptkanal in der Wirbelsäule, in dem sich die Energieströme »Ha« und »Tha« vereinen. Wenn aus diesen Polen gleichmäßig und unablässig aktive und regenerative Energien zusammenfließen, ist die Verbindung von Körper, Geist und Seele vollendet und eine Verschmelzung mit dem Kosmos möglich – so sagen die heiligen Schriften.

Übung »Das Energiefeld erspüren«

Stellen Sie sich aufrecht hin, und schließen Sie Ihre Augen. Spüren Sie einen Moment die Erde unter Ihren Fußsohlen und den Himmel über Ihrem Kopf. Fühlen Sie Ihren Atemrhythmus. Nun reiben Sie die Handflächen aneinander. Halten Sie anschließend die Handflächen zueinander gerichtet vor Ihren Körper. Mit geschlossenen Augen werden Sie ein unsichtbares Energiefeld zwischen ihren Händen wahrnehmen.
Nach einer Weile des Hineinspürens versuchen Sie, die Hände näher zusammenzuführen und das Feld zwischen den Handflächen sanft zusammenzuschieben – es fühlt sich an wie ein Wattebausch oder ein weicher Ball. Führen Sie die Hände jetzt langsam mal weiter, mal enger zusammen, und nehmen Sie das Energiefeld zwischen den Handflächen wahr. Abschließend breiten Sie Arme und Hände weit aus, und spüren Sie Ihre Aura, den großen, schützenden Wattebausch um Ihren Körper.

Die Kraft der Kundalini

»Wohin mein Weg mich führen mag, der Himmel ist mein Dach, die Sonne kommt mit jedem Tag, die Sterne halten wach.«
Joseph von Eichendorff

Über die harmonische Vereinigung der Sonnen- und Mondenergien »Ha« und »Tha« entsteht eine noch unbekannte und unbeschreibbare Kraft im Körper. Sie wird in der Yoga-Lehre »Kundalini« genannt, was so viel wie »Schlange« bedeutet. Schlangen, besonders Kobras, sind in Indien Symbol für aufsteigende, sich dem Himmel entgegenstreckende Kräfte. Sie verkörpern Mut und Erleuchtung und werden deshalb in Indien verehrt. Folgerichtig bemüht sich ein Yogi mit allen ihm zur Verfügung stehenden Yoga-Wegen, diese Schlangenkraft in seinem Innersten zu erwecken.
Körper, Geist und Seele werden langsam und beständig auf dieses Ziel vorbereitet, denn ein schnelles Erwachen der Kundalini ist so tödlich wie der überraschende Biss einer Kobra. Die kosmische Kundalini-Energie stellt man sich bildhaft als zusammengerolltes Schlangenknäuel vor, das durch die Vereinigung von Pingala und Ida über den Hauptkanal Sushumna im Körper aufsteigt. Tritt dies ein, werden alle Nadis und Energiezentren des Körpers geöffnet, und reine universelle Kraft durchdringt jede Zelle und den Geist. Die Vereinigung mit der kosmischen Schöpfung wird vollzogen. Damit ist das auf allen Yoga-Wegen ersehnte Ziel der

Erleuchtung erreicht – der freie, ungehinderte Fluss aller feinstofflichen Energien. Zu diesem höchsten Punkt des »Ananda«, der Glückseligkeit, zu gelangen, ist nicht einfach, da die feinstoffliche Energie im Körper normalerweise gerade ausreicht, um das physische Leben aufrechtzuerhalten. Das feinstoffliche Elixier optimal zu nutzen, ist erlernbar. Die Yoga-Praxis verhilft zumindest dazu, das vorhandene Potenzial des umgebenen Energiefelds effizient zu nutzen und gesunde Strömungen im Körper zu stärken. Um dieses Energiefeld anzuzapfen, besitzt der Körper feinstoffliche Hüllen und Aggregate, die Chakras, die als Energiezentren agieren. Sie sind die Verbindungsorte im Körper zwischen dem Grobstofflichen und dem Feinstofflichen, zwischen Mensch, Kosmos und der schöpferischen Macht des Universums.

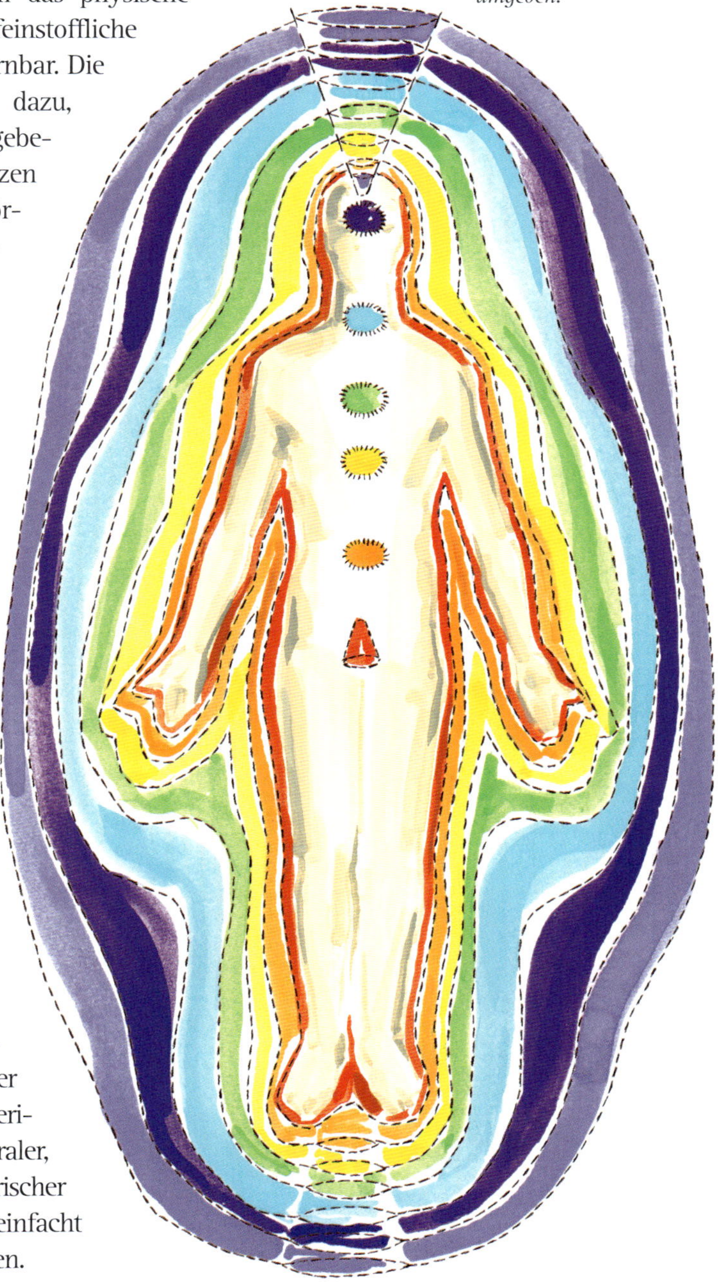

Die Aura besteht aus sieben feinstofflichen Hüllen, die den grobstofflichen Körper umgeben.

Die Energiehüllen des Körpers

Der Körper besitzt eine Oberfläche von durchschnittlich eineinhalb Quadratmetern – über diese relativ kleine Fläche sind nach altem indischen Wissen 88.000 Energiezentren verteilt. Sie sind in feinstofflichen Hüllen lokalisiert, die in sieben Silhouetten den physischen Körper umgeben. Diese Hüllen werden ätherischer, emotionaler, mentaler, astraler, spiritueller, celestischer und ketherischer Körper genannt und bilden, vereinfacht ausgedrückt, die Aura des Menschen.

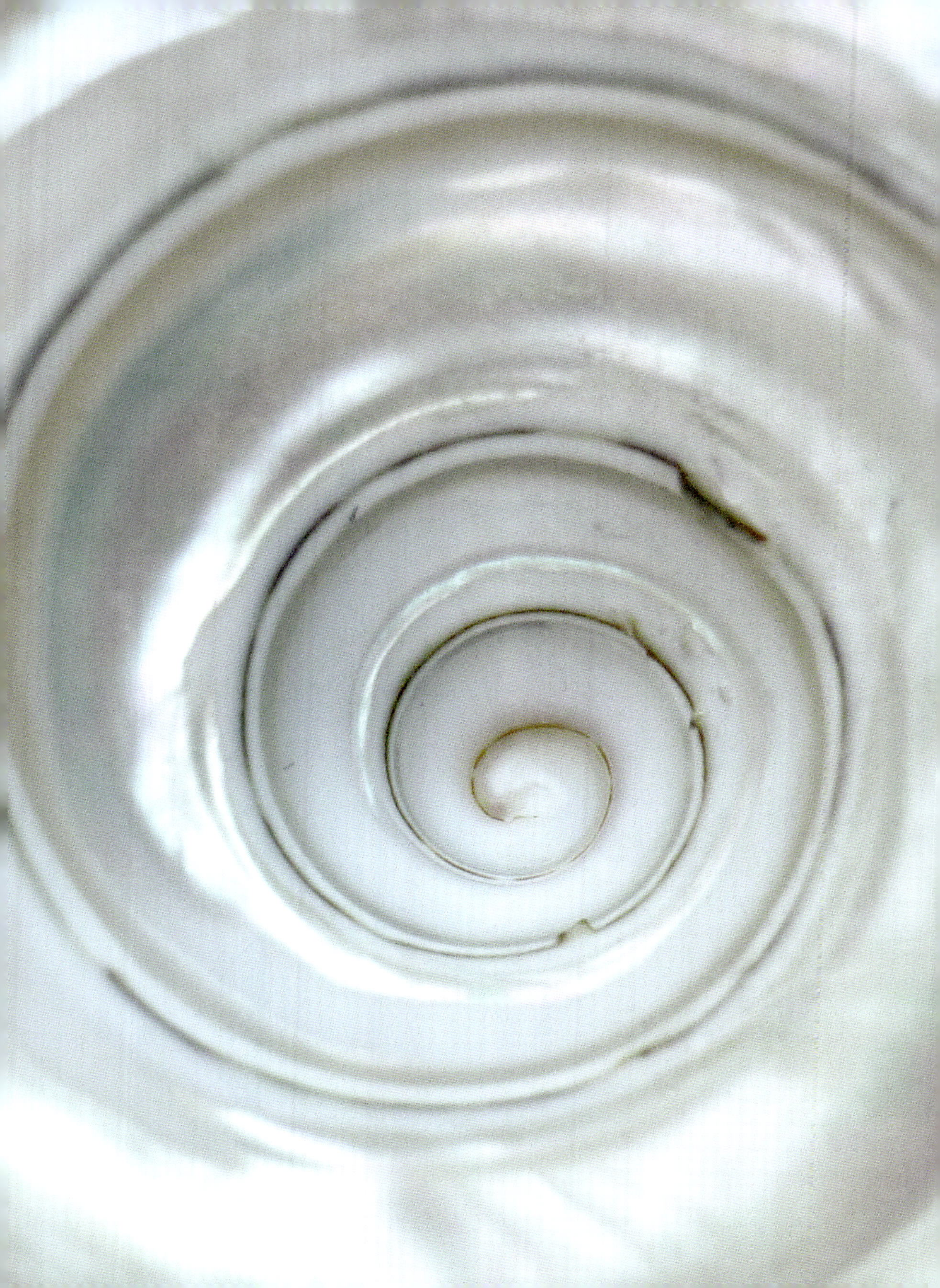

Die Chakras – Energiezentren des Körpers

Prana ist in der yogischen, vedischen Lehre die wahre Lebenskraft. Ohne Prana ist kein Leben möglich, weder auf feinstofflicher, energetischer noch stofflicher Ebene. Die Rishis haben darüber meditiert, wie Prana in den grobstofflichen Körper gelangt, und Antworten bekommen: Es gibt Verbindungsstellen zwischen dem Energiemeer aus Prana, das uns umgibt, und unserem physischen Körper. Diese Verbindungen arbeiten wie Aggregate und werden Chakras genannt.

»Chakra« bedeutet so viel wie »Rad« oder »Wirbel« und umschreibt ein Wortfeld, das Bewegung, Sog und Austausch ausdrückt. Im Zusammenhang mit der Körperlehre versteht man unter Chakras Energie- oder Kraftzentren. Diese sind keine physischen Organe, sondern feinstofflich, daher nicht sichtbar – aber mit einiger Sensibilität sehr wohl fühlbar.

Chakras haben die Aufgabe, feinstoffliche Energie in den Körper zu transportieren. Die Chakra-Zentren agieren dabei als Adaptoren, die die hochfrequente Energie des Universums auf die materielle Ebene transformieren. Die Stärkung und Harmonisierung der Chakras, deren ungehinderte Funktion für unsere körperliche, geistige und seelische Gesundheit maßgeblich ist, sind Ziel des Yoga. Die Chakra-Lehre ist daher eng mit der Tradition des Yoga verknüpft.

Chakras sind filigrane Gebilde ohne materiellen Ausdruck. Sie sind wie der Windhauch auf einer zarten Blüte, der nur durch die sanfte Bewegung der Blüte sichtbar wird oder wie Spinnweben auf Pflanzen, die nur durch den morgendlichen Tau Kontur bekommen.

Die Lehre von den Chakras

Chakras und Anleitungen für ihre Aktivierung finden früh Erwähnung in den heiligen indischen Schriften. Demnach gibt es sieben Haupt-Chakras, die in den feinstofflichen Körperhüllen entlang der Wirbelsäule lokalisiert sind und über Energiekanäle wie Pingala und Ida miteinander verbunden sind, sowie fünf weitere wichtige Chakra-Paare von insgesamt 88.000.

In zweidimensionalen Abbildungen werden die Energiezentren häufig als Blütenkelche dargestellt, die wie Lotusblüten, das indische Symbol für die schöpferische Liebe, aussehen. Das Bild von sich drehenden Trichtern, die sich zum Körper hin verjüngen (Seite 23), kommt der Vorstellung von der Funktion der Chakras als Energietransformatoren näher.

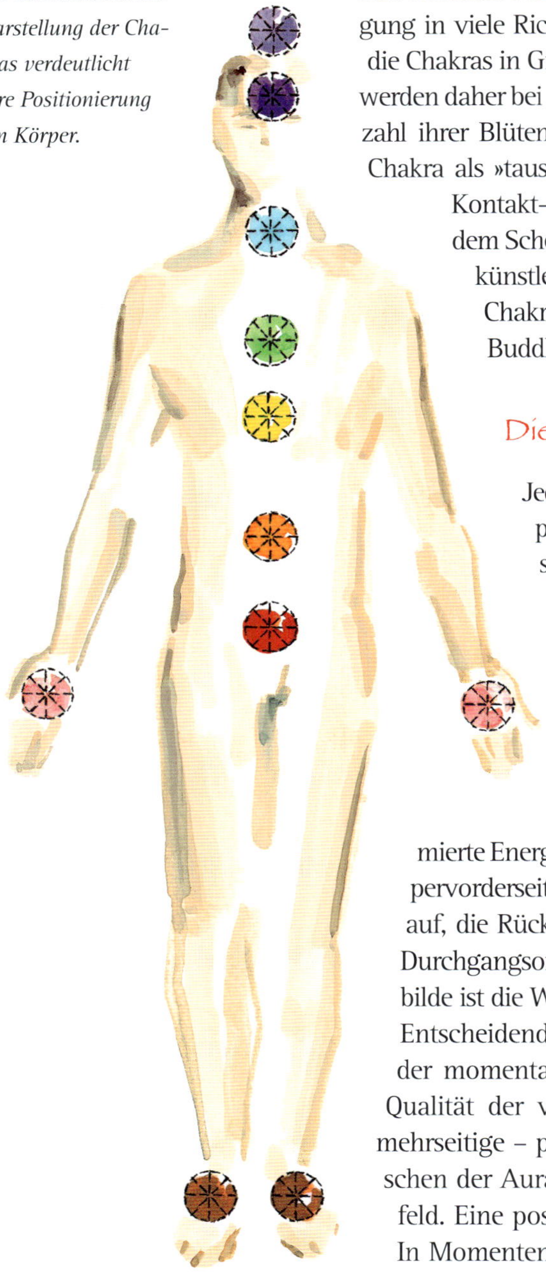

Die zweidimenionale Darstellung der Chakras verdeutlicht ihre Positionierung am Körper.

Ihre Rotation stellt man sich als tänzelnde, rhythmische Drehbewegung in viele Richtungen vor. Je nach Lage und Zustand differieren die Chakras in Größe, Form und Durchmesser. Die einzelnen Chakras werden daher bei der Darstellung als Lotusblüten durch Farbe und Anzahl ihrer Blütenblätter differenziert. Beispielsweise wird das Kopf-Chakra als »tausendblättrige« Lotusblüte ins Bild gesetzt, da es das Kontakt-Chakra zum kosmischen Wissen ist. Die Knoten auf dem Scheitel des Buddhas sind keine Haarknoten, sondern die künstlerische Umsetzung des tausendfach erblühten Kopf-Chakras des Erleuchteten Siddharta Gautama, genannt Buddha.

Die Arbeit der Chakras

Jedes Chakra wird einem bestimmten Bereich des Körpers und Körperfunktionen zugeordnet und erfüllt spezielle Aufgaben. Nach der yogischen Lehre sind mit jedem dieser sieben Haupt-Energiezentren grobstoffliche Lebenselemente, Farben und Klänge verbunden. Die Chakras stülpen sich auf der Vorder- und Hinterseite des Körpers hinein und heraus. Auf der Vorderseite des Körpers bilden die Trichter ein Sogloch zum Körper hin, die rückseitig gelegenen Chakras lassen die transformierte Energie wieder in das Universum zurückströmen. Die Körpervorderseite, die das Bewusste repräsentiert, nimmt Prana aktiv auf, die Rückseite des Körpers, die für das Unbewusste steht, ist Durchgangsort für Prana. Die zentrale Achse dieser filigranen Gebilde ist die Wirbelsäule.

Entscheidend für die harmonische Funktion der Chakras sind der momentane Zustand des Menschen, sein Umfeld und die Qualität der vorherrschenden Energie. Es besteht immer eine mehrseitige – permanente oder kurzfristige – Beeinflussung zwischen der Aura des Menschen, seinen Chakras und seinem Umfeld. Eine positive Umgebung fördert die Harmonie im Körper. In Momenten des Glücks und der Freude drehen sich die Chakras schneller und harmonisch miteinander, wie ein Mensch, der vor Freude tanzt. Ist das umgebende Energiefeld gestört, ist die Drehfrequenz verlangsamt – der Tanz der Chakras ist weniger rhythmisch.

Dysfunktionen haben im Wesentlichen drei Ursachen:

- **Überfunktion** – Überbeanspruchung eines Chakras oder mehrerer Chakras.
- **Unterfunktion** – Blockaden eines oder mehrerer Chakras in den Energiehüllen des Körpers.
- **Störung** – zum Beispiel durch Operationsnarben im entsprechenden Chakra-Bereich.

Funktionsstörungen in den Chakras führen zu einer niedrigeren oder unharmonisch erhöhten Frequenz der Drehbewegung. Häufig spricht man davon, dass Chakras blockiert oder sogar »geschlossen« sind. Genau genommen sind Chakras aber immer offen und aktiv. Sie können jedoch mal mehr, mal weniger, mal schneller oder auch langsamer arbeiten.

Der harmonische Gleichklang aller Chakras ist Ziel des Hatha-Yoga – ein fließender Ausgleich zwischen eingehender und ausgehender feinstofflicher Energie.

Die in den folgenden Kapiteln vorgestellten Übungen werden Ihnen als Grundlage dienen, diesem Ausgleich der Energien näher zu kommen, und verhelfen Ihnen langfristig zu mehr Lebensenergie, Vitalität und Harmonie. Zusätzlich dazu können Sie Chakra-Fachleute wie Naturheilkundige, Körper- oder Psychotherapeuten oder Schamanen zu Rate ziehen, die Sie bei der Chakra-Arbeit unterstützen.

Die sieben Haupt-Chakras

Die sieben Haupt-Chakras sind in verschiedenen Höhen entlang der Wirbelsäule lokalisiert und über Energiekanäle wie Pingala und Ida miteinander verbunden. Am Steißbein liegt das Wurzel-Chakra, das auch als erstes Chakra bezeichnet wird. Aufsteigend sind Sakral-, Solarplexus-, Herz-, Hals- und Kopf-Chakra als feinstoffliche Trichter zur Vorder- und Rückseite des Körpers und über ihn hinaus vorstellbar. Am Scheitel befindet sich das höchste, das siebte Chakra, zu dem, wie die indischen Weisen sagen, die Kundalini-Energie ungehindert aufsteigt, wenn der Zeitpunkt der Erleuchtung naht.

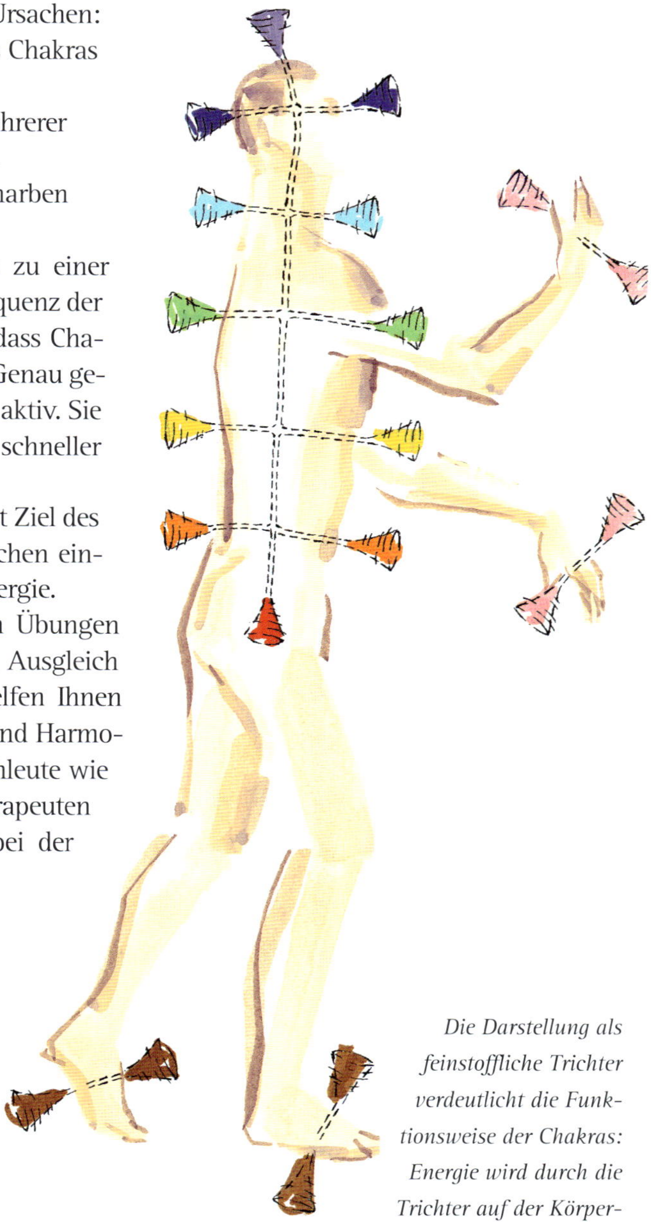

Die Darstellung als feinstoffliche Trichter verdeutlicht die Funktionsweise der Chakras: Energie wird durch die Trichter auf der Körpervorderseite aufgenommen und strömt als transformierte Energie auf der Rückseite zurück ins Universum.

Wurzel-Chakra (Muladhara) – Kraft der Erde aufnehmen

Das erste Chakra ist mit dem Steißbein verbunden und am Ende der Wirbelsäule zwischen Anus und Genitalien lokalisiert. Der Trichter dieses Chakras zieht wie eine Wurzel zur Erde und schöpft von dort Prana. Im Sanskrit wird das Chakra »Muladhara« genannt – der erste Wortteil »Mulad« bedeutet »Wurzel« oder »Ursprung«, »Hara« heißt so viel wie »aufgreifend« oder »ergreifend«. Muladhara nimmt die Lebenskraft der Urmutter Erde in den Körper auf. Das Element der Erde, feurig rotes Licht, ist dem Wurzel-Chakra zugeordnet. Damit steht das erste Chakra im übertragenen Sinn für Selbsterhaltung, Urvertrauen, Naturverbundenheit und Durchsetzungsvermögen – es ist die Wurzel des Lebens.

»Chakras sind Orte, an denen Seele und Körper sich treffen.« Sathya Sai Baba

Mit zunehmender Aktivität in der Wurzel wird der Prana-Sog aller anderen Chakras intensiviert. Das Wurzel-Chakra bildet die Basis. Schwingt diese unterste Energiebasis jedoch nur verlangsamt, sind Lebenskraft und Urvertrauen des Menschen schwach, und die darüber liegenden Chakras können nicht optimal arbeiten.

Sakral-Chakra (Svadhisthana) – die heilige Stätte

Wurzel- und Sakral-Chakra bilden als Duo die feinstoffliche Basis des Körpers. Das Sakral-Chakra im Beckenraum dreht sich oberhalb des Schambeins bzw. des rückwärtig gelegenen Kreuzbeins.

Im Becken liegt bei jedem Menschen – egal, welchen Geschlechts – die weibliche Energie der Göttin Shakti, der die kraftvolle Farbe Orange zugeordnet wird. Diese schöpferische Kraft erschafft Leben, steht für Vitalität und Gesundheit und trägt das physische Bewusstsein, das Körpergefühl, in sich. Der Sanskritname des Chakras ist »Svadhisthana«. Svadhisthana hat wichtige Bedeutung für das Selbstwertgefühl und das Ich-Bewusstsein. Die beiden Silben »Sva« und »Svad« werden mit »eigen«, »selbst gehörend« oder »innewohnend« übersetzt.

Das Sakral-Chakra birgt heilende Energie, denn hier finden ernährende, aber auch reinigende und entgiftende Prozesse des Körpers über Darm und Blase statt. Das Element des klärenden Wassers ist dem Chakra nach vedischer Lehre zugeordnet. Physische und psychische Reinigung und Läuterung können nach den heiligen Schriften nur erfolgen, wenn das zweite Chakra harmonisch arbeitet.

Solarplexus-Chakra (Manipura) – Sonne des Lebens

Das dritte Chakra wird Solarplexus- oder Nabel-Chakra genannt, obwohl es etwas oberhalb des Nabels liegt. Ihm ist das Element Feuer zugeordnet, das der Sonne entspricht. Auch das »Feuer« der Verdauung im Körper wird mit dem Nabel-Chakra verbunden und ist nur dann genügend stark, wenn das Chakra in harmonischer Schwingung ist. Jeder Mensch war über den Nabel mit der Mutter verbunden, und so empfinden wir ein Leben lang in diesem Chakra-Bereich physisches und psychisches Wohl- oder Unwohlsein und reagieren unmittelbar auf die Schwingung anderer Menschen. Intuition, der eigene Wille und das Selbst-Bewusstsein werden über dieses Chakra manifestiert. Yogis nennen es »Manipura«, was sich aus »Mani« (Edelstein, Juwel, Strahlen) und »Pura« (ausfüllend, Leib, befestigte Stadt) zusammensetzt. Manipura ist der goldgelb leuchtende Edelstein im Zusammenleben mit anderen Menschen.

»Yoga ist die Fähigkeit, den Geist ausschließlich auf ein Objekt auszurichten und diese Ausrichtung ohne jede Ablenkung aufrechtzuerhalten.«
Maharishi Patanjali, Yoga-Sutra

Herz-Chakra (Anahata) – Kraft der Liebe

Das Herz-Chakra ist Mittelpunkt des Chakra-Systems und befindet sich am unteren Ende des Brustbeins bzw. am Austrittspunkt an der Brustwirbelsäule kurz unterhalb der Schulterblätter. Die Yogis nennen dieses Chakra »Anahata«, »Ort von klanglosem Klang«, dessen Aufgabe die harmonische Vereinigung durch Liebe ist.

Die Liebe, die Sie zur Natur, zu anderen und zu sich selbst empfinden, ist Herzensangelegenheit. Hier gibt es keinen Egoismus, weil etwas Klangloses anwesend ist, das ohne Wille und Anstrengung über das Element der Luft ausströmen will.

Die Reinheit der Gefühle liegt im Herzen und wird durch die Pastellfarben Hellgrün und Rosa symbolisiert. Mit Anahata fühlen Sie die tiefe Berührung von Worten, Ereignissen und Menschen. Toleranz, Mitgefühl und Vergebung sind hier beheimatet, aber auch schmerzliche und tiefe Gefühle der Trauer. Anahata lässt Ihre Gefühle frei fließen, ohne dass Verstand oder Wille dies kontrollieren. Das Herz-Chakra ist für künstlerische Ausdruckskraft und kreatives Schaffen zuständig. Kreativ kann der Mensch nur mit ganzem Herzen sein. Wahre Künstler sind immer mit Herzblut bei ihrer Arbeit und zwischen Euphorie, Selbstzweifel und Hysterie hin und her gerissen.

Hals-Chakra (Vishuddha) – Ausdruckskraft

Die Kreativität der Wörter, des mündlichen Ausdrucks und der schriftlichen Schaffenskraft unterliegen dem Hals-Chakra. Es liegt auf Höhe des Kehlkopfs, ist Zentrum der menschlichen Ausdruckskraft und steht für Kommunikation und Interpretation. Auch Konzentrations- und Lernfähigkeit sowie Individualität werden dem Hals-Chakra zugeordnet. Die Persönlichkeit findet in diesem Bereich Ausdruckskraft durch Stimme, individuelle Sprache und einzigartige Worte, die die Gefühle des darunter liegenden Herz-Chakras zum Ausdruck bringen. So dient dieses Chakra als Brücke zwischen Fühlen und Denken – und ohne Vishuddha können Gefühle des Herzens keinen verbalen Ausdruck finden. Der »klanglose Klang« des Herz-Chakras wird im Hals-Chakra zu Klang geformt. Im Sanskrit wird das Hals-Chakra »Vishuddha« genannt, was Reinheit, Klarheit und Ehrlichkeit verkörpert. Die Farbe Hellbau versinnbildlicht diese unschuldige Reinheit.

Nach vedischem Wissen herrscht das Element Äther im Hals-Chakra vor. Äther wird als der umgebende Raum angesehen, der durch Klang in Schwingung gebracht wird. Mit Musik, Gesang, Tönen oder Worten können die physischen und feinstofflichen Hüllen und die Umgebung in Schwingung gebracht werden. Ideen und Absichten begeistern und überzeugen andere Menschen über die Ausdruckskraft des Vishuddha.

Swamis, hinduistische Mönche und Priester, ehren Suchende mit gelber oder roter Paste auf dem Ajna-Chakra. Indische Frauen und Männer tragen »Bindhis« (Schmuckpunkte) auf der Stirn, um das Chakra stets zu fühlen, sichtbar zu machen und zu aktivieren.

Stirn-Chakra (Ajna) – das dritte Auge

Am Ende der Nasenwurzel zwischen Augenbrauen und Stirnmitte befindet sich das Stirn-Chakra. Es wird als drittes Auge betitelt, weil es dem Menschen Zugang zu reinem, wahrem Sehen verschaffen kann. Das Stirn-Chakra ist ein sensibler Punkt, den Sie mit Ihrem Finger ertasten können. In Indien nennt man diesen Punkt »Ajna«, was für Anordnung, Ordnung oder Erlaubnis steht. Hier vollzieht sich die bewusste Wahrnehmung des Seins, aber auch die Empfangsbereitschaft von göttlichem Wissen und Kräften. Wissen und Weisheit werden im Hinduistischen mit der Farbe Blau dargestellt, weshalb in der Meditation dem Stirn-Chakra ein dunkelblauer Farbton zugeordnet wird. In diesem Chakra entwickelt die aufsteigende Kundalini ihre intensivste Kraft, um sich über das letzte Chakra, die Krone, vollends zu entfalten.

Kronen-Chakra (Sahasrara) – das spirituelle Wissens

Das Kronen- oder Scheitel-Chakra öffnet sich als Gegenpol zum Wurzel-Chakra in Richtung Himmel und repräsentiert die Verbundenheit mit dem Kosmos. Es ist das Tor zur spirituellen Welt, zum reinen weißen Licht. Die vedischen Schriften bezeichnen es als »Sahasrara« und stellen es als tausendblättrige Lotusblüte dar. »Sahas« bedeutet Sieg, Unabhängigkeit von allen Gefühlen, Kraft, Stärke.
Mit der Vollendung des Kundalini-Aufstiegs wird durch »Sahasrara« der Sieg erreicht, der alle Sehnsucht zur Ruhe kommen lässt. Der Suchende geht in den Zustand des Samadhi, der ersehnten Erleuchtung, ein. Jede Suche und alle Fragen des Seins finden im Kronen-Chakra ihr Ende. Der Körper ist durchdrungen von reinem Prana und an kein grobstoffliches Element mehr gebunden. Sahasrara ist das Ziel, zu dem jeder Mensch und jede Seele sich hingezogen fühlen.

»Wenn in dem Körper, der aus Erde, Wasser, Feuer, Wind und Äther besteht, in fünffacher Weise die Anzeichen des Yoga eingetreten sind, dann quält den, der einen Leib aus Yogafeuer erlangt hat, weder Krankheit noch Alter, noch Tod.«
Upanishaden

Der Sieben-Jahres-Zyklus

Bis zum Moment der Befruchtung der Eizelle war das Leben ein Feinstoffliches. Mit dem Wachsen von Zellgewebe nach der Befruchtung transformiert Prana ins Grobstoffliche – und mit der Sekunde der Geburt beginnen die Chakras im menschlichen Körper ihre Arbeit. Jedes Chakra entwickelt sich von diesem Zeitpunkt an Stufe um Stufe weiter. In jedem Lebensjahr intensivieren sich die Drehfrequenzen der einzelnen Energiezentren – und im Rhythmus von jeweils sieben Jahren manifestiert sich ein Chakra und das ihm zugeordnete Thema.

Erstes bis siebtes Jahr: Nach der Geburt muss das Baby zuerst das Urvertrauen für sein körperliche Leben entwickeln. Das Wurzel-Chakra beginnt nun zu arbeiten.

Siebtes bis vierzehntes Jahr: Ab dem 7. Lebensjahr entsteht eine neue Form der Selbstwahrnehmung des Kindes, da das zweite Chakra, das Sakral-Chakra, allmählich in höhere Schwingung kommt. Bis zur Pubertät entwickeln sich Selbstbewusstsein und Sexualität über die Arbeit des zweiten Chakras.

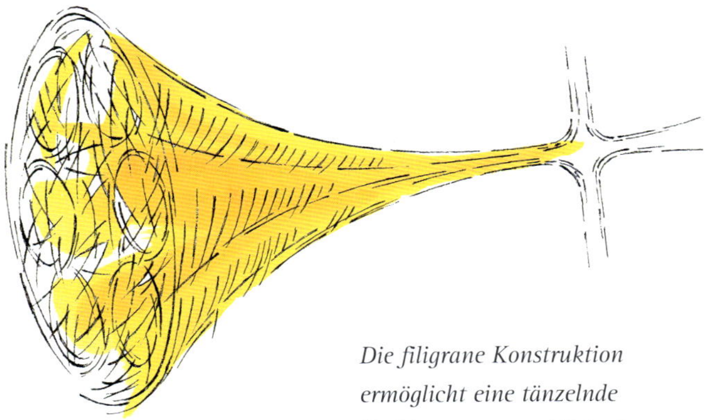

Die filigrane Konstruktion ermöglicht eine tänzelnde Drehbewegung und Schwingung des Chakras je nach momentanem energetischen Zustand des Menschen und seiner Umgebung.

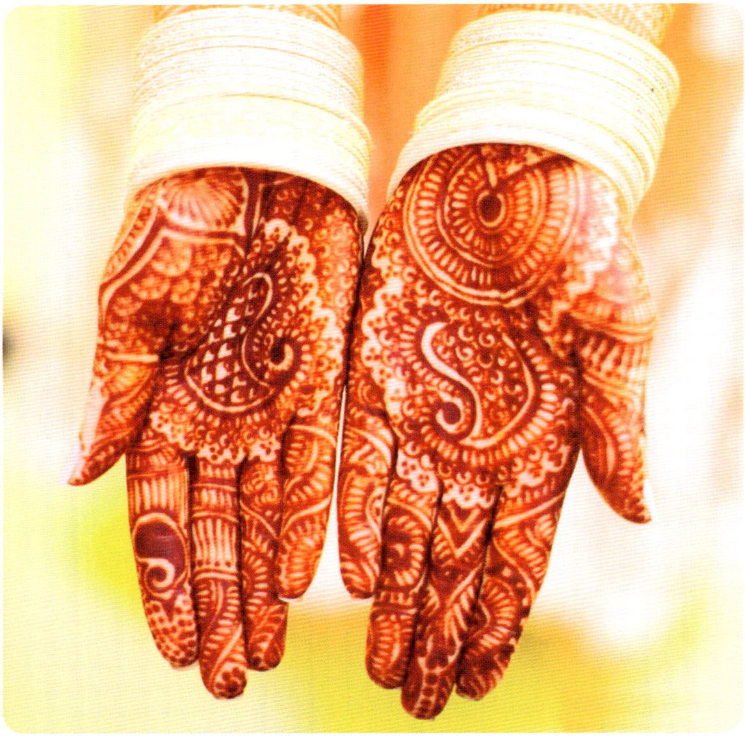

14. bis 21. Jahr: In diesem Lebensabschnitt geht es um die Gestaltung des individuellen Seins. Mit dem Solarplexus-Chakra formt sich die Persönlichkeit aus.

21. bis 28. Jahr: In diesem Sieben-Jahres-Zyklus wird das Herz-Chakra mit dem Thema der Liebe entwickelt.

28. bis 35. Jahr: Über das Hals-Chakra werden in diesen Jahren Gefühlen und dem Wissen Ausdruck verliehen.

35. bis 42. Jahr: Zunehmende Erkenntnis und innere Schau lassen das Stirn-Chakra in diesem Zyklus erblühen.

42. bis 49. Jahr: Die Transformation des Kronen-Chakras nimmt in diesem Abschnitt des Lebens zu.

Zur Aktivierung der Handchakras betonen indische Frauen den Chakra-Punkt in der Handinnenseite rot oder bemalen ihre Hände komplett mit Mendhis.

Ab dem 49. Lebensjahr beginnt der zweite große Durchlauf durch die menschlichen Entwicklungszyklen zur Erhöhung der Chakra-Schwingungen. Idealerweise ist der zweite Durchgang mit dem 98. Lebensjahr komplettiert, und das Kronen-Chakra gelangt zur vollen Blüte.

Um dieses hohe Alter zu erreichen, ist der Prana-Fluss im Körper maßgeblich, da er die Vitalität der Grobstofflichkeit nährt. Yoga und Meditation erhöhen den vitalisierenden Prana-Fluss im Körper und verleihen Gesundheit und Wohlbefinden bis ins hohe Alter.

Die fünf zusätzlichen Chakra-Paare

Neben den sieben Haupt-Chakras werden im Körper noch weitere wichtige Energiezentren lokalisiert. Fünf dieser zusätzlichen Prana-Aggregate treten paarweise auf. Sie sind mit den Ohren, Brustwarzen, Knien, Händen und Füßen verbunden und aktiv bei der Aufnahme von Sinnesreizen.

Die Ohren sind hoch entwickelte Hörapparate, die Schwingungen und Klang an das Gehirn weiterleiten und herannahende Gefahren melden.

Die Brustwarzen sind nährende und Lebensenergie spendende Orte für säugende Babys und Punkte sexueller Lust und Freude.

Die Knie ermöglichen uns durch ihre stützende und beugende Arbeit, zu laufen, zu springen und zu sitzen, und benötigen für ihre tragende und stützende Funktion viel Prana.

Die Hände sind wichtige Fühl- und Tastwerkzeuge, über die wir die Welt »er«-greifen und »be«-greifen können. Auch zur Unterstützung der verbalen Ausdruckskraft benutzen wir die Hände. In den Fingern pulsiert das fassbare Leben, und dafür ist viel Prana Voraussetzung. Am intensivsten fließt die Energie über die Mitte der beiden Handinnenseiten – diese Punkte sind die wichtigsten Hand-Chakras.

Um die Handchakras zu aktivieren, bemalen indische Frauen ihre Handinnenseiten mit einem roten Punkt oder verzieren zu entsprechenden Anlässen die kompletten Hände.

Die Füße besitzen Chakra-Punkte, die immens wichtig für den feinstofflichen Energiehaushalt des Körpers sind, denn die Füße bilden das Fundament des Körpers. Im nachfolgenden Kapitel werden die Füße gesondert behandelt und aufgezeigt, wie Sie durch Fußübungen Ihren Körper mit feinstofflicher Energie vitalisieren.

Buddha wurde von einem Schüler gefragt, warum so wenige Menschen erleuchtet werden.
Darauf sagte er: »Geh ins nächste Dorf, und lasse alle Leute aufschreiben, was sie sich wünschen. Keiner von Ihnen wird sich Erleuchtung wünschen. Alle werden sich weltliche Dinge wünschen.« Der Schüler war überrascht, als es tatsächlich so war.

Übung »Die Hand-Chakras erspüren«

Setzen Sie sich aufrecht hin und schließen Sie Ihre Augen. Spüren Sie Ihre Sitzhaltung, den Boden unter den Füßen, den Himmel über sich, und achten Sie auf den Atem. Legen Sie die Hände mit den Handfkächen nach unten auf die Oberschenkel, und nehmen Sie die Erdverbundenheit für einige Atemzüge wahr. Mit geschlossenen Augen wenden Sie die Handflächen nach oben, öffnen Sie Ihre Hände zum Universum und spüren Sie die Aufnahmebereitschaft. Wiederholen Sie die Wahrnehmung über die Drehung der Handflächen einige Male.

Lernen Sie, das Meer der feinstofflichen Energie über die Entwicklung der Chakra-Energie zu nutzen. Im Folgenden erfahren Sie Kapitel für Kapitel, wie Yoga die Arbeit Ihrer Chakras von den Füßen bis zum Kopf unterstützen und harmonisieren kann.

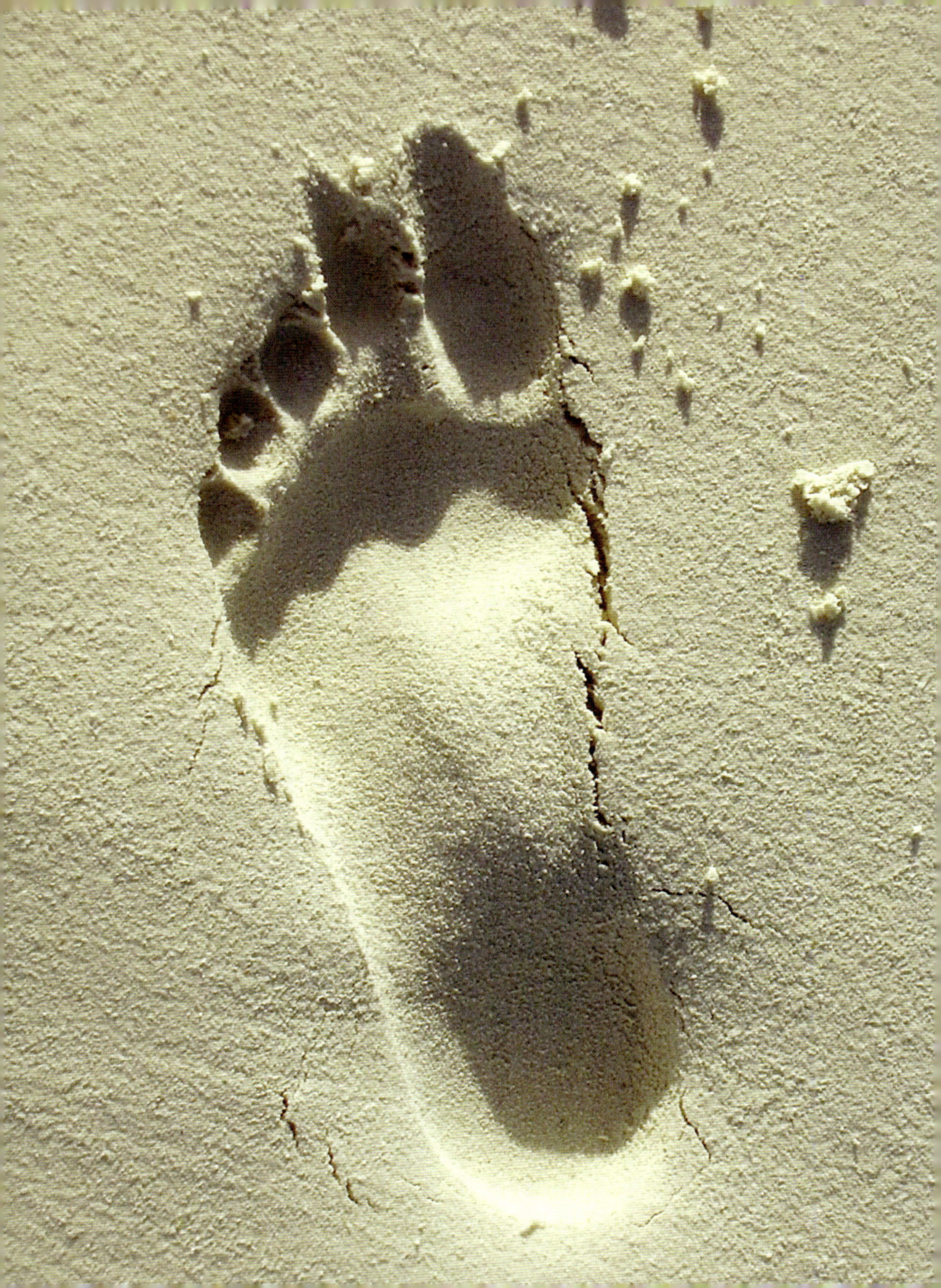

Die Füße – Spiegelbild des Körpers

Die Natur hat dem Menschen im Lauf der Evolution den aufrechten Gang geschenkt, aber nicht daran gedacht, dass er auch Schuhe erfinden würde. Die Werkzeuge der Fortbewegung sind naturgemäß zum Barfußlaufen bestimmt. Der moderne Mensch zwängt seine Füße jedoch meist in enge Schuhe. Besonders im Winter sind die Füße fest eingesperrt. Statt auf weichem Waldboden treten sie auf hartem, künstlichem Betonuntergrund oder Asphalt. Als Folge davon werden die Blutgefäße und Nerven in den Schuhen zusammengedrückt. Die Füße reagieren im schlimmsten Fall auf diese permanente Einengung »genervt« und rufen durch Schmerzen nach Hilfe. Kompromisse sind nötig und möglich – beispielsweise das Tragen von bequemen Schuhen aus natürlichen Materialien mit weichen Sohlen oder häufiges Barfußlaufen. Auch Rückwärtslaufen mit bloßen Füßen tut gut und kann ein neues Gehgefühl vermitteln. Es trainiert zudem die Koordinationsfähigkeit des Gehirns. Besonders effektiv sind jedoch regelmäßige Fußübungen.

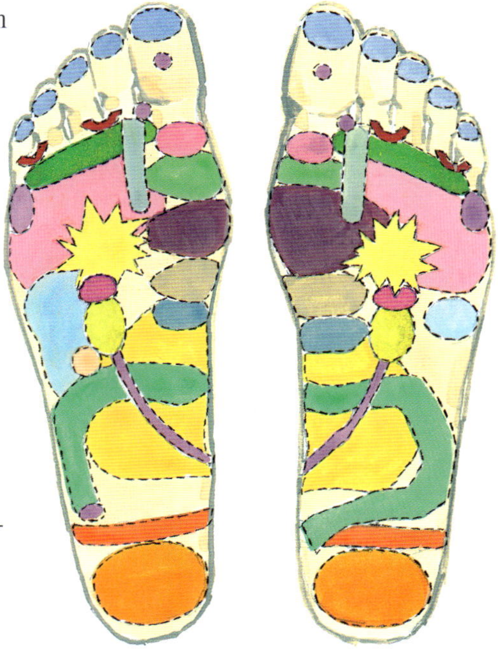

Die Anatomie der Füße

Unsere Füße sind luxuriös mit Knochen ausgestattet: Jeder Fuß besteht aus 28 einzelnen Knochen. Diese Knochen-Vielzahl verschafft dem Fuß ein breites Spektrum an Bewegungsmöglichkeiten (Strecken, Heranziehen, Außenrotation, Innenrotation, Wölben).

Die Zehen sind mit Gelenken ausgestattet und übernehmen das Ausbalancieren beim Abrollen des Fußes, das Fußgewölbe wiederum federt beim Laufen Stöße ab. Der feste, stützende Teil des Fußes, die Ferse, befindet sich an dem Punkt, an dem das meiste Gewicht des Körpers auf die Erde drückt.

Alle Organe spiegeln sich an Zonen der Fußsohlen wider, die Fußreflexzonen genannt werden. Über sie können therapeutisch die Körperfunktionen stimuliert werden.

Das Sprunggelenk bildet die Verbindung mit dem Unterschenkel. Gehalten und umgeben ist diese Knochenkonstruktion von zahlreichen Sehnen, Bändern, Muskeln, Blutgefäßen, Nervenbahnen sowie von einer strapazierfähigen Haut.

Gesundheit der Füße und Vitalität des Körpers

»Weiter werdet ihr getreten, Tag für Tag und Schritt um Schritt. Hört nicht auf, um Luft zu beten! Vielleicht kriegt's doch jemand mit? Und vielleicht kann ich irgendwann den Mut aufbringen, euch ein wenig zu befreien. Euch, die ihr doch wahrlich die Basis seid, auf der mein Leben steht. Meine Füße.« Werner Danjela Stichnot, Auszug aus dem Gedicht »Die Gefangenen«

In der Mitte jeder Fußsohle liegt das wichtige Fuß-Chakra, das in der Fußreflexzonentherapie Solarplexuspunkt genannt wird. Über die Fuß-Chakras wird die feinstoffliche Basisenergie der Erde aufgenommen. Diese Energie gibt uns das Gefühl, geerdet und ein realer Teil dieser Welt zu sein. Redewendungen wie »mit beiden Füßen fest auf der Erde stehen«, »wissen, wo man steht«, »auf den eigenen Beinen stehen« oder »einen guten Stand haben« weisen konkret darauf hin, wie wichtig für uns die feste Bindung zwischen Erde und Füßen ist.

Reflexzonen und Fuß-Chakras beeinflussen in starkem Maß unser Wohlbefinden und unsere Gesundheit. Fließt an den Füßen Prana-Energie ungehindert ein, kann sie auch im gesamten Organismus besser strömen und ihn vital erhalten. Auf den Punkt gebracht: Geht es den Füßen gut, dann geht es auch dem Rest des Körpers nicht schlecht, denn alle Chakras können vermeht Prana aufnehmen.

Störungen im Energiefluss der Füße

Aufgrund der permanenten Bewegung des Körpers und des daraus resultierenden Drucks auf die Füße sind die Fuß-Chakras häufig in Dysfunktion. Rishis und Ausübende der Heilkunde des Ayurveda wussten schon vor Jahrtausenden von der heilenden Wirkung einer Fußmassage und der Repräsentanz aller Körperanteile und Organe an den Füßen.

Auch die moderne Reflexzonentherapie arbeitet damit, dass jedes Organ des Körpers sich an einer bestimmten Zone des Fußes widerspiegelt. Der rechte Fuß repräsentiert die rechte Körperhäfte, der linke Fuß steht für die linke Hälfte des inneren und äußeren Körpers. Die beiden großen Zehen bilden den Kopf ab, die Form der Wirbelsäule spiegelt sich an den Innenkanten der Füße wieder.

Im System der Reflexzonentherapie machen sich zum Beispiel Magenschmerzen durch einen schmerzhaften Magen-Reflexzonenpunkt auf der Fußsohle bemerkbar. Die Fußmassage stimuliert diesen Punkt und hat dadurch heilenden Einfluss.

Zehen und Nacken stehen in Verbindung

Die Zehen spiegeln den Kopf mit allen Sinnesorganen wider, die Zehenballen den Zustand des Schultergürtels. Sind die Zehen durch Fußverformung nach oben verzogen, ist die Schultermuskulatur ebenfalls verspannt, der Kopf wird nach hinten geneigt getragen. Hohe und enge Schuhe wirken sich über diese Reflexion negativ im Nackenbereich aus. In Schuhen mit hohen Absätzen hat das Fuß-Chakra in der Mitte der Fußsohle zu wenig Kontakt mit der Erde. Zu geringe Erdverbundenheit kann Nacken- oder Kopfschmerzen hervorrufen.

Die Innenkante des Fußes zeigt den Zustand der Wirbelsäule

Die Form der Innenkanten der Füße gibt die Form der Wirbelsäule wieder. Ein sehr hoher Rist zur Ferse beispielsweise entspricht einem Hohlkreuz im Lendenwirbelbereich. Bei einem Hohlkreuz, das durch Fehlhaltungen beim Gehen, Stehen, Sitzen oder auch durch das Tragen von hohen Absätzen verursacht wird, verformt sich der untere Rücken in Richtung Bauchraum, und das Becken wird nach vorne verschoben. Auch hier mangelt es dem Fuß an Kontakt zur Erde.

Fußgymnastik gegen schwere Beine und Krampfadern

Schwere Beine nach langem Gehen, besonders auf hartem Untergrund, kennen Sie wahrscheinlich. Manchmal ist dieses Gefühl mit schmerzenden Füßen verbunden, und der ganze Körper fühlt sich matt und müde an. Blut staut sich durch Überanstrengung oder durch Bewegungsmangel in den Venen, was die Beine subjektiv schwer oder heiß macht. Hilfreich ist bei solchen Beschwerden, die Beine hochzulegen oder regelmäßig Venen und Muskeln der Beine zu trainieren. Mit anhaltender Fehlbelastung der Beine – aber auch erblich bedingt – können sich Krampfadern bilden, in denen sich unter Umständen Blutgerinnsel bilden (Thrombosegefahr). Um die Elastizität der Blutgefäße lange zu erhalten, ist ein freier

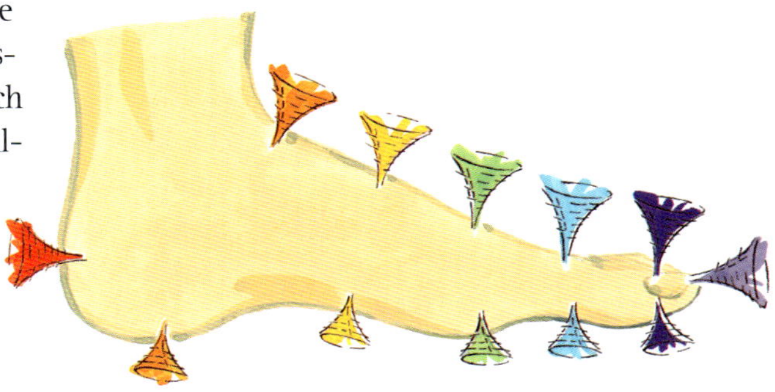

Die Hauptchakras des Körpers spiegeln sich an den Füßen entlang der Reflexzone »Wirbelsäule« wider.

Prana-Fluss über die Füße ebenso wichtig wie die gesunde Muskelkraft der Beine. Vitale Füße und Beine sind eine wichtige Voraussetzung für die Standfestigkeit des Körpers bei den Asanas.

Bitte beachten!
Folgende Übungen für die Fuß-Chakras sollten Sie auf keinen Fall mit akuten Entzündungen der Fußgelenke wie zum Beispiel Hallux oder Gicht und ebenso nicht nach Operationen oder bei starken Kniebeschwerden ausführen. Üben Sie bitte ohne Socken (Rutschgefahr)!

Übungen für die Füße

Die Verbindung zwischen den Füßen und der Wirbelsäule ist ein zentraler Bestandteil der Hatha-Yoga-Arbeit. Daher gehört die Fußgymnastik unbedingt in die erste Phase Ihres regelmäßigen Yoga-Programms.

So bereiten Sie sich vor

Entscheiden Sie sich für einen schönen Platz, an dem Sie von nun an regelmäßig Yoga üben möchten. Bevor Sie Ihre Yoga-Matte ausbreiten, träufeln oder sprühen Sie ein ätherisches Öl auf den Untergrund. Sie weihen damit den Platz und bereiten ihn so für Ihre Yoga- und Chakra-Arbeit vor. Die Energie dieses Platzes wird sich mit Ihnen und Ihrer Übungspraxis verändern. Zur Aktivierung Ihrer Fuß-Chakras können Sie mit einer Vorübung anfangen, die sich jederzeit und fast überall ausführen lässt. Die Füße sind sehr bewegliche Körperteile und unter gesunden Umständen recht flexibel. Versuchen Sie, Ihre Zehen einzeln zu bewegen. Anfänglich ist dies etwas ungewohnt, doch werden Sie nach einiger Zeit des Übens staunen, was Füße und Zehen alles können. Beginnen Sie Ihr Yoga-Programm mit den Übungen für die Füße, die in drei Niveaus (Anfänger, Geübte, Fortgeschrittene) aufgeteilt ist. Auch für Yoga-Erfahrene empfiehlt es sich, mit den Anfängerübungen zu beginnen, um die Füße fit zu machen, denn sie sind die Basis des Körpers.

Das wohlige Nachspüren als Abschluss der Übung

Lassen Sie bei allen Yoga-Übungen, die Sie während Ihres Wochenprogramms ausführen, am Ende die Nachspür-Phase nicht aus. Es ist überaus wichtig, den Körper nach jeder Übungssequenz in dieser Abschlussposition bewusst wahrzunehmen, da dann die heilende Wirkung einer Asanas eintritt.

Übung I

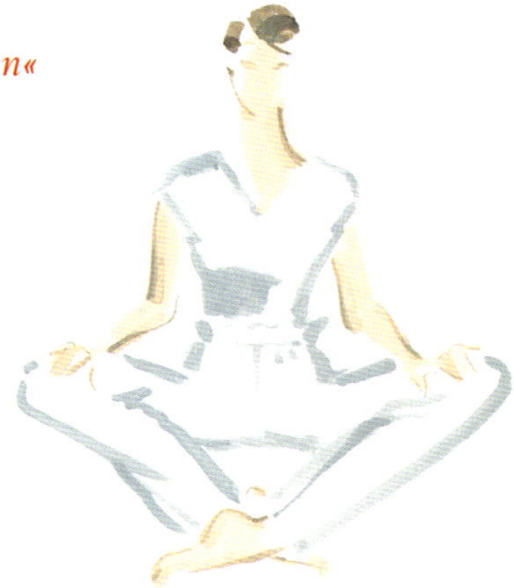

Anfangsmeditation für alle Niveaus – »Die Fuß-Chakras spüren«

Mit der Zeit werden Sie durch die folgenden Übungen ein ganz neues Bewusstsein für Ihre Füße entwickeln, und die Aufnahme von Energie von der Erde über die Fuß-Chakras wird gefördert.

- Sitzen Sie im Schneider- oder Meditationssitz auf einem Sitzkissen oder aufrecht auf einem Stuhl.
- Richten Sie den Rücken auf, lassen Sie die Schultern locker.
- Spüren Sie den Atemfluss durch Ihre Nase: Der Atem ist warm und weich. Er belebt und durchflutet Ihren ganzen Körper.
- Reiben Sie die Hände aneinander, bis sie ebenfalls warm sind, und legen Sie den rechten Fuß zwischen Ihre Hände.
- Stellen Sie sich einige Atemzüge das Fuß-Chakra als Blume in der Mitte der Fußsohle vor. Visualisieren Sie, wie die Wärme in Form des Atems in das Fuß-Chakra hineinfließt: Ihr Fuß wird wohlig warm.
- Setzten Sie den rechten Fuß liebevoll ab, und nehmen Sie den linken Fuß zwischen die Hände. Spüren Sie das Fuß-Chakra und wie es sich langsam mit Wärme erfüllt. Stellen Sie den Fuß ab, sagen Sie den Satz: **»Ich stärke heute die Basis meines Seins.«**

Übung II

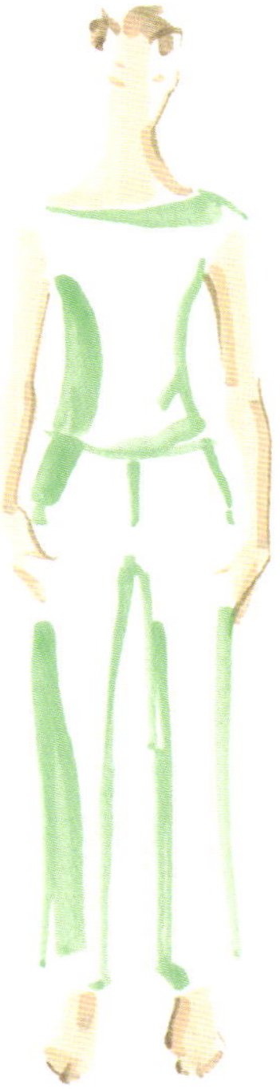

Für Anfänger – »Berg« (Tadasana)

Die Asana »Berg« vermittelt Erdung, Selbstbewusstsein und innere Ruhe. Sie fühlen sich stark wie ein Berg oder ein Fels in der Brandung. Als »Aufrechter Stand« dient die Haltung als Ausgangsposition, als »Berg« ist sie geeignet als Einzelübung oder Nachspürposition. Es findet keine Bewegung statt, was Ihre Konzentration fordert und fördert. Anschließend flexibilisieren Sie Ihre Zehen.

- Aufrecht hinstellen und Füße parallel und hüftbreit ausrichten. Großzehen-Ballen, Kleinzehen-Ballen und Fersen spüren die Erde.
- Kniegelenke standhaft gestreckt, aber nicht überstreckt. Oberschenkel, Bauch und Gesäß sanft anspannen.
- Wirbelsäule mit dem Kopf als Krone gerade aufrichten. Schultern, Arme und Hände locker am Körper hängen lassen
- Augen schließen und die Wirkung des »Bergs« spüren, auf die Füße als Basis konzentrieren (bei leichtem Schwindel Augen öffnen und zur Erde schauen).

- Anschließend die Zehen zur Erde krallen und vier Atemzüge halten, dann die Zehen in Richtung Schienbeine ziehen und vier Atemzüge halten.
- Die acht kleinen Zehen zur Erde drücken, nur die großen Zehen strecken, vier Atemzüge halten, abschließend die großen Zehen nach unten und die kleinen Zehen strecken.

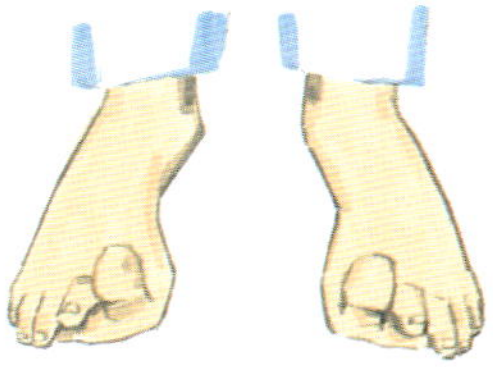

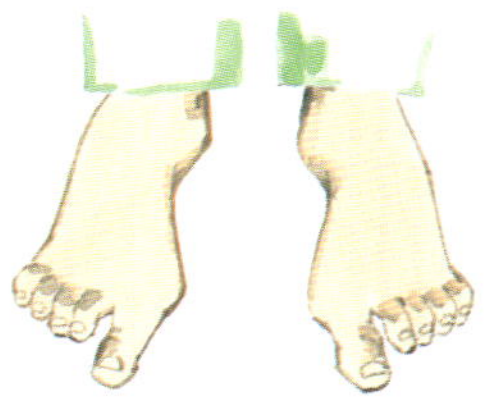

Für Geübte – »Klavier spielen«

So werden Ihre Zehen locker und flexibel, die Durchblutung der Füße gefördert und die Koordinationsarbeit des Nervensystems trainiert. Anfangs ist die Feinmotorik der Zehen etwas schwierig.

- »Aufrechter Stand« oder auf einen Stuhl setzen.
- Erdung der Füße bewusst spüren.
- Alle Zehen anheben und halten.
- Die kleinen Zehen zur Erde drücken und halten, dann zusätzlich die daneben liegenden Zehen halten, es folgen die mittleren, die nächsten, die großen Zehen.
- Zehn Mal mit den Zehen »Klavier spielen«, dann Richtung wechseln. Mit großen Zehen beginnen, zum kleinen Zeh nach außen arbeiten und Übung ebenfalls zehn Mal ausführen!
- Füße und Beine ausschütteln und nachspüren.

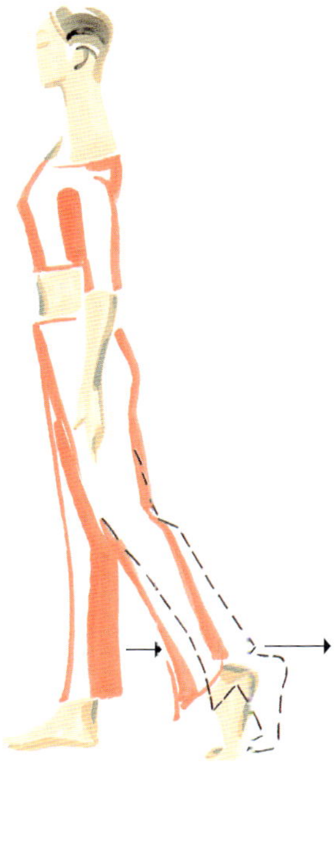

Für Fortgeschrittene – »Rückwärts laufen«

Beim Rückwärtslaufen nehmen Sie die Welt mit anderen Sinnen als den Augen wahr. Diese Übung massiert Ihre Fußsohlen, trainiert die Beinmuskeln, aktiviert die Fuß-Chakras und erhöht die Koordinationsfähigkeit des Nervensystems.

- »Aufrechten Stand« einnehmen, abwechselnd auf Zehen und Fersen gehen, um die Füße zu lockern.
- Auf den Zehenballen vorwärts in Schritten durch das Zimmer tippeln und dabei die unterschiedlichen Bodenbeschaffenheiten (Matte, Teppich, Parkett) spüren.
- Auf Fersen in kleinen Schritten vorwärts wandern.
- Rückwärts laufen (bitte auf Möbel und am Boden liegende Gegenstände achten!).
- Abschließend in der Haltung »Berg« auf der Übungsmatte nachspüren.

Übung III

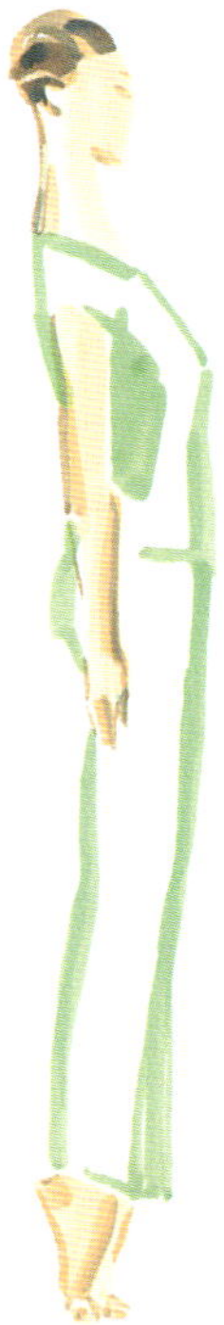

Für Anfänger – »Wadenpumpe«

Die Übung trainiert Ihre Fußmuskeln, aktiviert die Beinvenen durch Stärkung der Wadenmuskeln. Die Venen können so besser den Rücktransport des Blutes zum Herzen bewerkstelligen – eine sinnvolle Krampfader-Prophylaxe.

- Im »Aufrechten Stand« oder auf Stuhl sitzend Fersen anheben, Gewicht auf Zehenballen verlagern, halten, wieder anheben, 15 Mal wiederholen.
- Vorderen Fuß abheben, das Gewicht auf Fersen verlagern und 15 Mal auf und ab bewegen.
- Beine und Füße locker ausschütteln und der besseren Erdung nachspüren.

Für Geübte – »Fußsohlen abrollen«

Diese Übung trainiert den natürlichen Abrollvorgang beim Gehen. Das macht die Fußgewölbe flexibel, erdet die Fuß-Chakras und fördert das Balancegefühl.

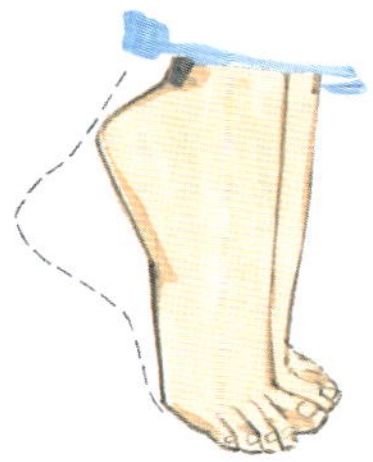

- »Aufrechten Stand« einnehmen, auf die Zehenballen gehen und Position halten. Langsam über die Fußsohlen nach hinten zu den Fersen abrollen.
- Zehenballen anheben, wieder langsam zu Zehenballen zurückrollen.
- Zehn Mal über Fußsohlen nach vorne und nach hinten abrollen, dabei Beckenbereich anspannen, um die Balance zu halten.
- Füße und Beine lockern, im »Berg« nachspüren.

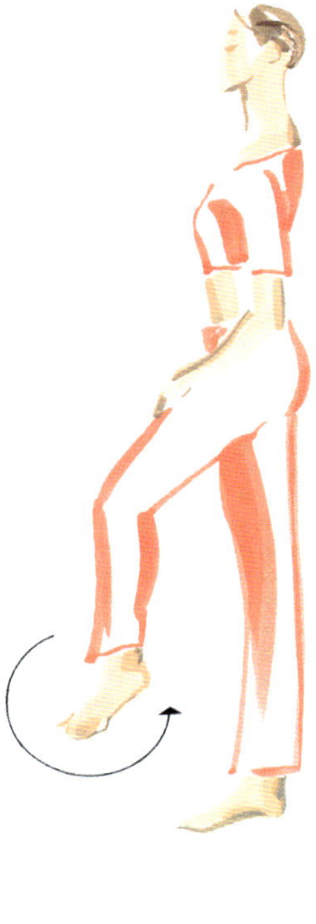

Für Fortgeschrittene – »Freie Fußgelenke«

Die Fußgelenke werden gelockert und die Fuß-Chakras mit der Erde verwurzelt. Gleichzeitig wird Ihr Gleichgewichtssinn gefördert.

- »Aufrechten Stand« einnehmen, Punkt in Augenhöhe anschauen.
- Gewicht auf linkes Bein verlagern, linken Fuß fest verwurzeln.
- Rechtes Bein anwinkeln, Fuß abheben und Fußgelenk fünf Mal nach rechts kreisen lassen, Unterschenkel nur wenig mitbewegen, dann Fuß fünf Mal nach links kreisen, Fuß abstellen, nachspüren.
- Übung mit linkem Fuß auf rechtem Bein stehend wiederholen, im »Berg« nachspüren.

Übung IV

Für Anfänger – »Aufrechter Sitz«

Der »Aufrechte Sitz« trainiert die Rücken- und Bauchmuskeln und ist eine wichtige Ausgangsposition für weitere Asanas. Werden wie in dieser Übung Fußbewegungen hinzugefügt, stärkt dies zusätzlich Fuß- und Beinmuskeln und aktiviert die Fuß-Chakras.

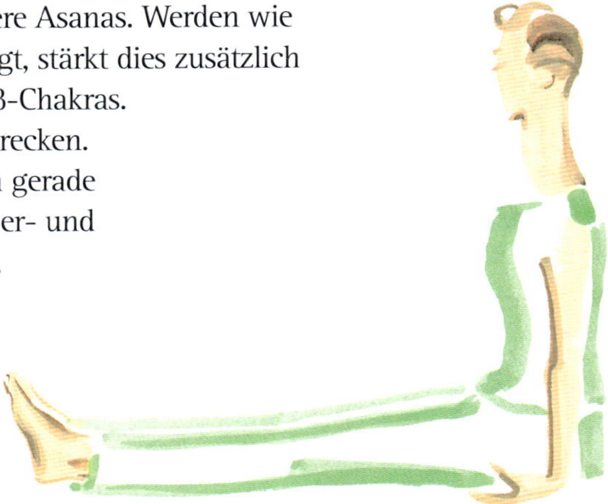

- Auf Übungsmatte setzen und Beine ausstrecken.
- Rücken mit angespannten Bauchmuskeln gerade aufrichten oder an eine Wand lehnen. Ober- und Unterkörper bilden einen rechten Winkel, Kopf und Arme locker lassen.
- Im »Aufrechten Sitz« Füße zehn Mal synchron anziehen und strecken.
- Rücken nochmals kontrollieren und aufrichten, Schultern locker lassen.
- Jetzt Füße zehn Mal nach rechts und links kreisen lassen.
- Abschließend den Oberkörper nach vorne wölben, mit den Armen auf Oberschenkeln abstützen und den Rücken beim Nachspüren entspannen.

Für Geübte – »Lange Beine«

Im »Aufrechten Sitz« werden Ihre Fuß-, Bein- und Rückenmuskeln gestärkt, so kann die feinstoffliche Energie von Fuß bis Kopf frei fließen.

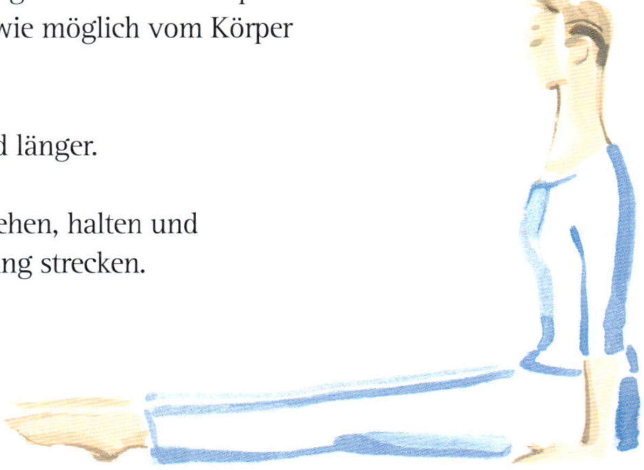

- Im »Aufrechten Sitz« Zehen so fest wie möglich vom Körper wegstrecken, fünf Atemzüge halten.
- Die Beine werden währenddessen in der Vorstellung immer länger und länger.
- Beine wieder locker lassen.
- Anschließend Zehen und Füße anziehen, halten und die Rückseite der Beine möglichst lang strecken.
- Beides ein zweites Mal wiederholen, dann Beine lockern und wie oben mit dem Oberkörper nach vorne gewölbt der Wirkung nachspüren.

Für Fortgeschrittene – »Affe«

Ein Affe belässt seine Füße und Hände auf der Erde, um sich sicher fortzubewegen. Die Übung stellt dies nach und aktiviert Fuß- und Hand-Chakras. Zusätzlich werden die hinteren Beinmuskeln und der Rücken gedehnt. Sie können Yoga-Blöcke als Hilfsmittel einsetzen.

- »Aufrechten Stand« einnehmen, Knie leicht beugen und Oberkörper nach vorne neigen.
- Beide Hände in zehn Zentimeter Abstand vor Füße auf Boden (oder Bücher bzw. Blöcke) platzieren.
- Kopf locker zwischen Armen hängen lassen und Kniekehlen durchstrecken.
- Körper zehn Mal wie ein »Affe« mit langen Beinen und Armen vor und zurück wiegen, abschließend Knie leicht anwinkeln und Oberkörper, Kopf und Arme locker aushängen lassen, um zu entspannen.
- Mit angewinkelten Knien den Oberkörper mit hängenden Armen und lockeren Nacken nach oben aufrollen und in »Berg« auf Hand- und Fußchakras konzentrieren.

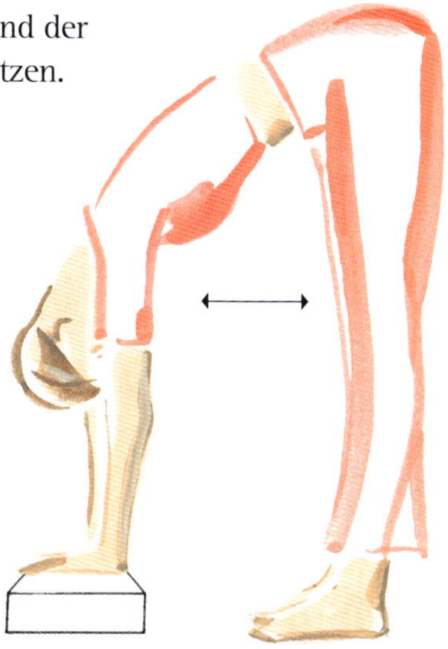

Übung V

Für Anfänger – »Fußmassage«

Eine Fußmassage können Sie jederzeit selbst ausführen und ab und an mit einer professionellen Fußreflextherapie ergänzen. Die Massage fördert das Bewusstsein für Ihre Basis, tut wohl und verstärkt die Energieaufnahme über die Fuß-Chakras. Zusätzlich werden Muskulatur und Knochenstruktur der Füße gelockert.

- Im »Aufrechten Sitz« frei oder an Wand oder auf Stuhl sitzen.
- Rechtes Bein anwinkeln, Fuß auf oder neben linken Oberschenkel ablegen, rechten Fuß mit beiden Händen umfassen.
- Mit beiden Daumen Fußsohle massieren, dann Räume zwischen den Zehen nacheinander massieren, abschließend jeden einzelnen Zeh anfassen, leicht vom Fuß wegziehen und um Zehgelenk kreisen.
- Linken Fuß massieren und dem wohligen Gefühl in den Füßen nachspüren.

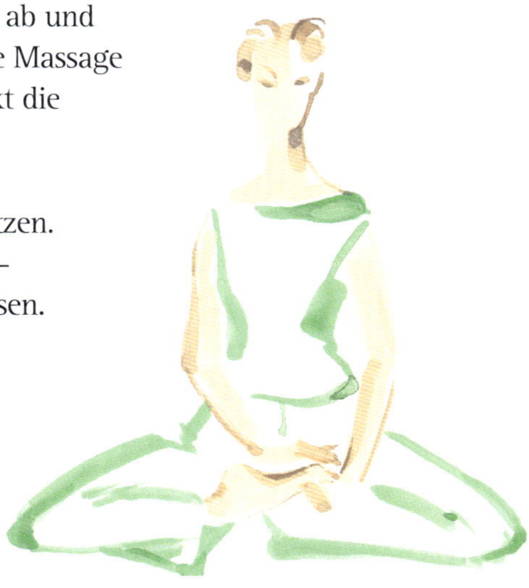

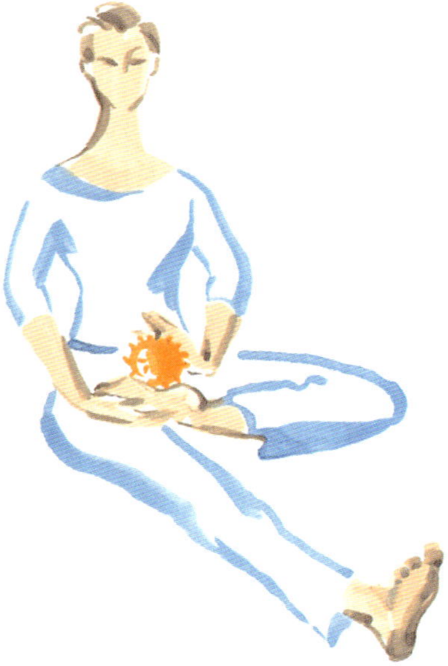

Für Geübte – »Ballmassage im Sitzen«

Die Fußmassage wird sitzend mit Hilfe eines Tennis- oder Igelballs ausgeführt, um die Reflexzonen der Füße stärker zu aktivieren und die Arbeit der Fuß-Chakras zu unterstützen.

- »Aufrechter Sitz«, linkes Bein anwinkeln und linken Fuß mit linker Hand stützen.
- Mit kreisendem Ball Fußgewölbe ausführlich massieren, anschließend Zehenballen und Zehenbeeren, mit nach unten streichenden Bewegungen Fußaußenseite, Ferse und Innenkante massieren.
- Bein wieder ausstrecken und mit geschlossenen Augen den vitalen Unterschied zwischen beiden Füße wahrnehmen.
- Ballmassage mit anderem Fuß ausführen und nachspüren.

Für Fortgeschrittene – »Sitzender Schmetterling«

Die Übung verbindet alle Fuß- und Hand-Chakras und fördert die feinstoffliche Energieaufnahme des Wurzel-Chakras. Ihre Hüften werden gelockert, die Innenseite der Oberschenkel gedehnt und so der Körper auf eine sitzende Meditationshaltung vorbereitet. Der Einsatz eines Kissens unter dem Gesäß ist möglich.

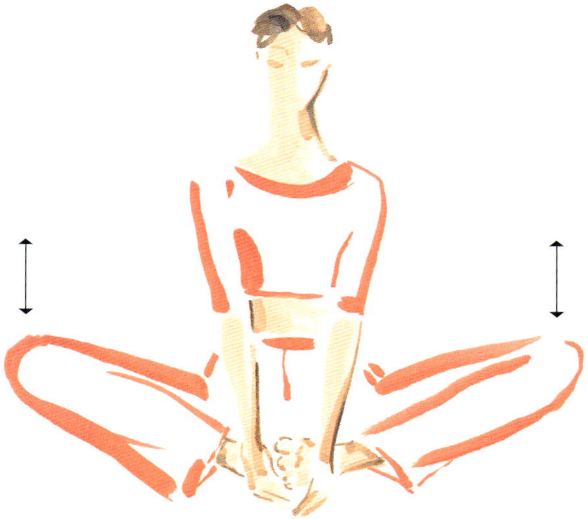

- Im »Aufrechten Sitz« die Knie anwinkeln, nach außen führen und Fußsohlen zueinander legen.
- Nun beide Füße umfassen und die Verbindung von Fuß- und Hand-Chakras für einige Atemzüge spüren.
- Füße näher zum Beckenboden heranziehen, Rücken möglichst gerade aufrichten.
- Mit den Knien sanft und synchron nach oben und unten wippen.
- Mit den Flügeln des »Schmetterling« 20 Mal auf und ab wippen, Augen schließen.
- Zum Schluss Beine gegrätscht ausstrecken, mit Händen Oberkörper auf Erde abstützen und mit rundem Rücken entspannen.

Übung VI

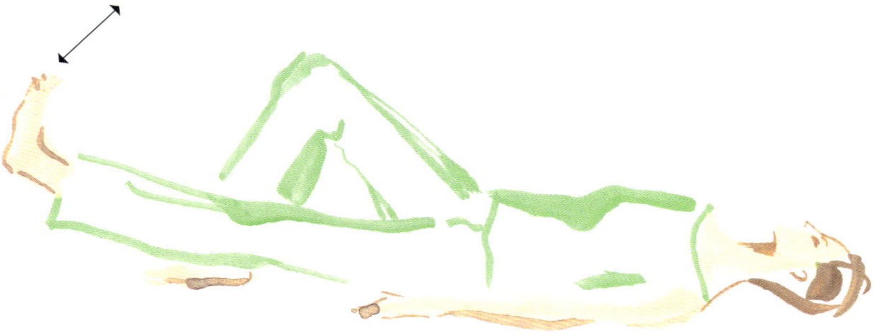

Für Anfänger – »Venenströmen 1«

Diese Übung ist heilsam bei schweren Beinen. Die Fuß- und Beinvenen sind weit entfernt vom Herzen und der Blutrücktransport dorthin bei langem Sitzen besonders schwierig. Die Übungen »Venenströmen 1–3« unterstützen die Arbeit der Venen, trainieren die Festigkeit der Blutgefäße, stärken die Beinmuskeln und regen den feinstofflichen Energiefluss über die Füße an. Für die lockere Haltung des Nackens können Sie ein flaches Kissen verwenden.

- »Rückenlage« einnehmen, d.h., Kopf, Rumpf und Beine liegen in einer Linie, die Arme locker neben dem Oberkörper, Handflächen zur Erde, Gesäß und Beine entspannt.
- Beine anwinkeln, Füße auf Matte stellen.
- Rechtes Bein anheben und zum Himmel strecken (Kniekehle möglichst durchstrecken). Das linke Bein bleibt aufgestellt und unterstützt Haltung.
- Jetzt den rechten Fuß abwechselnd zehn Mal anziehen und strecken.
- Rechtes Bein mit herangezogenen Zehen und gerade gestreckt langsam Richtung Boden führen, kurz vor dem Bodenkontakt stoppen, Zehen vom Körper wegstrecken und Bein mit angespannten Muskeln wieder zum Himmel nach oben führen.
- Linkes Bein fest anspannen und Fuß als Stütze verwenden.
- Fünf Mal Bein auf- und abführen, aufwärts Fuß strecken, abwärts heranziehen.
- Erst linkes Bein, dann rechtes langsam und gestreckt ablegen (evtl. Kopf etwas anheben).
- Im Liegen dem unterschiedlichen Gefühl beider Beine nachspüren.
- Übung mit linkem Bein wiederholen, während rechtes Bein angewinkelt auf der Erde steht, in »Rückenlage« nachspüren.

Für Geübte – »Venenströmen 2«

»Venenströmen 2« verstärkt das Training für die Wadenmuskeln und lockert die Fußgelenke.

- »Rückenlage« mit einem flachen Kissen hinter dem Kopf einnehmen.
- Beine anwinkeln und Füße aufstellen, Kopf etwas anheben, Beine abheben und aneinander liegend zum Himmel strecken, Füße anziehen, Kniekehlen möglichst durchstrecken.
- Kopf mit lockerem Nacken auf Kissen ablegen.
- Synchron beide Füße und Zehen zehn Mal anziehen und strecken.
- Wieder Kopf anheben und Fuß heranziehen. Rechtes Bein gestreckt und langsam zur Erde führen und ablegen, linkes Bein bleibt gen Himmel gestreckt.

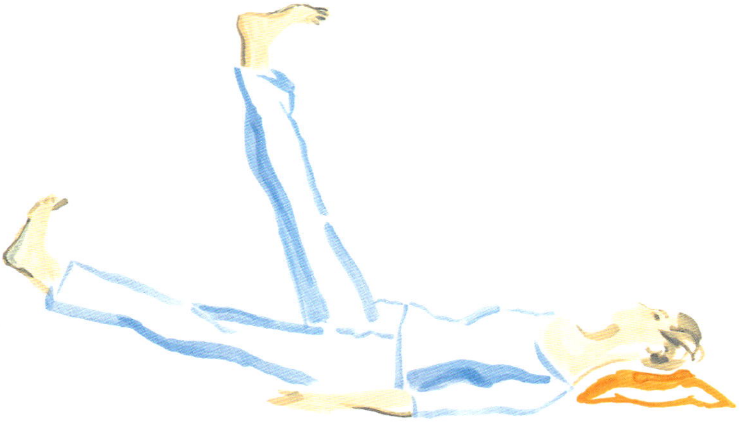

- Anschließend linkes Bein langsam und bewusst zum Boden ablegen.
- Kopf ablegen und für drei Atemzüge nachspüren.
- Füße aufstellen, den Kopf anheben und Beine aneinander liegend gen Himmel strecken.
- Füße synchron um Fußgelenke kreisen lassen.
- Fünf Mal nach rechts und fünf Mal nach links.
- Zuerst linkes Bein gestreckt zur Erde ablegen, dann rechtes Bein. Abschließend mit ruhigem tiefen Atem in der »Rückenlage« der Vitalität der Füße und Beine nachspüren.

Für Fortgeschrittene – »Venenströmen 3«

Mit der Übung »Venenströmen 3« wird zusätzlich zur Unterstützung der Venentätigkeit die Festigkeit der Bauch- und Beinmuskulatur trainiert. Achtung: Bei Rückenproblemen sollten Sie die Übung variiert, d. h. »Venenströmen 1 oder 2« ausführen!

- Aus Position »Rückenlage« die Beine anwinkeln, beide Füße auf die Matte stellen, den Kopf etwas abheben und beide Beine zum Himmel strecken.
- Jetzt zehn Mal die Füße anziehen und wieder strecken, dann den Kopf leicht anheben und die Füße heranziehen, die Gesäß- und Bauchmuskeln dabei fest anspannen.

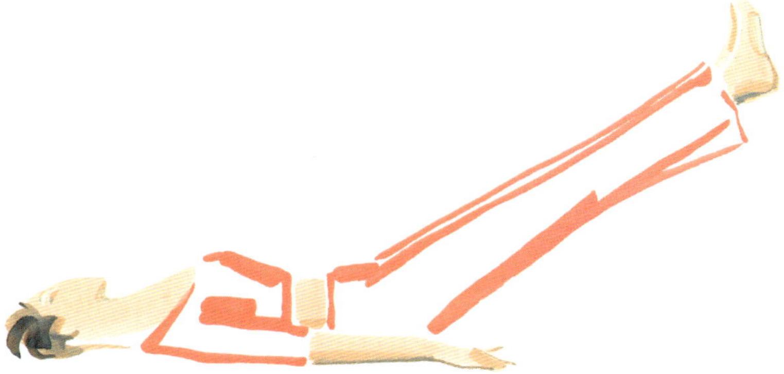

- Langsam beide Beine gestreckt und zeitgleich wieder zur Erde führen und sanft ablegen.
- Anschließend wieder beide Beine zum Himmel strecken und die Übung wiederholen.
- In der »Rückenlage« mit den Handflächen auf dem Bauch der Wirkung der Übung nachspüren.

Übung VII

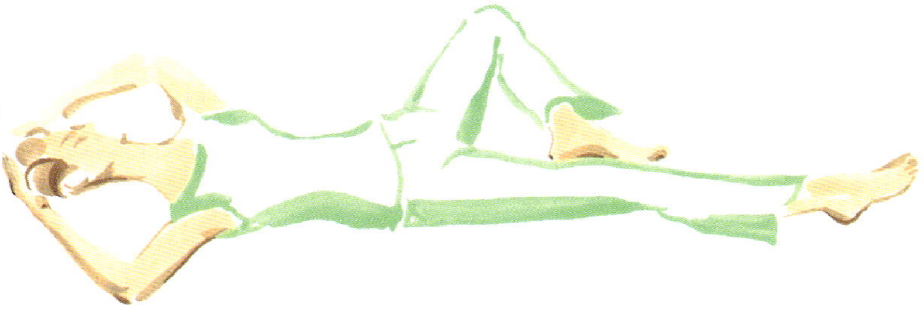

Für Anfänger – »Liegender Baum«

Die Asana erdet Ihren ganzen Körper und verbindet Ihr Fuß-Chakra mit dem Knie, einem weiteren Neben-Chakra. Zusätzlich wird die Innenseite der Oberschenkel gedehnt. Ein Sitzkissen kann als Stütze für das Knie verwendet werden.

- In »Rückenlage« rechtes Bein anwinkeln, Fuß an Innenseite des linken Knies platzieren, die Zehen des linken Fußes strecken.
- Rechtes Knie nach rechts zur Erde (oder auf das Kissen) führen, rechte Fußsohle an Innenseite des linken Knies legen, rechtes Bein wird von der Schwerkraft ohne eigene Kraft Richtung Boden gezogen.
- Zehen des linken Fußes strecken. Nach drei tiefen Atemzügen Arme über Kopf führen, Handflächen aneinander legen.
- Hände und Arme locker auf Erde liegen lassen; für einen entspannten Nacken Ellbogen anwinkeln und unteren Rücken zur Erde drücken.
- In Position »Liegender Baum« acht Mal ruhig ein- und ausatmen, dann rechtes Knie anheben und Fußsohle aufstellen, rechtes Bein ausstrecken, linkes Bein anwinkeln.
- Nach links mit acht ruhigen Atemzügen ausführen, danach Position »Savasana« (Übung VIII, Seite 44) einnehmen.

Für Geübte – »Liegender Schmetterling«

Diese Übung ist eine Vorbereitung zu meditativen Sitzhaltungen. Sie erdet den ganzen Körper und verbindet den Energiefluss der Fuß-Chakras miteinander. Zusätzlich werden die Innenseiten der Oberschenkel gedehnt. Sie können auch zwei Kissen zur Hilfe nehmen.

- Aus »Rückenlage« Beine anwinkeln, Füße aufstellen. Knie nach außen führen, schweben lassen oder auf Kissen ablegen, Fußsohlen aneinander legen. Unteren Rücken in Bodenkontakt belassen (bei Hohlkreuz Füße weiter vom Beckenboden wegschieben).
- Acht Mal ruhig ein- und ausatmen, Knie zusammenführen und Fußsohlen aufstellen.
- Ein Mal tief einatmen, mit dem Ausatmen beide Beine nach vorne wegschieben und zur Erde ausstrecken.
- In »Savasana« der Wirkung nachspüren.

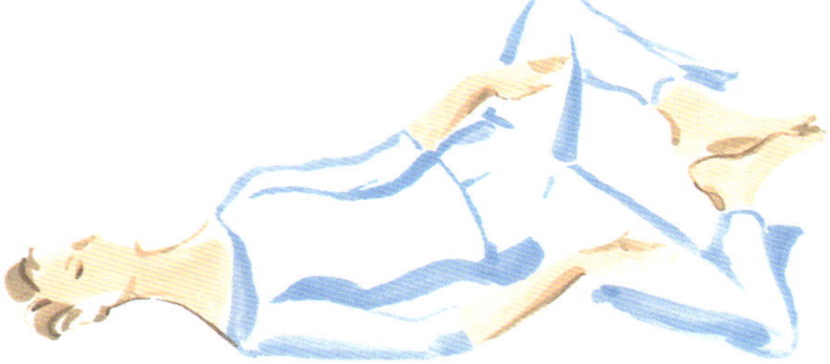

Übung VII für Fortgeschrittene – »Vier-Chakra-Verbindung«

Die vier Chakra-Paare der Füße und Hände werden miteinander verbunden, um deren Energiefluss anzuregen. Die Hüftdehnung fördert die Durchblutung Ihres Beckenbereichs, was wiederum das Wurzel-Chakra aktiviert.
Achtung: Diese Übung nicht während der Menstruation, der Schwangerschaft, bei akuten Unterleibsproblemen oder nach Operationen im Unterleibsbereich ausführen!

- In »Rückenlage« Beine aufstellen und Kopf anheben.
- Die Beine angewinkelt anheben und schwebend die Fußsohlen aneinander legen.
- Beide Knie jetzt nach außen spreizen und mit beiden Händen die Füße umfassen, um die Fuß-Chakras und die Hand-Chakras miteinander zu verbinden.

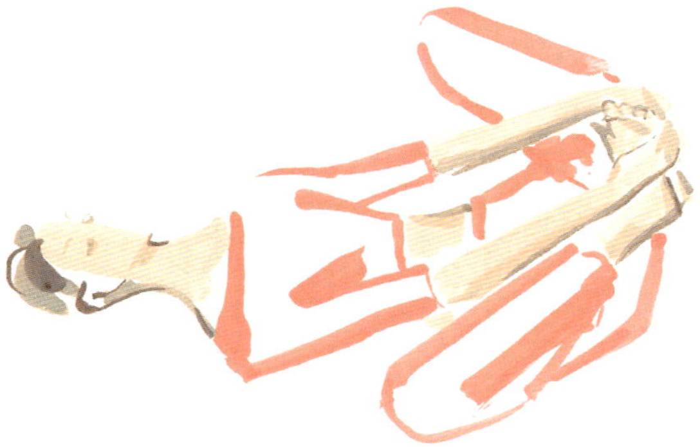

- Kopf mit lockerem, langem Nacken wieder auf die Matte zurücklegen, Füße mit den Händen zum Körper hinziehen.
- In Position für 15 Atemzüge verweilen und die feinenergetische »Vier-Chakra-Verbindung« wahrnehmen.
- Füße loslassen, die Knie wieder zusammenführen, mit einem erholsamen Ausatmen die Füße zur Erde abstellen und weggleiten lassen.
- In »Savasana« (siehe unten) der Wirkung nachspüren.

Übung VIII

Abschlussmeditation für alle Niveaus – »Savasana«

In dieser Haltung entspannt die gesamte Muskulatur, der Körper regeneriert sich – gleichzeitig wird die Konzentration verstärkt. Ein Kopfkissen und eine Knierolle können hilfreich sein, um etwas länger in der Haltung zu verweilen.

- Aus »Rückenlage« Beine leicht grätschen, Füße fallen locker nach außen, Arme leicht gegrätscht, Handinnenseiten zum Himmel geöffnet.
- Kopf und Nacken liegen locker auf der Erde (Kinn ein wenig Richtung Kehlkopf geneigt), Beine, Gesäß und Rücken liegen ruhig und entspannt (evtl. Kissenrolle unter Knie legen).
- Beobachten Sie Ihren ruhigen Atemfluss, konzentrieren Sie sich auf die Füße.
- Nehmen Sie Ihre Fuß-Chakras bewusst wahr.
- Stellen Sie sich einen warmen Strom vor, der von der Erde über Ihre Fuß-Chakras in die Füße fließt, von den Fußsohlen steigt die Wärme der Erde über Ihre Beine im Körper auf.

- Die Wärme fließt mit dem Atem bis zum Scheitel Ihres Kopfes. Sie spüren Ihren Körper als Teil des feinstofflichen Energiefeldes. Die Energie fließt frei und ungehindert durch alle Körperregionen und in jede Zelle Ihres Körpers.
- Sagen Sie laut den Satz **»Die Basis meines Seins ist stark.«**
- Strecken Sie sich langsam, dehnen und räkeln Sie sich, und machen Sie Ihren Körper mit aktivem Atem munter.
- Winkeln Sie die Beine an und bringen Sie den Körper in Seitenlage (am besten linke und rechte Seitenlage täglich abwechseln) und aus der Seitenlage zum Sitzen kommen.
- Verabschieden Sie sich von Ihrem Yoga-Übungsplatz und bewahren Sie für den Rest des Tages positive Gedanken in Ihrem Gemüt.

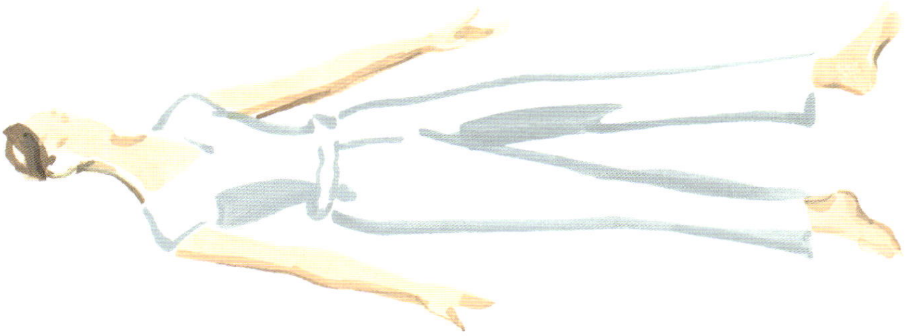

»Savasana« – der »schlaflose« Schlaf

»Savasana« ist im Hatha-Yoga die Position eines toten Körpers, eines Leichnams, und steht als Symbol für Regeneration, Neuschöpfung und Wiedergeburt. Der Körper liegt ruhig und unbewegt, damit der Geist von allen Gedanken ablassen kann. Das Nervensystem ist während dieser Übung von den ständig einflutenden Sinnesreizen befreit, Atem- und Herzrhythmus verlangsamen sich. Dennoch wird die Position mit dem konzentrierten Gedanken auf Atemfluss und Körpergefühl ausgeführt.
Savasana ist wie ein »schlafloser Schlaf« mit einer erfrischenden Wirkung. Fünf bis zehn Minuten Savsana täglich sind heilsam und vitalisierend. Die alten Yogis verheißen Erleuchtung für den, der Savasana über Jahre hinweg übt und vollends beherrscht: Wenn die Körperaktivitäten zur Ruhe kommen, dann fließen die Gedanken ruhiger, bis sie schließlich ganz verschwinden – so kann der Geist sich öffnen und die kosmische Vollkommenheit eintreten.

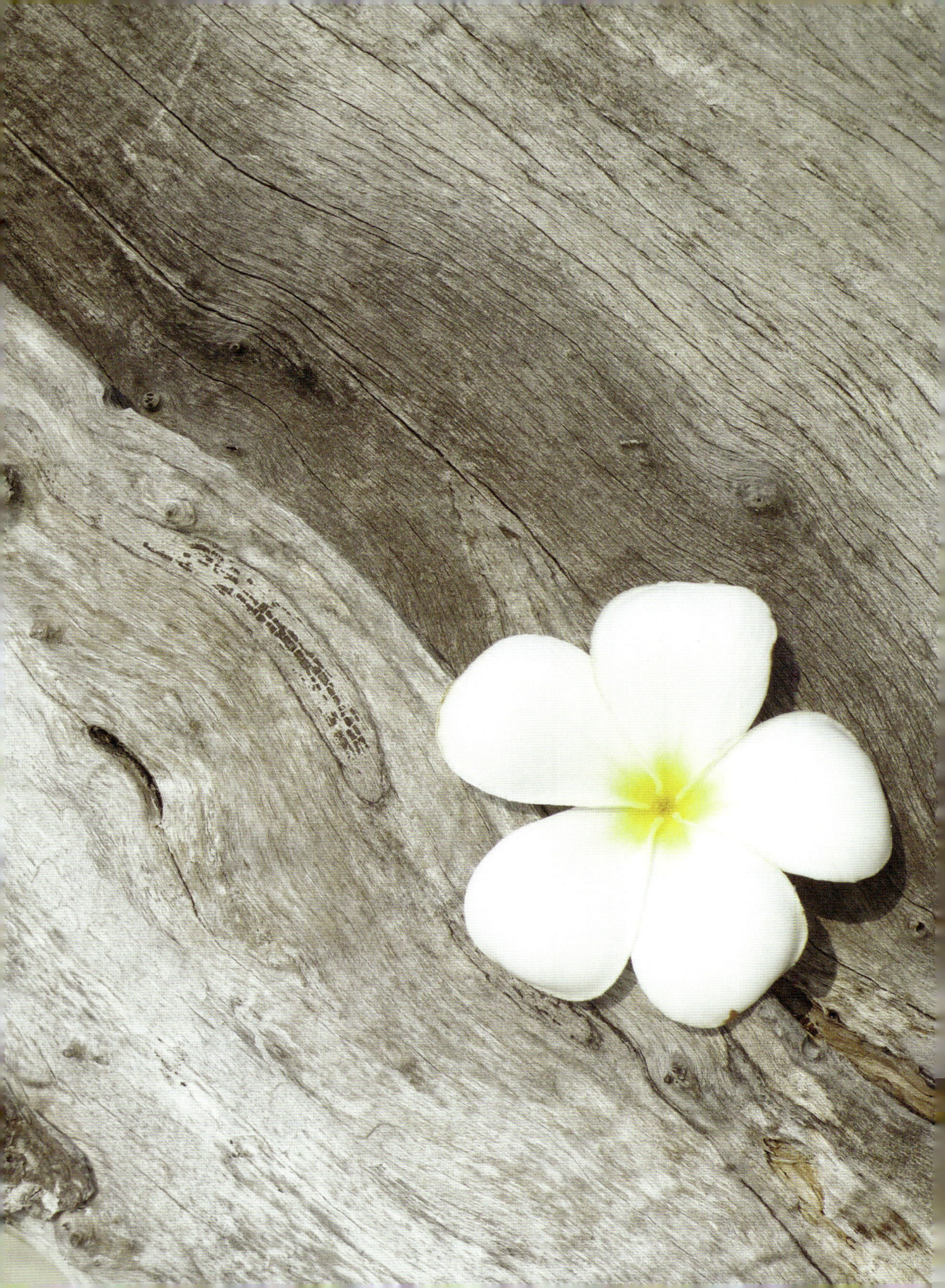

Das Becken – Wiege des Lebens (Wurzel-Chakra)

Die Bezeichnung »Unterleib« stammt aus Zeiten, in denen dieser Körperteil eine untergeordnete und mit Scham belegte Rolle spielte, da dort die Ausscheidungen zum Vorschein kommen und der Sexualtrieb beheimatet ist. Die jahrhundertelange Tabuisierung des Themas Sexualität ist heute weitgehend aufgehoben. Die sexuelle Revolution der sechziger Jahre und neue Erkenntnisse über die Wichtigkeit der Sexualhormone oder einer gesunden Beckenbodenmuskulatur führten dazu, dem Beckenraum mit mehr Wertschätzung, Aufmerksamkeit und Offenheit zu begegnen.

Bewusste Wahrnehmung und Akzeptanz des eigenen Körpers sind die Voraussetzungen für ein harmonisches Sexualleben, das für jeden Menschen wichtig ist. Dennoch ist der Umgang mit der eigenen Sexualität keine Normalität. Yoga ist ein Weg zur besseren Körperwahrnehmung und zur Entwicklung sexueller Gesundheit.

Der Beckenraum wird von einer schützenden Schale aus Knochen geformt. Die Beckenknochen sind einerseits mit dem Kreuzbein der Wirbelsäule als Iliosakral-Gelenk, andererseits mit dem Oberschenkelknochen als Hüftgelenk verbunden. Die kleine, untere Beckenschale ist nach unten offen, um eine Ausgangspforte für Ausscheidungen, Geschlechtsorgane und den Geburtsvorgang zu schaffen.

In der Wiege des Beckens liegen Blase, Harnröhre und der Endabschnitt des Darms, im weiblichen Körper Gebärmutter mit Eierstöcken und Vagina, im männlichen Samenstränge und Prostata. Die Ausscheidungen des Darms zur Entgiftung des Körpers finden am Beckenboden statt. Auch die weibliche Menstruation gehört zu diesen Ausscheidungsvorgängen.

Ein starker Beckenboden kann einer Blasenschwäche oder Organabsenkungen vorbeugen. Menstruationskrämpfe vermindern sich, und das Lustempfinden beim Sex steigert sich.

Die Beckenbodenmuskulatur

Die Muskulatur des Beckenbodens befestigt mehrere Bereiche: Sie verhindert, dass die Organe des Unterbauchs aus dem knöchernen Bereich des Beckens herausfallen, trägt die Blase, den unteren Teil des Dünn- und des Dickdarms und hält im weiblichen Körper den Uterus mit anhängenden Eierstöcken an seiner Position. Beim Mann ist die Beckenbodenmuskulatur mit Prostata, Hoden und Penis verbunden.

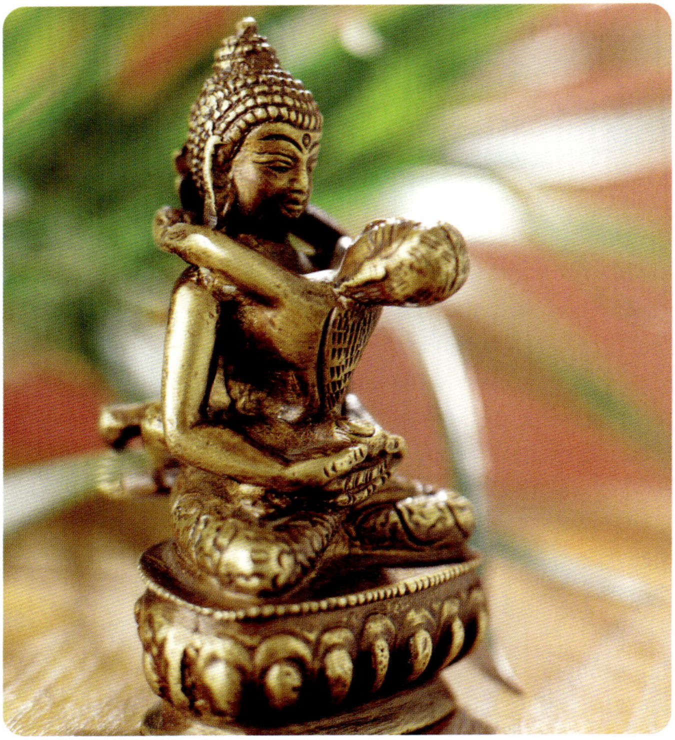

In Form einer Acht umfließt die äußere Muskelschicht Scheide bzw. Hoden und Anus. Zusätzlich sind die Muskeln an der Wirbelsäule befestigt. Eine trainierte Beckenbodemuskulatur ist daher für die Aufrichtung und den Halt der unteren Wirbelsäulenabschnitte wichtig. Die Muskelstränge der mittleren Schicht verlaufen quer von jeweils einer Innenseite der unteren Beckenknochen zur anderen und sind mit den Sitzknochen verbunden. Die Beckenbodenmuskulatur ist für die korrekte Position des Beckens innerhalb des Skeletts entscheidend. Fächerförmige Muskelfasern bilden die innere Schicht des Beckenbodens vom kleinen Beckenrand bis zum Kreuzbein, welches das Zentrum des Fächers bildet. Die innere Beckenbodenschicht verbindet Beine, Becken und Wirbelsäule miteinander und ist für die Aufrichtung bei gleichzeitiger Bewegungsfreiheit dieser Skelettteile verantwortlich. Die Muskulatur hat außerdem die Fähigkeit, während des Orgasmus rhythmisch zu pulsieren, dabei dreht sich das Wurzel-Chakra in hoher Schwingung.

Die Vereinigung der Götter Shiva und Shakti gilt im Hinduismus als Symbol für vollendete, kosmische Energie.

Den Beckenboden wahrnehmen und stärken

Die folgende Übungssequenz enthält auch spezielle Wahrnehmungsübungen für den Beckenboden, die Ihnen mehr Achtsamkeit für Ihren Körper vermitteln. So wird es Ihnen nach und nach besser gelingen, die einzelnen Schichten der Beckenbodenmuskulatur intensiver wahrzunehmen, um sie beim Sitzen, Gehen und beim Sex bewusst einzusetzen. Das Training dieser Muskulatur lohnt sich in jedem Alter – egal, ob Frau oder Mann. Bei allen Yoga-Übungen, die Sie praktizieren, empfiehlt es sich daher, die Beckenbodenmuskulatur immer mit anzuspannen, um einerseits der Wirbelsäule einen fundierten Halt zu geben, aber auch, um den Beckenbereich zu vitalisieren.

Die Lebenskraft der Urmutter Erde strömt durch das Wurzel-Chakra

Das Wurzel-Chakra, »Muladhara«, sorgt für die Lebenskraft im Körper, die aus der Urmutter Erde über diese Wurzel in den Menschen fließt. Diese wichtige feinstoffliche Energie steht für Selbsterhaltung, Urvertrauen, Naturverbundenheit und individuelles Durchsetzungsvermögen. Der Beckenboden ist die Öffnung zu dieser Wurzel des Lebens. Zum Überleben wichtige Instinkte wie Fortpflanzungstrieb und Ausscheidung von Schlacken sind im Beckenraum verwurzelt.
Im Alltag sitzt der Mensch meistens auf dieser Wurzel des Lebens, und die dort liegenden Organe, der Blutfluss und die Kundalini werden durch das Gewicht des Oberkörpers zusammengestaucht.
Eine intensive Durchblutung des Beckenraums ist jedoch für die Gesundheit der inneren Organe notwendig, weil das Blut den lebenswichtigen Sauerstoff und stoffliche Nahrung dorthin transportiert.

Gute Durchblutung und ein harmonischer Prana-Fluss

Über Hatha-Yoga wird die vorhandene Durchblutung in bestimmten Regionen des Körpers gezielt gesteigert. Spezielle Übungen für den Beckenraum versorgen die Organzellen besser mit Mineralien, Glukose und Sauerstoff, sodass mehr stoffliche Lebensenergie produziert werden kann. Der feinstoffliche Energiefluss über das Wurzel-Chakra spielt eine grundlegende Rolle für die Versorgung und die Gesunderhaltung der Unterleibsorgane, denn nach der vedischen Philosophie sind Krankheiten ein Ausdruck von mangelndem Prana im Körper.
Das Wurzel-Chakra, das unterstützend arbeitet bei allen Ausscheidungsvorgängen, sexuellem Empfinden oder der Fortpflanzung, ist das Fundament für die körperliche und energetische Gesundheit des Körpers.

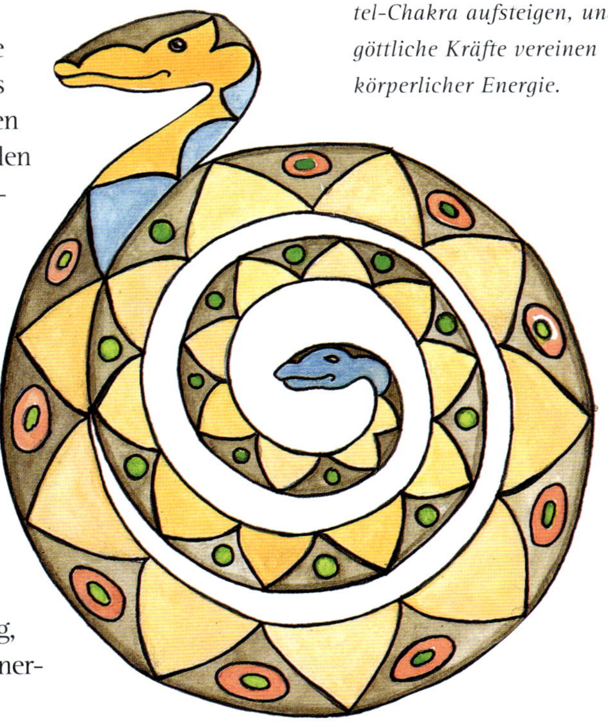

Eine zusammengerollte Schlange symbolisiert die schlafende Energie der Kundalini, die im Wurzelbereich ruht. Wird sie erweckt, kann sie zum Scheitel-Chakra aufsteigen, und göttliche Kräfte vereinen körperlicher Energie.

Beruhigende Vokalvibration

Wenn Sie gestresst, nervös oder unsicher, also nicht genug verwurzelt sind, bringt Sie diese Übung wieder »auf den Boden« und lässt Sie außerdem bewusst Ihren Beckenboden fühlen.
Die Übung dauert nur einige Atemzüge, bringt Ihnen aber in jeder noch so hektischen Situation sofort Beruhigung und neue Kraft! Atmen Sie tief ein, und konzentrieren Sie sich für einige Atemzüge auf Ihre Wurzel im Becken. Legen Sie die Hände auf Ihren Schoß, und summen, tönen oder denken Sie ein tief klingendes »Uuuuuuuu« beim langen Ausatmen. Spüren oder visualisieren Sie den Ton in Ihrem tiefen Beckenraum.

Es ist die Basis für die harmonische Arbeit aller weiteren Chakras. Eine enge, ineinander fließende Verbindung besteht zwischen dem Wurzel-Chakra und dem zweiten Chakra, dem Sakral-Chakra. Beide bilden die Grundlage des individuellen Seins.

Übungen für den Energiefluss im Becken

Die folgenden Übungen des Hatha-Yoga stärken Ihr Wurzel-Chakra und Ihre menschliche Urnatur. In der Übungssequenz werden Ihre Beckenbodenmuskulatur und die Durchblutung der Unterleibsorgane gefördert, die sexuelle Kraft und Fruchtbarkeit gestärkt.

»Tief sitzende Unsicherheit ist ein angeborenes Angstgefühl vor der Zukunft. Dieses Gefühl wohnt jedem Menschen inne, selbst dem Weisen.«
Maharishi Patanjali, Yoga-Sutra

So bereiten Sie sich vor

Schmücken Sie Ihren Übungsplatz heute mit frischen Blumen. Je harmonischer die Umgebung des Übungsplatzes ist, desto besser sind Konzentration und Ausführung der Übung.
Das Übungsniveau der Asanas für den Beckenraum steigern Sie langsam und üben am besten vorerst einige Tage mit den Anleitungen für das Anfänger-Niveau – denn fast jeder Mensch ist Anfänger bei der Wahrnehmung seines Wurzel-Chakras.

Übung I

Anfangsmeditation für alle Niveaus – »Den Beckenboden spüren«

Mit dieser kurzen Meditation verbessern Sie Ihre Körperwahrnehmung im Beckenraum und bereiten sich auf die folgende Übungssequenz zur Aktivierung des Wurzel-Chakras vor.

- Sitzen Sie auf einem Kissen oder auf einem Stuhl.
- Richten Sie Ihren Rücken auf, und lassen Sie die Schultern locker hängen.
- Spüren Sie die Atembewegung Ihres Körpers.
- Beim Atmen denken oder sagen Sie leise »einatmen«, »ausatmen« ...
- Der Atem ist rotes Licht, das aus dem Meer der feinstofflichen Energie zu Ihnen fließt.
- Lassen Sie das rote, warme Licht mit Ihrem Atem in den Beckenraum fließen, und ziehen Sie die Schließmuskeln zusammen, so als ob Sie einen Urinstrahl unterbrechen wollten.
- Entspannen Sie die Muskeln, und lassen Sie den roten Lichtatem im Becken zirkulieren.
- Die Beckenbodenmuskulatur sechs Mal anspannen und entspannen.
- Stellen Sie sich vor, über den Beckenboden feurig rotes Licht aufzusaugen.
- Das Licht verteilt sich im Beckenraum und erwärmt den ganzen Unterleib, das feurig rote Licht erfüllt die Schale Ihres Beckens ganz mit wohliger Wärme aus.
- Zur Affirmation sagen Sie: **»Ich stärke mein Urvertrauen.«**

Übung II

Für Anfänger – »Knie heranziehen«

Diese mühelose Übung zu Beginn dieser Yoga-Sequenz fördert die Durchblutung in Ihrem Beckenraum und dehnt sanft die untere Rückenmuskulatur. Die Haltung »Knie heranziehen« kann jederzeit auch nach anderen Asanas als Zwischenposition eingenommen werden.

- In »Rückenlage« mit lockerem Nacken auf die Übungsmatte legen, die Beine anwinkeln und die Füße aufstellen, den Kopf etwas anheben.
- Beine anheben, die Knie in Richtung Rumpf ziehen und von außen umarmen.
- Mit dem Ausatmen Beine näher zum Körper ziehen, beim Einatmen locker lassen.

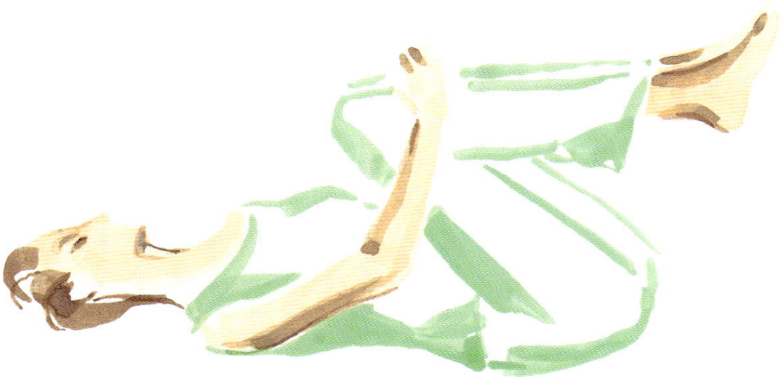

- Wenn möglich, den Kopf mit lockeren Schultern wieder sanft zur Erde ablegen und weiterhin die Dehnung im Rücken bewusst wahrnehmen.
- Auf Beckenraum konzentrieren und aufkommende Wärme spüren.
- Nach acht tiefen Atemzügen Arme zurück zur Erde legen, Füße aufstellen und mit dem Ausatmen Beine zur Erde ausstrecken und nachspüren.

Für Geübte – »Beinstreckung in Rückenlage«

Mit dieser »Beinstreckung« wird Ihr Unterleib besser durchblutet und das Wurzel-Chakra gestärkt. Ihre rückwärtige Beinmuskulatur wird gedehnt, was anfangs nicht leicht fällt – gleichmäßige und tiefe Atemzüge helfen Ihnen dabei jedoch.

- In »Rückenlage« die Beine anwinkeln und Füße aufstellen.
- Vorerst den Kopf leicht anheben, um das rechte Bein leichter zum Himmel zu strecken.
- Zehen des rechten Fußes Richtung Körper ziehen, mit beiden Händen die rechte Wade umfassen (evtl. dabei den Oberkörper etwas anheben).
- Tief einatmen und mit den Ausatmen das gestreckte Bein näher zum Oberkörper heranziehen und Unterleib zusammendrücken, drei Atemzüge lang ausführen, danach Oberkörper und Kopf ablegen, drei weitere Atemzyklen »Beinstreckung« halten.
- Arme zur Erde führen, zuerst das linke Bein ausstrecken und dann langsam rechtes Bein zum Boden ablegen und nachspüren.
- Die Übung mit dem linken Bein erhoben ausführen.
- In »Rückenlage« nachspüren,
  den vitalen Blutfluss in Beinen und Becken visualisieren.

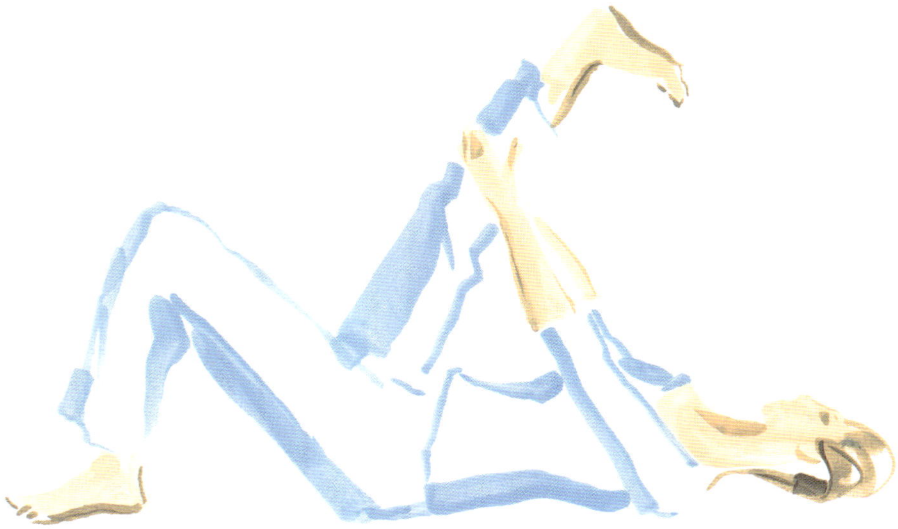

Für Fortgeschrittene – »Spinne«

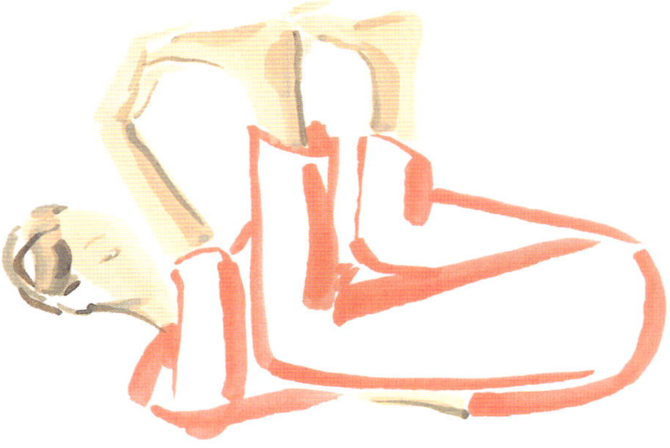

Diese Haltung verhilft Ihnen zu einer intensiven Wahrnehmung Ihres Beckenraums. Die Durchblutung dieses Bereichs wird verstärkt, das Wurzel-Chakra im Energiefluss aktiviert. Übung nicht bei Menstruation ausführen, da die Monatsblutung verstärkt werden könnte.

- In »Rückenlage« Knie zum Bauch ziehen.
- Kopf anheben, schwebend die Fußsohlen aneinander legen und die Zehen fassen.
- Füße mit Händen auseinander ziehen und Beine angewinkelt grätschen.
- Kopf wieder ablegen und Schultern locker lassen. Oberschenkel in den Unterleib drücken.
- Der Atem fließt nun tief und gleichmäßig acht Mal ein und aus.
- Anschließend Füße und Knie wieder zusammenführen, Füße loslassen und abstellen.
- Tief ausatmen, Beine zur Erde weggleiten lassen, in »Savasana« nachspüren.

Übung III

Für Anfänger – »Becken kippen«

Diese Übung aktiviert Ihre Unterleibsmuskulatur und lockert das Illiosakral-Gelenk. »Becken kippen« wirkt außerdem entspannend und schmerzlindernd bei Menstruationskrämpfen.

- In »Rückenlage« Beine anwinkeln, Füße hüftbreit. Mit dem Ausatmen Becken Richtung Bauchraum kippen, Sitzknochen anheben (Kreuzbein und Nabel nicht einziehen).
- Mit dem Einatmen das Becken Richtung Erde kippen und den unteren Rücken vom Boden abheben (leichtes Hohlkreuz). Bewegung 20 Mal auf- und abkippend ausführen.
- Nacken und Schultern während der Übung öfter mal lockern.
- Abschließend Beine zur Erde weggleiten lassen und der Wärme im Becken und im Rücken nachspüren.

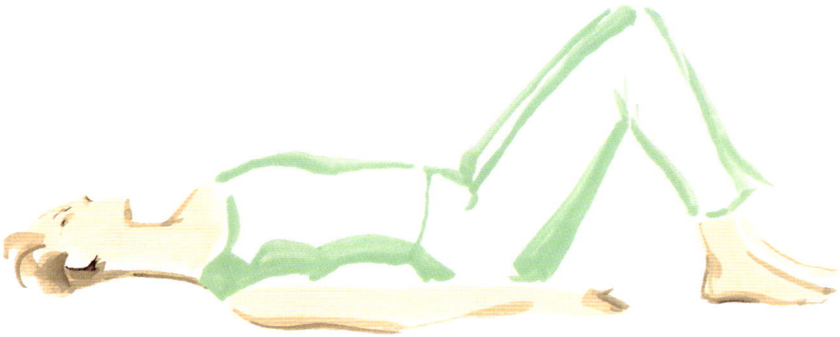

Für Geübte – »Schräge«

Während der Schräglage werden Beckenboden, Bein- und Gesäßmuskulatur trainiert. Prana fließt über das aktivierte Wurzel-Chakra Richtung Kopf. Nicht bei Menstruation ausführen!

- In »Rückenlage« die Füße in 50 Zentimeter Abstand zum Gesäß aufstellen. Arme neben Oberkörper legen.
- Füße zur Erde drücken, mit dem Einatem Gesäß anheben.
- Ausatmend Wirbel für Wirbel Rücken Richtung Steißbein zur Erde abrollen.
- Mit dem nächsten Einatmen Gesäß wieder anheben, diesmal etwas höher.

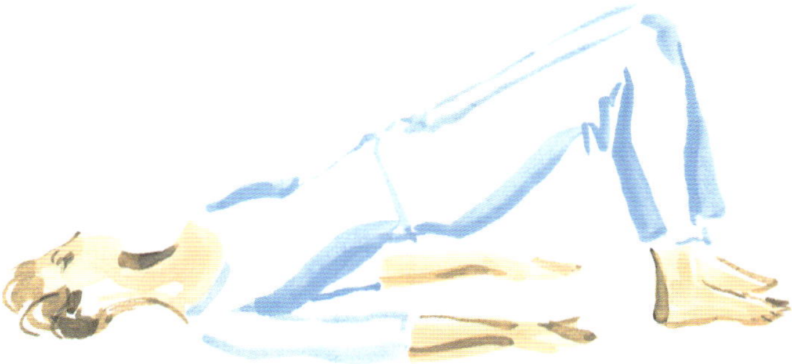

- Beim Ausatmen runden Rücken Wirbel für Wirbel Richtung Steißbein abrollen.
- Übung fünf Mal ausführen und jedes Mal Gesäß etwas höher anheben, bis nur noch Schultergürtel mit Armen und Kopf sowie Füße auf Erde verbleiben.
- Beim sechsten Durchgang mit Oberschenkel, Becken, Bauch und Brustkorb eine »Schräge« als Fläche bilden und Position drei komplette Atemzüge halten.
- Richtung Steißbein abrollen, Beine weg gleiten lassen, Atem nachspüren.

Für Fortgeschrittene – »Halbe Brücke (Ardha Setu)«

Mit dieser Position wird der Rumpf in einem Bogen gen Himmel gewölbt und der Energiefluss zwischen den aufsteigenden Chakras gefördert. Nicht bei Menstruation ausführen!

- In »Rückenlage« Füße aufstellen. Um die Hüften und den Rücken zu lockern fünf Mal »Becken kippen« ausführen.

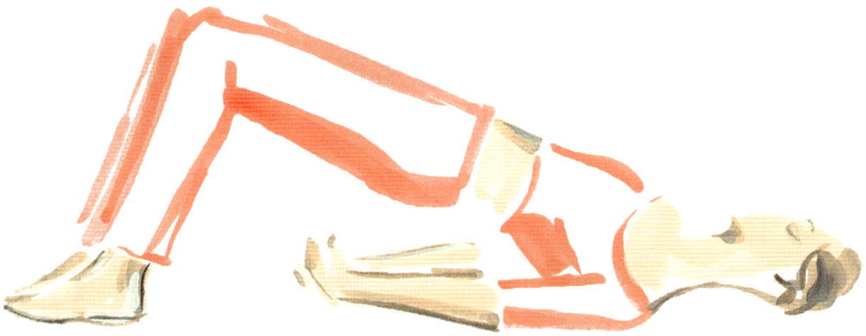

- Füße näher heranziehen, Fußsohlen fest zum Boden drücken, dort belassen, Beine anspannen und Gesäß anheben.
- Arme und Hände am Boden liegend unter den Rücken führen und die Finger ineinander verschränken.

- Das Gesäß noch weiter anheben, den Brustkorb und den gesamten Rumpf im Bogen zum Himmel wölben und dabei tief atmen.
- Kopf, Nacken und Schultern liegen lang gestreckt am Boden.
- Hände wieder voneinander lösen, Arme seitlich platzieren, Rücken Wirbel für Wirbel bis zum Steißbein abrollen.
- Beine ausstrecken und während fünf Atemzügen nachspüren.
- Übung wiederholen, zur Hilfe mit den Handinnenseiten die Gesäßbacken oder die Hüftknochen abstützen, um das Gesäß weiter anzuheben.
- Abschließend in »Savasana« nachspüren.

Übung IV

Für Anfänger – »Zange 1« (Paschimottanasana 1)

Die Durchblutung des Unterleibs wird in dieser Übung bei einer gleichzeitiger sanften Dehnung des unteren Rückens gefördert und die Energie im Wurzel-Chakra gestärkt.

- Aus »Savasana« Füße aufstellen, rechten Arm über den Kopf zur Erde legen und linke Hand auf Bauch legen.
- Körper in rechte oder linke Seitenlage bringen, mit Händen abstützen und so rückenschonend aufsitzen.
- »Aufrechten Sitz« einnehmen, Beine anwinkeln, Füße aufstellen und mit Händen die Knöchel umfassen.
- Oberkörper mit rundem Rücken auf angewinkelten Oberschenkel führen, Stirn auf Beinen ablegen.

- Mit den Händen Knöchel umfassen.
- Den Oberkörper beim Ausatmen etwa 20 Zentimeter nach vorne schieben, die Fußsohlen verbleiben dabei flach auf der Erde.
- Oberkörper bleibt auf Oberschenkeln, Rücken wird sanft gedehnt, einatmen.
- Mit dem nächsten Ausatmen Füße wieder ein Stück vom Körper wegschieben und die Position fünf Atemzüge lang halten.
- Zum Abschluss mit den Händen abstützen und den Rücken rund nach oben aufrollen, bis der Oberkörper wieder aufgerichtet ist.
- In »Savasana« dem gedehnten Rücken und dem warmen Beckenraum nachspüren.

Für Geübte – »Zange 2« (Ardha Paschimottanasana)

Die Übung »Zange 2« wird nur mit einem Bein ausgeführt. Der Beckenboden wird durch das Anwinkeln eines Beins gedehnt, was wiederum das Wurzel-Chakra stärkt. Die Rückenmuskeln und die rückseitige Beinmuskulatur werden gestreckt und trainiert.

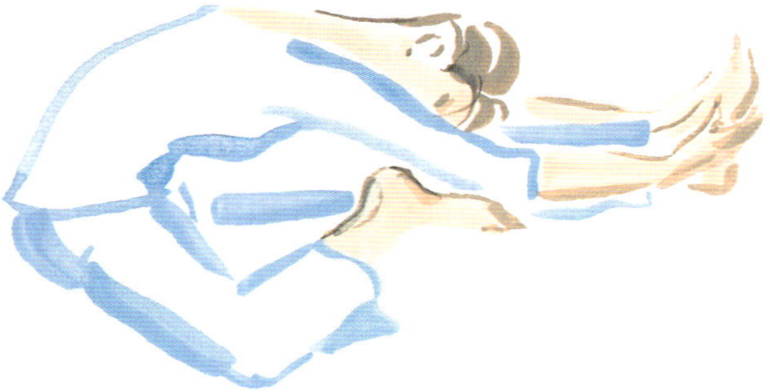

- Im »Aufrechten Sitz« das linke Bein anwinkeln und Fußsohle an die Innenseite des rechten Oberschenkels legen.
- Den rechten Fuß zum Körper heranziehen.
- Arme über Kopf zum Himmel strecken, Rücken aufrichten.
- Finger ineinander verschränken und die Handaußenseiten zum Himmel wenden.
- Becken nach vorne schieben, Oberkörper lang gestreckt nach vorne neigen.
- Mit dem Ausatmen das Brustbein und die Stirn zum Bein neigen oder dort ablegen. Die Hände fassen dabei an die Knöchel oder Zehen. Mit Hilfe der Arme und Hände den Rücken mehr und mehr dehnen, sechs Atemzüge lang halten.
- Hände vom Fuß lösen, abstützen, mit rundem Rücken und hängendem Kopf aufrollen.
- Position mit linkem Bein ebenso sorgfältig und lang ausführen. In »Savasana« ausruhen.

Für Fortgeschrittene – »Zange 3« (Paschimottanasana 3)

Diese Übung komplettiert die bereits geübte Streckung des Rückens und der Beinmuskulatur, fördert eine gute Durchblutung des Unterleibs und aktiviert Ihr Wurzel-Chakra.

- Im »Aufrechten Sitz« mit Rumpf und Oberkörper einen rechten Winkel bilden.
- Füße zum Körper heranziehen, damit die Kniekehlen gestreckt sind. Arme über den Kopf zum Himmel strecken und die Finger ineinander verschränken.

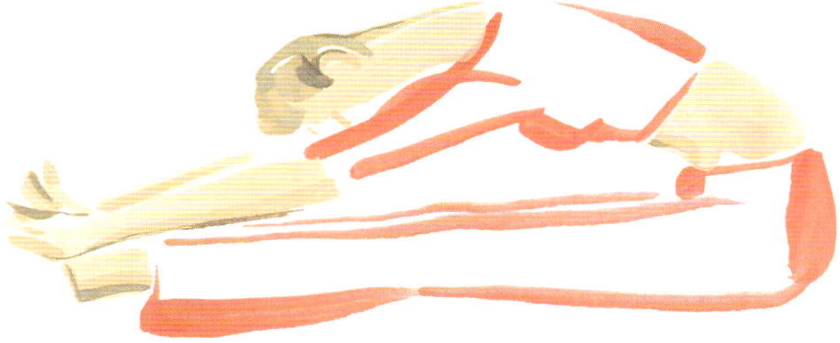

- Becken nach vorne schieben, Oberkörper neigen, Brustbein und Stirn auf Beinen ablegen.
- Hände fassen Knöchel oder Zehen, Position sechs Atemzyklen lang halten und wieder »Aufrechten Sitz« einnehmen, Asana wiederholen.
- In »Savasana« nachspüren, feuerrotes Licht zum Becken fließen lassen.

Übung V

Für Anfänger – »Heuschrecke 1 (Ardha Salabhasana 1)«

Die Asana wird in Bauchlage ausgeführt. Sie trainiert die Gesäß- und Beckenmuskeln und den unteren Rücken und kräftigt Beckenboden und Wurzel-Chakra. Zum Nachspüren nehmen Sie die Haltung »Baby Krishna« (siehe unten) ein.

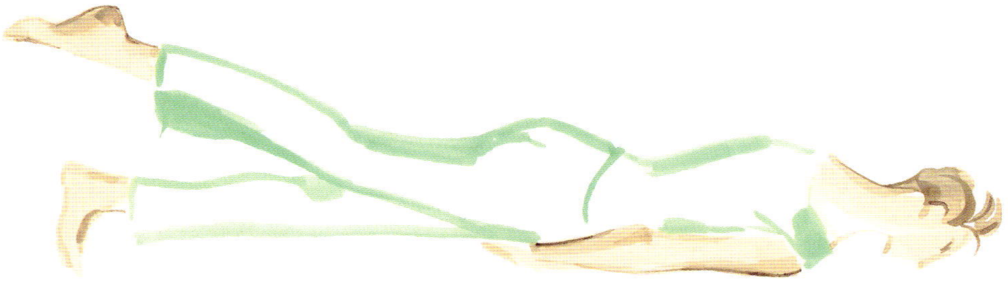

- Körper in »Bauchlage« auf Übungsmatte legen, dabei bildet der Körper eine Linie, und Kinn und Nase sind und verbleiben in Bodenkontakt.
- Handinnenseiten unter die Oberschenkel legen, Schulterblätter nach hinten ziehen.
- Fuß des linken Beins auf den Fußballen aufstützen, beide Knie strecken.
- Das Becken zur Erde drücken, die Gesäßbacken fest anspannen.
- Einatmend das rechte Bein gestreckt für fünf Atemzüge anheben.
- Rechtes Bein wieder ablegen, einen Atemzyklus in Bauchlage bleiben, dann rechten Fußballen aufstellen und linkes Bein gestreckt anheben. Position für fünf Atemzüge halten und ablegen.
- In Position »Baby Krishna« (rechtes Bein und rechten Arm anwinkeln) nachspüren.
- Nach fünf Atemzügen mit angewinkeltem linken Arm und Bein ein zweites Mal ausführen und weitere fünf Atemzüge nachspüren.

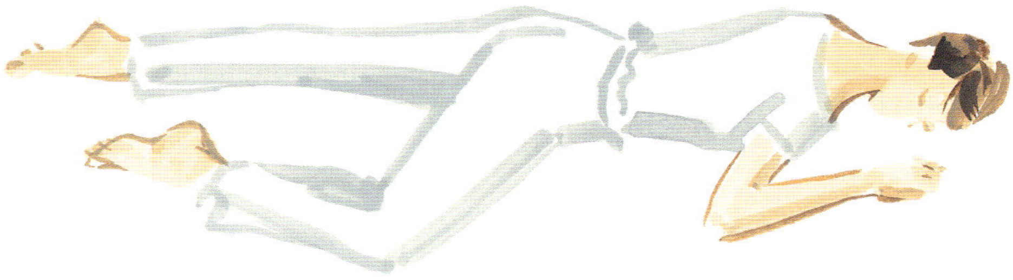

Für Geübte – »Heuschrecke 2« (Ardha Salabhasana 2)

Die Übung »Heuschrecke 2« kräftigt die Beckenbodenmuskulatur intensiv, weil das angehobene, gestreckte Bein nicht abgestützt wird, und aktiviert das Wurzel-Chakra.

- Ausgangsposition »Heuschrecke« einnehmen.
- Becken zur Erde drücken und die Gesäßbacken fest anspannen, dann das rechte Bein anheben, fünf Atemzüge in Position verbleiben und dann das Bein wieder ablegen.
- Einen Atemzyklus lang in der Bauchlage bleiben.
- Linkes Bein anheben, fünf Atemzüge gestreckt halten und wieder ablegen.
- In »Baby Krishna« für fünf Atemzüge auf jeder Seite nachspüren.

Für Fortgeschrittene – »Heuschrecke 3« (Salabhasana 3)

In dieser Variante der »Heuschrecke« wird zuerst jeweils ein Bein angehoben und zur Vollendung beide Beine gleichzeitig. Sie kräftigen mit dieser Übung Ihren gesamten Rücken, die Beinmuskeln, den Beckenboden und das Wurzel-Chakra.

- Ausgangsposition »Heuschrecke« einnehmen und die Beckenmuskulatur fest anspannen.
- »Heuschrecke 2« ausführen.
- Mit angespanntem Becken und Gesäß beide Beine schwebend anheben, Position für fünf Atemzüge halten, Übung zwei Mal ausführen.
- Abschließend Beine wieder zur Erde ablegen und in »Baby Krishna« nachspüren.

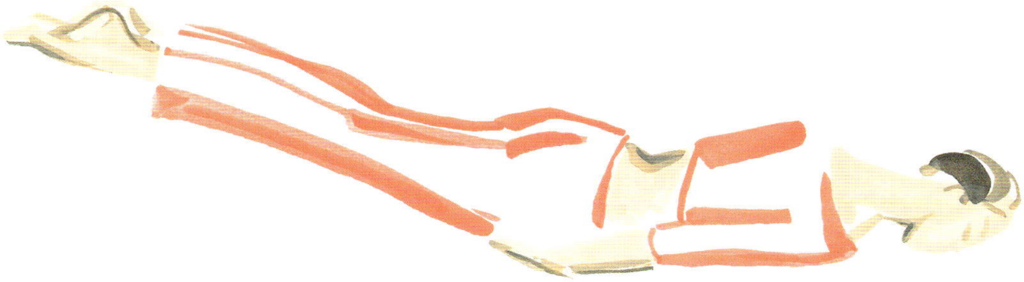

Übung VI

Für Anfänger – »Kniekuss 1« (Uttanasana 1)

Diese sanfte Version dehnt alle rückwärtigen Muskeln von den Fersen bis zum Nacken. Das Becken und der Bauchraum werden zusammengedrückt und dadurch intensiv durchblutet.

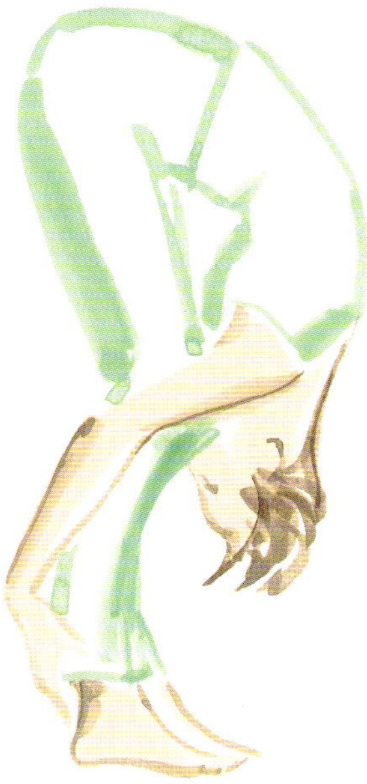

- Ausgangsposition »Aufrechter Stand«.
- Arme und Rücken zum Himmel strecken, den Kopf nicht in den Nacken legen, die Finger ineinander verschränken und Handrücken zum Himmel drehen.
- Knie leicht anwinkeln, den Oberkörper gerade und weit nach vorne neigen.
- Arme im weiten Bogen nach unten führen. Ausatmend Unterarme und Handflächen von hinten an die Waden legen.
- Ellbogen sind gebeugt und in Kontakt zu den Beinen.
- Kopf heranziehen, möglichst Beine oder Knie küssen.
- Nach fünf Atemzügen den Oberkörper und Arme locker aushängen lassen und Oberkörper mit rundem Rücken Wirbel für Wirbel nach oben aufrollen.
- Für fünf Atemzüge wiederholen.
- Den Oberkörper hängen lassen, langsam aufrollen und in »Berg« nachspüren.

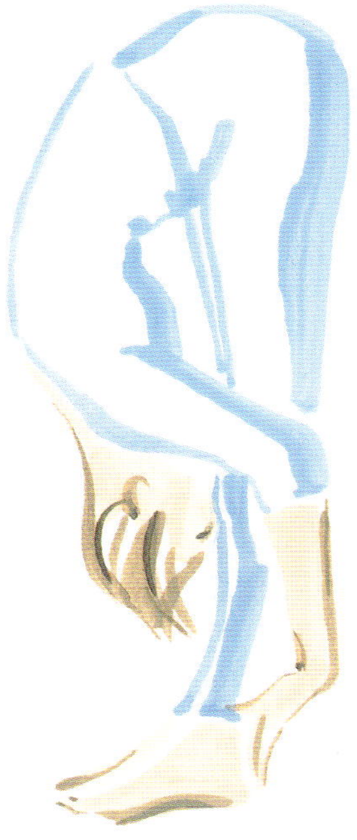

Für Geübte – »Kniekuss 2« (Uttanasana 2)

Die Übung dehnt Beine und die Rückseite Ihres Körpers. Die Massage des Beckenraums wird intensiver, wenn Sie kräftig ein- und ausatmen.

- Im »Aufrechten Stand« Arme weit zum Himmel führen, dabei den ganzen Körper strecken, Finger ineinander verschränken.
- Knie leicht anwinkeln, Oberkörper und Arme nach unten beugen.
- Unterarme und Handflächen an Waden legen.
- Knie strecken, Beine dehnen, Gesäß nach oben strecken.
- Mit der Kraft der Arme Oberkörper näher zu den Oberschenkeln ziehen und Stirn an Schienbeine legen.
- Nach fünf Atemzügen locker aushängen lassen, wieder aufrollen, wiederholen.
- Oberkörper aushängen, in »Aufrechten Stand« zurückkommen.

Für Fortgeschrittene – »Kniekuss 3« (Uttanasana 3)

Diese Variante des Kniekuss erfordert bereits einen flexiblen Rücken und gedehnte Beine.

- Im »Aufrechten Stand« die Beine etwas auseinander positionieren, dann den Oberkörper und Arme nach unten beugen.
- Handflächen mit Finger nach hinten, neben den Füßen auf der Erde platzieren, Beine und Rücken möglichst komplett strecken.
- Kopf ausatmend nah an oder zwischen die Knie führen und den Nacken lang ziehen und fünf komplette Atemzüge in Position verweilen.
- Anschließend Oberkörper locker aushängen lassen, nach oben aufrollen und ein zweites Mal für fünf Atemzüge wiederholen, im »Berg« nachspüren.

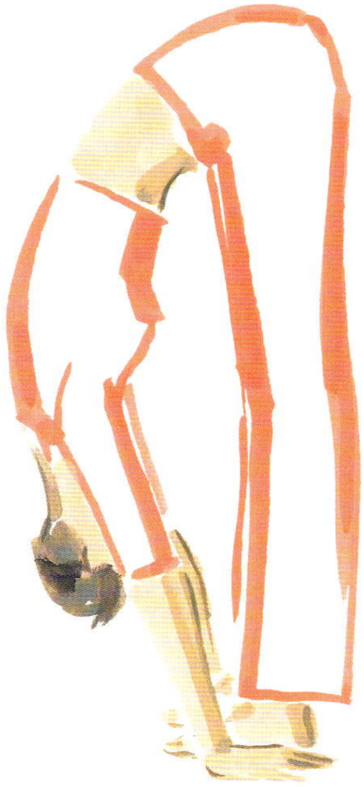

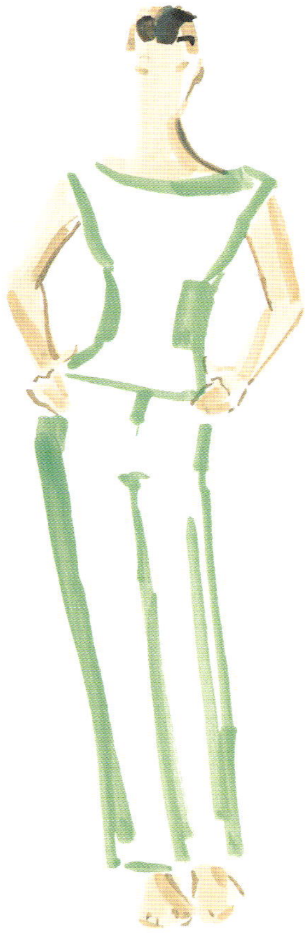

Übung VII

Für Anfänger – »Hüfttanz«

Die Übung fördert die Wahrnehmung für Ihr Becken. Sie formen mit dem Becken eine liegende Acht (Unendlichkeitszeichen). Besonders Männern vermittelt dies eine neue Körperwahrnehmung.

- Im »Aufrechten Stand« die rechte Hüfte nach vorne schieben.
- Mit einem runden, tänzerischen Schwung Hüften sanft nach hinten wiegen.
- Die linke Hüfte schiebt sich nun nach vorne und nach hinten.
- Die Hüften bewegen sich abwechselnd und zeichnen eine liegende Acht.
- Oberkörper und Beine bewegen sich möglichst wenig, denn der Tanz wird verführerisch von den Hüften ausgeführt.
- Übung zehn Mal nach rechts vorne beginnend ausführen.
- Richtung wechseln, Übung zehn Mal nach links hinten beginnend ausführen.
- In «Yoga-Mudra« (Übung VIII, Seite 62) nachspüren.

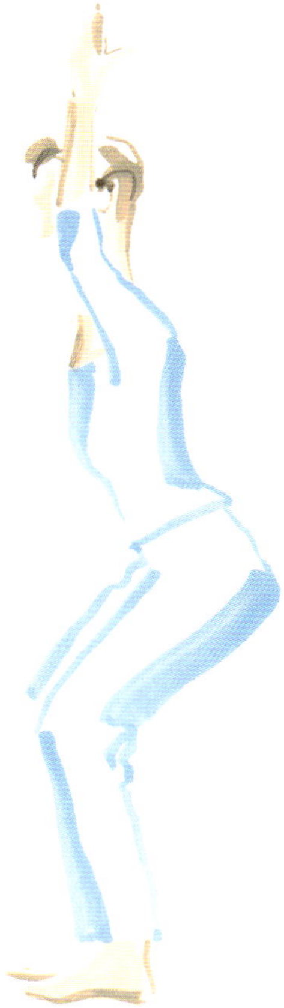

Für Geübte – »Sitz des Yogi« (Utkatasana)

»Utkata« bedeutet »mächtig«, »kraftvoll« oder »wild«. Ein Yogi kann in der Luft sitzen und benötigt keinen Stuhl. Die Übung vermittelt Kraft und Energie, da sie das Wurzel-Chakra aktiviert und den feinstofflichen Energieanstieg im ganzen Körper stärkt.

- Im »Aufrechten Stand« Knie anwinkeln.
- Becken und Oberschenkel ausrichten, um in der Luft zu sitzen.
- Oberkörper wenig nach vorne neigen.
- Arme zum Himmel strecken und Handflächen aneinander legen.
- Kopf zwischen Armen lassen, während Oberkörper sich in einer schrägen Linie zum Himmel streckt.
- »Sitz des Yogi« für fünf komplette Atemzüge halten.
- Anschließend den Oberkörper und die Arme nach unten aushängen lassen.
- Nach einiger Zeit der Entspannung Oberkörper rund aufrollen.
- Übung ein zweites Mal ausführen und Energieaktivierung im Körper wahrnehmen.
- Zum Abschluss »Yoga-Mudra« (Übung VIII, Seite 62) ausführen.

Für Fortgeschrittene – »Boot« (Navasana)

Der Bauch- und Beckenraum werden durch diese Variante intensiv gekräftigt und das Wurzel-Chakra aktiviert. Dabei entsteht ein angenehmes Gefühl von Wärme im Beckenraum. Halten Sie Rücken und Beine während der Übung möglichst gerade wie ein »V«.

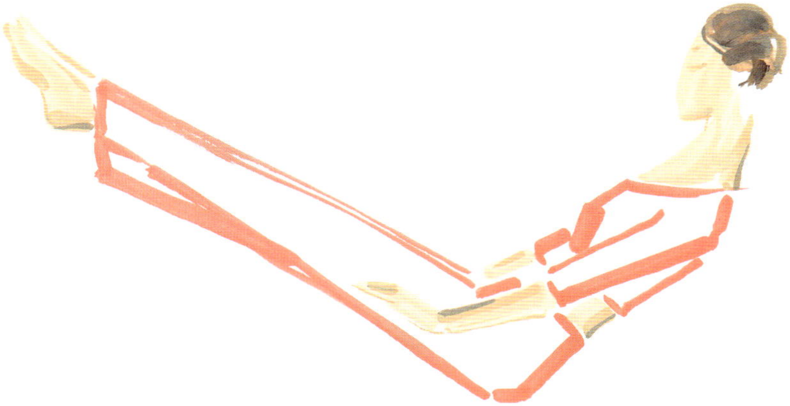

- Ausgangsposition ist der »Aufrechte Sitz«.
- Beine anwinkeln und Füße aufstellen.
- Rücken möglichst gerade aufrichten, Brustbein nach vorne strecken, mit den Händen unter die Kniekehlen fassen.
- Den Oberkörper nach hinten neigen.
- Die Füße heben sich nun von der Erde ab .
- Mit gespannten Bauch- und Rückenmuskeln beide Beine anheben. Der gerade Rücken und die gestreckten Beine balancieren dabei das »Boot« aus.
- Wenn möglich, nun auch die Hände von den Knien lösen und die Arme gestreckt und nah am Körper halten.
- Position für fünf intensive Atemzüge halten.
- Jetzt die Beine wieder anwinkeln und Füße aufstellen.
- Abschließend in den Fersensitz kommen
- Wirkung der Haltung in »Yoga-Mudra« (siehe unten) nachspüren.

Übung VIII

Abschlussmeditation für alle Niveaus – »Kindhaltung« (Yoga-Mudra)

Diese Übung findet ganz ohne jede Aktivität des Körpers statt und zentriert Ihre Aufmerksamkeit am Ende der Yoga-Übungseinheit nach innen. »Yoga-Mudra« fördert zusätzlich die Durchblutung aller Organe im Beckenraum und aktiviert das Wurzel-Chakra. Zum Erlernen der Haltung können Sie ein Kissen verwenden, auf dem Sie Ihre Stirn bequem ablegen.

- Im »Fersensitz« beugen Sie Ihren Oberkörper mit rundem Rücken nach vorne.
- Stützen Sie sich mit den Händen ab, während das Gesäß auf den Fersen bliebt.
- Legen Sie die Stirn und Nase auf dem Kissen ab, auf Ihre übereinander liegenden Hände oder auch direkt auf die Übungsmatte.

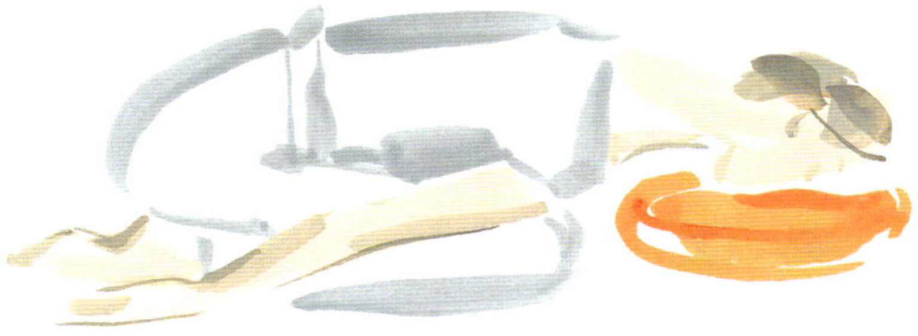

- Drehen Sie währenddessen Ihren Kopf bitte nicht zur Seite, da dies die Halswirbelsäule belasten könnte. Atmen Sie ruhig, und entspannen Sie dabei den Rücken.
- Wenn möglich, legen Sie die Arme nun neben den Körper nach hinten (falls dadurch Druck im Nacken entsteht, Arme bitte vorne lassen!).
- Konzentrieren Sie sich ganz auf Ihren Atemzyklus.
- Stellen Sie sich nun vor, feuerrote Energie oder Licht über Ihren Beckenboden tief ein- und auszuatmen.
- Verbleiben Sie mindestens 15 Atemzüge in dieser Haltung, damit die Übung ihre beruhigende Wirkung entfalten kann.
- Abschließend sagen Sie den Satz: **»Mein Urvertrauen ist stark.«**
- Um die Haltung zu verlassen, stützen Sie sich auf beide Hände und rollen den Oberkörper mit rundem Rücken und locker hängendem Kopf wieder nach oben auf.
- Erleben Sie nun einen Tag mit Zuversicht und im tiefen Vertrauen zu sich selbst.

»Yoga-Mudra« – das Siegel des Yoga

»Mudra« bedeutet so viel wie »Siegel« oder »Verschluss«, »etwas besiegeln« oder »etwas bestätigen«. Dieses Siegel wird mit dem ganzen Körper gebildet, um alle Sinne nach innen zu zentrieren und zu versiegeln. In dieser Haltung fließen Atem und Prana gleichmäßig, da alle Muskeln und Körperteile entspannt sind.

Die Position kann bei aufkommender Müdigkeit oder während der Yoga-Praxis zwischen allen Asanas ausgeführt werden, um wieder Atem zu schöpfen. Sie werden spüren, wie schnell die Anstrengungen des Tages vergessen sind, wenn Sie diese Übung am Abend praktizieren. Kinder nehmen diese Haltung unbewusst zur Abgrenzung und Zentrierung ein, weshalb diese Asana auch »Kindhaltung« genannt wird.

Die Position ist neben der Rückenlage die einzige Haltung, bei der die Wirbelsäule gänzlich entlastet wird und ist daher für jeden Menschen empfehlenswert. Alle Elemente der Wirbelsäule wie Wirbel, Wirbelgelenke und Bandscheiben werden in dieser Haltung auseinander gezogen. Diese passive Rückendehnung bewirkt eine Entlastung der seitlich an der Wirbelsäule austretenden Nervensträngen, die von dort aus über Verzweigungen in den Körper ziehen. Hier entstehen oftmals Rückenschmerzen auf Grund des aufrechten Gangs und Muskelverhärtungen aufgrund langen Sitzens.

Weder Rückenmuskeln noch Wirbel tragen im Yoga-Mudra Gewicht. Die an der Rückseite der Wirbelsäule liegenden Chakras werden gedehnt und können den Energieaustausch zwischen Körper und Kosmos erhöhen. Der Körper befindet sich in »Yoga-Mudra« im Einklang mit dem Meer der feinstofflichen Energie.

Der Bauch – Werkstatt der Verdauung (Sakral-Chakra)

Der Körper ist der Ort der Energieaufnahme, Energieumwandlung und Energiegewinnung, die Körperhülle der grobstoffliche Ausdruck dieser Energie. Ohne Unterlass wird im Bauchraum gearbeitet, damit die zugeführte Nahrung für den Organismus bereitgestellt werden kann. Bis zu siebzig Prozent der zugeführten Nahrungsenergie wird allein dafür benötigt, die Verdauungsfabrik in Gang zu halten, die restlichen Anteile werden an den Organismus zur Lebens- und Leistungserhaltung abgegeben. Bei steter Nahrungszufuhr herrscht Hochbetrieb in Ihrer »Bauch-Werkstatt«. Eine gleichzeitige, intensive Denkarbeit ist kaum möglich. »Alles zu seiner Zeit« ist deshalb ein wichtiges Motto – also entweder essen oder arbeiten, essen oder lesen. Arbeitsessen mit Geschäftspartnern sind im Grunde also eine Belastung für die Verdauungsarbeit. Beschleunigen Sie Ihr Leben nicht noch mehr durch hektische Mahlzeiten, sondern kreieren Sie sich stattdessen Essensrituale in einer entspannten Atmosphäre, wie es früher Tradition war.

Das Leben ist ein Prozess der energetischen Transformation. So, wie ein Baum aus einem Keim wächst und seine Blätter wieder in Humus verwandelt werden, benötigt der Mensch feinstoffliche und stoffliche Energie zur Umwandlung.

Das Leben ist Umwandlung von Energie

Der Zyklus der menschlichen Transformation beginnt mit der Befruchtung und setzt sich bis zum Tod und darüber hinaus fort. Das ganze Leben über produziert der Mensch fortwährend Ausscheidungen, die jedoch aufgrund der Zivilisationsdichte in chemischen Kläranlagen verschwinden – so ist heute der Prozess der Nahrungstransformation dem Bewusstsein entrückt.

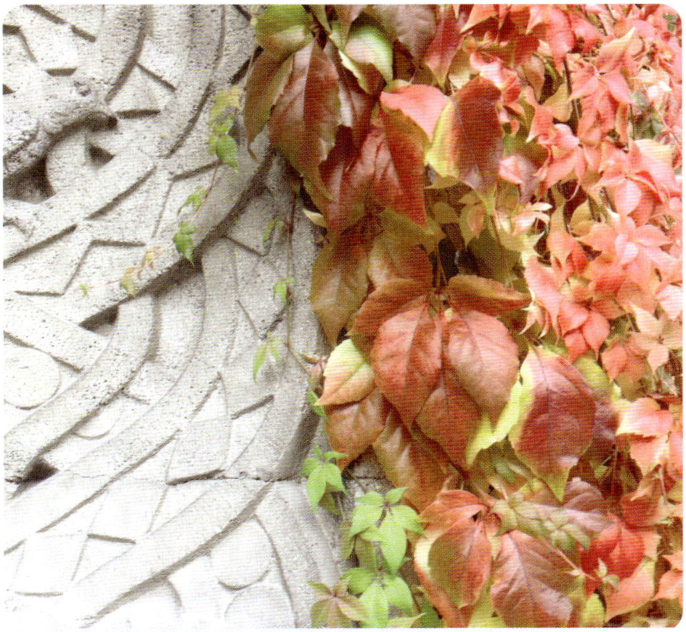

Zudem ist in Industrieländern Nahrung im Überfluss vorhanden und eine Selbstverständlichkeit.

Dennoch sind die menschlichen Exkremente der Verdauungsfabrik ein Part der Transformation der Natur. Alles ist Ausdruck der grobstofflichen Ebene des Lebens und ein Produkt der feinstofflichen Energieumwandlung des Prana. Die Umwandlungsprozesse sind Teil des unerschöpflichen Energiemeeres im Kosmos.

»Ohne gesunde Ernährung ist Medizin wirkungslos, und mit richtiger Ernährung ist Medizin unnötig.« Ayurvedisches Sutra

Die richtigen Mittel zum Leben

Die meisten Verdauungsprobleme hängen mit den Ernährungsgewohnheiten und Stress zusammen. Es wird zu üppig, zu fett, zu salzig, zu süß – und zu unbewusst gegessen. Falsche, schnelle und unbewusste Nahrungsaufnahme hat unter anderem Durchfall, Darmträgheit, Blähungen oder Verstopfung zur Folge. Wird die Hauptmahlzeit zudem noch spätabends zugeführt, dann kann die Nachtschicht des Verdauungstrakts nur mit Mühe die zugeführten Lebensmittel verarbeiten: Die Produktion staut sich, und unverdauliche, giftige Essensreste können nicht rasch genug abtransportiert werden. Als Folge verschlackt der Organismus schleichend und verliert an Vitalität.

In alten Kulturen war bekannt, dass Probleme im Verdauungstrakt Ursache für viele andere Allgemeinerkrankungen sind. In der ayurvedischen Lehre als Teil der vedischen Kultur wurden die typengerechte und die jahreszeitengemäße Ernährung als zentrales Heilmittel angesehen und regelmäßige Einläufe und Darmreinigungen empfohlen. Der große Medizingelehrte des Mittelalters, Paracelsus, formulierte die Darmthematik noch deutlicher: »Der Tod sitzt im Darm.«

Panchakarma ist eine inzwischen auch im Westen bekannte ayurvedische Reinigungskur mit Hilfe von Ölmassagen und Darmentschlackung.

Laut Weltgesundheitsorganisation nehmen seit zehn Jahren Lebensmittelunverträglichkeiten und Allergien rapide zu. Schon der altgriechische Arzt Hippokrates beschrieb im 5. Jahrhundert vor Christus eine Hauterkrankung nach Milchverzehr. Diese Ursprungsform der Allergie war und ist die Basis aller Nahrungsunverträglichkeiten, da der erwachsene Körper tierisches Protein als körperfremdes Eiweiß ansieht und bekämpft. Mit übermäßiger Zufuhr von Milch und Fleisch ist der Körper mit Aufspaltungsarbeit und Abwehrmaßnahmen derart überlastet, dass letztlich winzige Blütenpollen ausreichen, um ihn zu allergischen Überreaktionen zu veranlassen. Zu Hippokrates Zeiten entstanden die Lebensmittel noch ohne chemischen Ackerbau, Genmanipulation oder problematische Massentierhaltung. Heute sind also die Lehrsätze von damals in Bezug auf Ernährung und Gesundheit relevanter denn je, besonders in Ländern des paradoxen Nahrungsmittelüberflusses.

Das wahre Innenleben des Bauchraums

Viele immunologische Vorgänge finden im Darm statt. Der Darm ist eine Art nach innen gestülpter Haut in Schlauchform und ebenso sensibel wie die äußere Hauthülle. Erkrankungen der äußeren Haut- und Darmerkrankungen stehen in einem engen Zusammenhang.
Der Darm besteht aus einer komplexen Zellansammlung. Er wird auch das innere Gehirn genannt und gilt als Verbindungsstelle des Körperinneren mit der Außenwelt.
Der Dünndarm besitzt viele winzige Darmzotten zur Aufnahme von Nahrungsmolekülen und weist mit diesen Zotten annähernd 200 Quadratmeter Oberfläche auf. Ohne Ruhepause bewegen sich Darm und Zotten in uns, um die aufgenommenen Nährstoffe durch den Körper zu transportieren – immerhin eine Strecke von drei bis fünf Meter Länge bis zum Dickdarm, der zusätzlich ein- bis anderthalb Meter lang ist. Rhythmische, sanfte Muskelkontraktionen des Darmschlauchs transportieren den Nahrungsbrei, bis diese Peristaltik schließlich die nicht mehr brauchbaren Kotreste über den Dick- und den Enddarm aus dem Körper ausscheidet. Die

Wer einmal ein traditionelles Heilfasten erlebt hat, weiß, wie vital man sich fühlt, wenn der Körper zeitweilig nicht mehr mit den Energie bindenden Verdauungsvorgängen beschäftigt ist.

Reinigung durch Heilfasten

Um die Arbeit des Verdauungstraktes langfristig gesund zu erhalten, ist ein mehrtägiges Heilfasten für einige Menschen sehr empfehlenswert. Die Betonung liegt dabei ganz auf dem Wort »Heilung«, denn Heilfasten sollte nicht als eine Diät zur Gewichtsreduktion verstanden werden, sondern als eine Reinigung und Entschlackung des Körpers.
In der indischen Volksmedizin des Ayurveda sind Frühlings- und Herbstmonate die beste Zeit für eine Darmreinigung.
In meiner Naturheilpraxis habe ich mit meinen Patienten gute Erfahrungen mit der Einnahme von Baumsirup gemacht. Vermischt mit Zitronensaft und Cayennepfeffer und über mehrere Tage lang eingenommen, regt der Baumsirup den Stoffwechsel an, der Darm wird geleert und der Körper intensiv entschlackt. Lassen Sie sich von einem Naturheilkundigen oder Arzt in der Kunst des Heilfastens beraten.

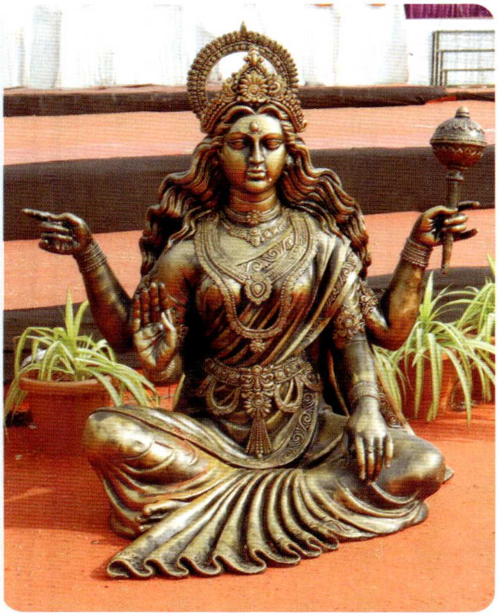

Die Göttin Prvati ist eine Inkarnation der der Shakti-Energie, der weiblichen kosmischen Kraft.

Darmflora sorgt mit spezifischen Abwehrmechanismen für die Reinhaltung des inneren Körpermilieus. Nahrungsbestandteile wie Fremdeiweiße, Viren und für den Körper unverträgliche Bakterien werden im Darm bekämpft und aussortiert.

Das Sakral-Chakra birgt die heilige Kraft in sich

Das sprichwörtliche »Bauchgrummeln« kennen Sie. Ein ungutes Bauchgefühl kann viele Ursachen haben. Die alten Griechen waren der Überzeugung, der Darm sei der Sitz der Seele. Vielleicht können auch Sie mit Ihrem Bauch fühlen und denken?

Im unteren Bauch wird jedoch nicht nur auf der nahrungsstofflichen Ebene unterschieden zwischen »brauchbar« und »unbrauchbar«, sondern auch auf der feinstofflichen Ebene zwischen »gut für mich« oder »schlecht für mich« differenziert. Der feinstoffliche Energiefluss des Sakral-Chakras nährt das Selbstwertgefühl und das Ich-Bewusstsein des Menschen.

Selbstwertgefühl bedeutet zu wissen: Ich bin ein wertvoller Mensch, und ich weiß, was gut und was schlecht für mich ist. Das Gefühl, ein wertvoller Mensch zu sein, ist für die seelische Gesundheit essenziell. Wird das eigene Wertgefühl durch diverse kleinere oder größere Erlebnisse erschüttert, gehen Abgrenzungsmechanismen verloren. Die körperliche wie auch seelische Abwehr wird schwächer. Als Folge geht die Außenwelt dem Menschen unter die Haut, und dies schlägt sich bei ungünstigen Allgemeinbedingungen im Darm nieder. Vor Aufregung entsteht Durchfall, aus Druck und Unsicherheit Verstopfung.

Irritiertes Darmverhalten oder sichtbare Erkrankungen der Außenhaut wie Neurodermitis oder andere allergische Hautreaktionen sind, ganzheitlich betrachtet, Folge von mangelndem Selbstwertgefühl und Abwehrschwäche. Wenn keine positiven Veränderungen stattfinden, können in manchen Fällen sogar entzündliche oder chronische Symptome auftreten, die massive Schmerzen verursachen.

Die psychosomatischen Hintergründe von Darmerkrankungen sind bekannt. Aus yogischer Sicht fehlt in diesem Fall auf der feinstofflichen Ebene ein ausreichender Prana-Fluss, der die Vitalität der dortigen

Organe stärken würde. Bei Erkrankungen des Darmbereichs ist die heilende, das Selbstbewusstsein fördernde Shakti-Energie des Sakral-Chakras gestört. Sie ist eine kraftvolle Energie, die in der Farbe Orange dargestellt wird und dem Element des Wassers, Sinnbild für Heilung und Reinigung, zugeordnet ist. Die Shakti-Energie muss fließen können und das Sakral-Chakra in harmonischer Schwingung sein, um für die Gesundheit der unteren Bauchorgane sorgen zu können.

Bitte beachten!
Nicht üben sollten Sie bei Bauchschmerzen, Durchfall oder starker Menstruation. Während der Schwangerschaft lassen Sie sich von einer gut ausgebildeten und spezialisierten Yoga-Lehrerin oder Hebamme unterrichten.

Übungen zur Energiesteigerung im Bauchraum

Folgende Übungseinheiten stärken Ihren Organismus auf zweifache Art: Erstens aktivieren sie die mechanischen Vorgänge Ihrer Darmperistaltik. Sie fördern damit die Verdauungs- und Abwehrarbeit, da Nährstoffmoleküle verstärkt aufgenommen werden und die Entgiftungs- und Entschlackungsvorgänge angekurbelt werden.
Zweitens steigert die Erhöhung der Drehungsfrequenz des Sakral-Chakras Ihr Selbstwertgefühl und Bewusstsein. Die Shakti-Energie als Repräsentantin Ihres weiblichen und heilenden Parts wird dadurch intensiviert. Shakti ist das Heilige im Bauchraum, das die Energieströme im vitalen Maß im Körper aufsteigen lässt. Shakti ist der göttliche Funke in Ihnen – lassen Sie diesen Funken glühen und sprühen!

Der Lotus wird als Symbol der Reinheit, Fruchtbarkeit und Lebenskraft verehrt und mit dem Element Wasser verbunden.

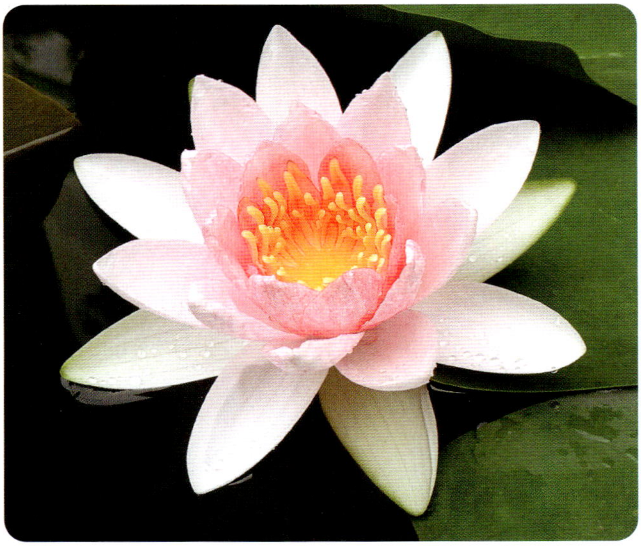

So bereiten Sie sich vor

Zum Aufwärmen dehnen und strecken Sie Ihren Rücken und Nacken beispielsweise mit »Knie heranziehen« (Seite 51) oder »Zange« (Seite 55), und wärmen Sie Ihre Füße mit Fußübungen (Seite 35ff.) auf. Lauschen Sie während aller Sequenzen auf Ihr inneres Bewusstsein, und respektieren Sie die Grenzen Ihres Körpers. Ihre Kondition ist nicht jeden Tag gleich, und Sie sollten keine ehrgeizigen Ziele erzwingen.

1

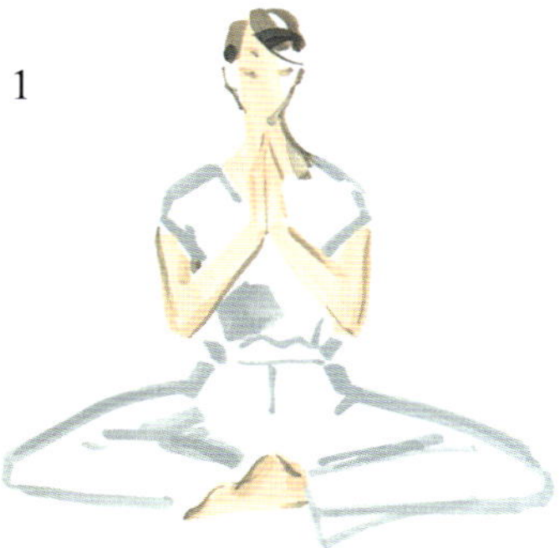

2

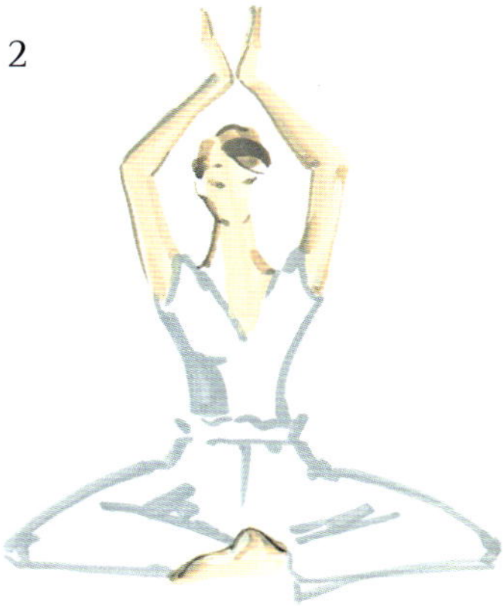

3

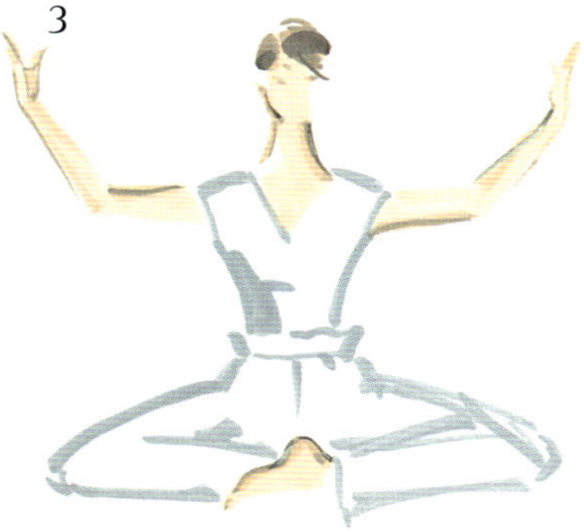

4

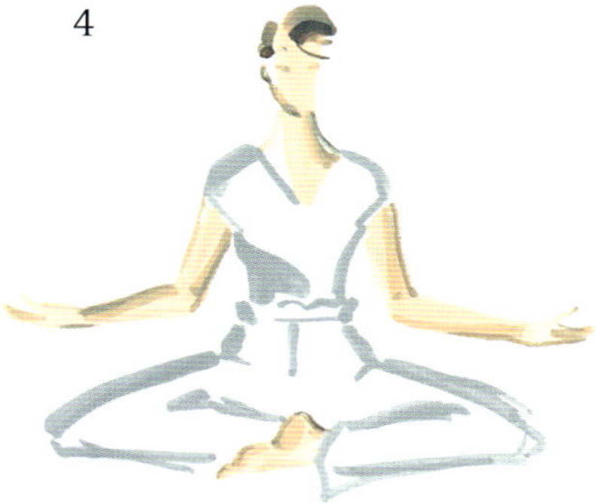

Übung 1

Anfangsmeditation für alle Niveaus – »Lotusblume« (Padma)

Der untere Bauchraum und das Sakral-Chakra sind Sitz der weiblichen Energie. Ihr Symbol ist die Lotusblüte. Mit der folgenden Meditation können Sie auch als Mann Ihre innere Kraft und Ihre weibliche Seite stärken. Die Übung verbindet die Bewegung der Arme mit dem Atemrhythmus und intensiviert ihn. Passen Sie Ihre Armbewegungen der Länge Ihres individuellen Atemflusses an. Die beruhigende und harmonisierende Wirkung stellt sich nach einer größeren Anzahl von Wiederholungen ein. Wenn Sie mehr Zeit zur Verfügung haben, dann führen Sie die Übung so lange aus, wie es Ihnen Freude bereitet.

- Sitzen Sie im Schneider- oder Meditationssitz auf einem Sitzkissen.
- Spüren Sie, wie Ihre Beine, Becken und Bauchraum zur Erde sinken und eine schützende Schale bilden.
- Richten Sie Ihren Rücken gerade auf, und lassen Sie Ihre Schultern locker.
- Spüren Sie die Atembewegung Ihres Körpers mit geschlossenen Augen, und stellen Sie sich Energie in Form von orangefarbenem Licht vor, die in Ihren Körper fließt.
- Legen Sie Ihre Handfläche in Höhe des Bauchraums aneinander.
- Mit dem nächsten Einatmen führen Sie Ihre Hände über dem Kopf aneinander.
- Mit einer Atempause lösen Sie zunächst die Fingerkuppen voneinander wie eine Blüte, die sich weit zum Himmel öffnet.
- Führen Sie dann die Arme über einen weiten Bogen ausatmend nach außen. Stellen Sie sich dabei vor, dass Sie eine Lotusblüte sind , die sich freudig zur Sonne öffnet.
- Legen Sie die Handflächen wieder vor dem Bauch aneinander und beginnen Sie den Zyklus erneut.
- Führen Sie die Bewegung 15 Mal oder öfter im gleichmäßigen, langen Atemrhythmus aus.
- Visualisieren Sie während der Übung orangefarbenes Licht, und sagen Sie den Satz:
  »Ich stärke heute mein Selbstwertgefühl.«

Übung II

Für Anfänger – »Krokodil 1« (Makarasana 1)

Die Asana-Reihe »Krokodil« streckt den Sakral- und Lumbalbereich Ihres Rückens. Die Hüften werden flexibilisiert, Brustkorb, Achseln und Schultern gedehnt. Die Drehung der Körpermitte massiert Ihren Darm, und die Shakti-Energie im Sakralbereich wird harmonisiert.

- Kissen rechts neben dem Körper bereithalten.
- In »Rückenlage« Arme in Schulterhöhe neben Körper ausstrecken und Handinnenseite zum Himmel öffnen.
- Das Kinn leicht in Richtung Brustbein ziehen, um den Nacken zu lockern.
- Beine anwinkeln und Füße eng aneinander legen.
- mit dem Ausatmen Beine langsam nach rechts zur Erde (oder auf das Kissen) ablegen. Der Kopf bleibt mittig.
- Zehn Mal tief atmend die Flankendehnung spüren, Achsel zur Erde drücken.
- Mit dem Einatmen Beine wieder aufstellen, Hüftposition korrigieren, Übung zehn Atemzüge nach links ausführen.
- In Ausgangsposition Beine ausstrecken, in »Rückenlage« nachspüren.

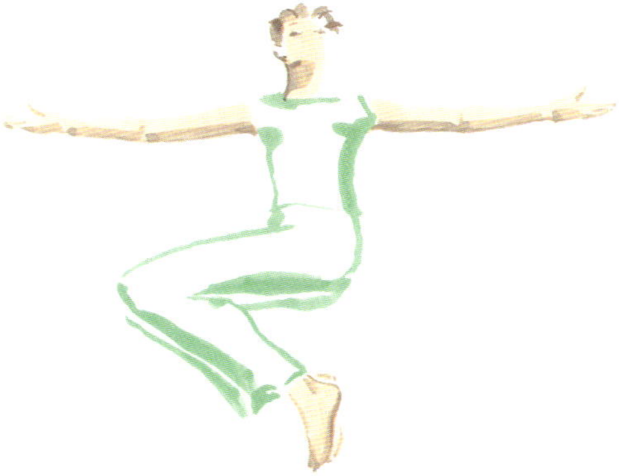

Für Geübte – »Krokodil 2« (Makarasana 2)

In der zweiten Variation des »Krokodils« werden die Dehnung Ihres unteren Rückens und der Hüften erweitert und der Brustkorb sowie die Schulterpartie stärker gedehnt.

- In »Rückenlage« Arme in Schulterhöhe ausstrecken, Nacken und Kopf locker von der Erde tragen lassen.
- Beine anwinkeln, Knie Richtung Körper heranziehen.
- Ausatmend Beine langsam zur linken Seite führen, nahe zum Arm ablegen.
- Nach drei tiefen Atemzügen Hinterkopf nach links ziehen und Gesicht nach rechts wenden, Augen schließen und tiefen Atemrhythmus halten, damit Muskeln und Körper sich lockern können.
- Orangefarbenes Licht visualisieren, das im unteren Bauchraum zirkuliert.
- Den Kopf wieder zurück zur Mitte führen und mit langem Nacken positionieren.

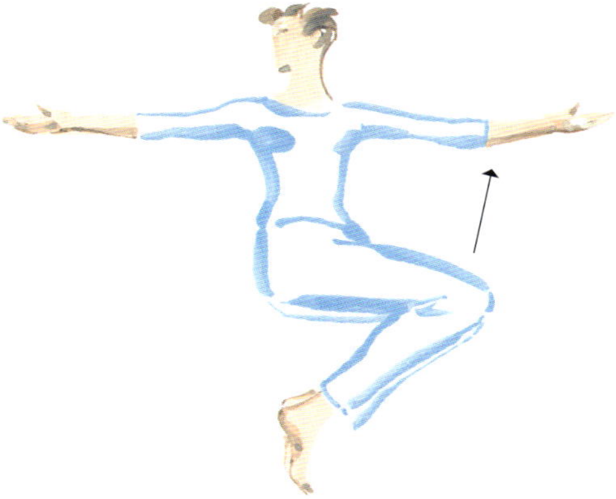

- Bauchmuskeln anspannen und Beine schwebend zurück zur Körpermitte heben, Füße aufstellen und Hüften neu ausrichten.
- Mit gleicher Zeitspanne nach rechts (Kopf nach links) ausführen.
- Die Füße aufstellen, Beine weggleiten lassen und eine Lotusblüte während der »Rückenlage« visualisieren.

Für Fortgeschrittene – »Krokodil 3« (Ardha Makarasana)

Mit dieser Variante wird die Durchblutung Ihres unteren Bauchraums intensiviert. Die Hüften und die Außenseiten Ihrer Oberschenkel werden intensiv gedehnt. Bei Bedarf legen Sie sich ein Kissen auf der linken Seite bereit.

- Ausgangsposition »Krokodil«.
- Rechtes Bein anwinkeln, Fuß abstützen und Hüften annähernd zehn Zentimeter nach rechts verlagern.
- Rechten Fuß auf linke Kniescheibe stellen, mit dem Ausatmen das rechte Knie zur linken Außenseite bringen, auf Kissen ablegen.
- Drei Atemzüge in Position einfinden, Schultern zur Erde drücken, Kopf mittig belassen.
- Linke Hand fasst an das rechte Knie, Dehnung der Hüfte zehn Atemzügen verstärken.
- Hand vom Knie lösen und das Bein zurückführen, den Fuß aufstellen und das Bein zur Erde ausstrecken.
- Drei Atemzüge nachspüren, dann linkes Bein anwinkeln, Hüften nach links verlagern, Fuß auf das rechte Knie aufstellen.
- Übung mit gleicher Intensität nach rechts ausführen.
- In »Rückenlage« der wohligen Wärme im Bauchraum nachfühlen.

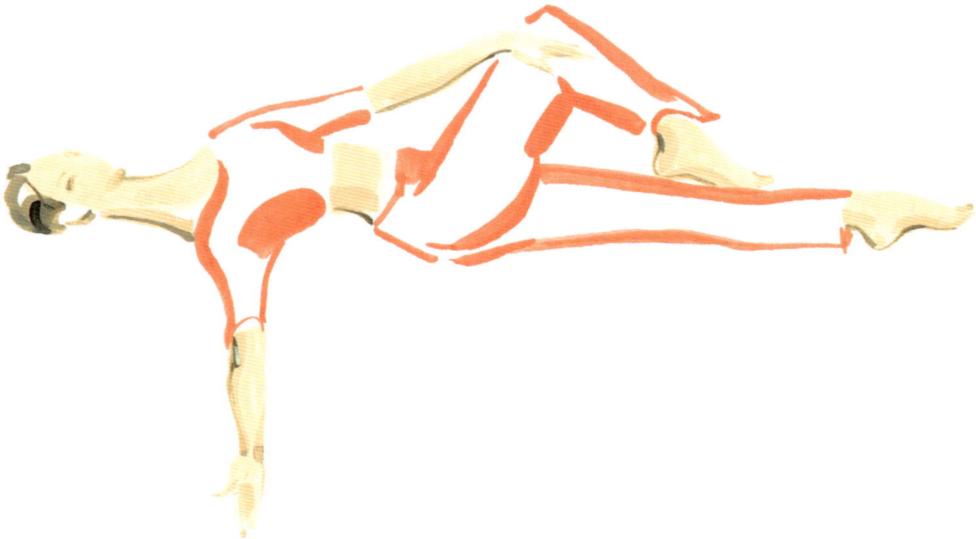

Übung III

Für Anfänger – »Rückenrolle 1«

Die schaukelnde Bewegung schult Ihre Koordinationsfähigkeit und das Balancegefühl, außerdem wird die Peristaltik des Darms aktiviert. Durch die wellenförmige Bewegung verbinden Sie sich mit dem Element des Wassers, dass dem Sakral-Chakra zugeordnet ist. Achtung: Nicht bei Schwindel und nur auf einem weichen Untergrund ausführen!

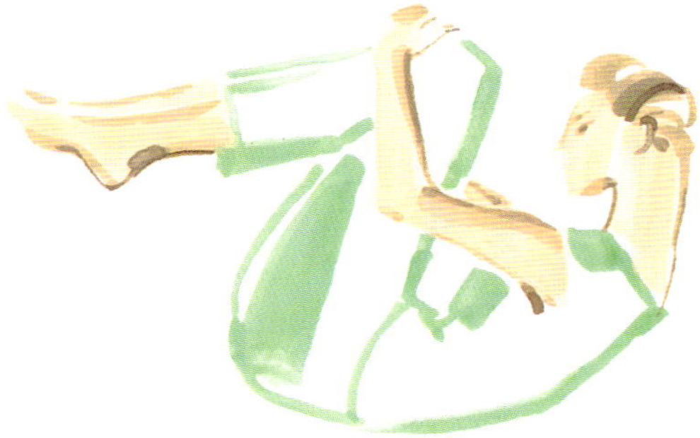

- Aus »Rückenlage« Knie zum Körper ziehen und umarmen, Körper sanft einige Male nach vorne und hinten wiegen.
- Schwung langsam erhöhen und rhythmisch zehn Mal wie eine Welle den Rücken massieren.
- Arme von Beinen lösen, Füße aufstellen, in »Rückenlage« Wasser als heilendes und reinigendes Element visualisieren.

Für Geübte – »Rückenrolle 2«

Die Wellenbewegung wird intensiviert. Durch den Einsatz der Beine werden der gesamte Bauch- und Beckenraum intensiv durchblutet und der Energiefluss angeregt. Achtung: Nicht bei Schwindel und nur auf weichem Untergrund ausführen!

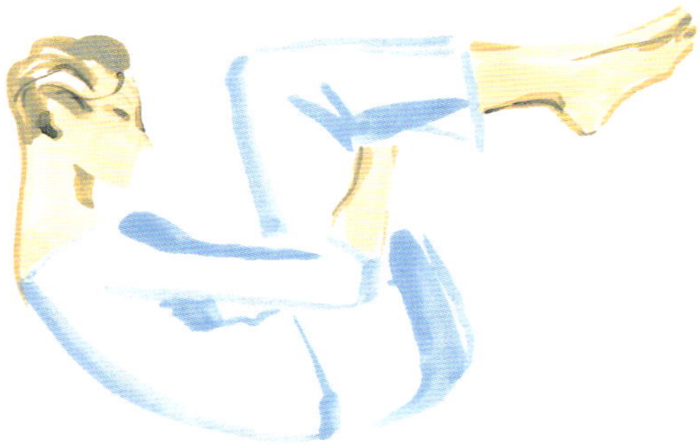

- »Aufrechten Sitz« einnehmen.
- Beine anwinkeln und Knie nah zum Oberkörper heranziehen.
- Arme unter Kniekehlen schieben, sodass Hände einander oder Unterarme greifen können.
- Kopf einrollen und mit rundem Rücken Gewicht nach hinten verlagern.
- Schwungvoll wie eine Welle zehn Mal vor und zurückrollen.
- Wenn möglich, mit Zehen hinter dem Kopf auf Erde tippen und abstoßen.
- Abschließend in »Rückenlage« verbleiben und klares Wasser visualisieren.

Für Fortgeschrittene – »Rückenrolle 3«

Mit dieser Haltung rollen Sie sich nach einigen Wellenbewegungen komplett ein und gehen in eine Umkehrhaltung. Prana kann so bestens über Ihr Wurzel- und Sakral-Chakra in den Körper fließen. Achtung: Nicht bei Schwindel und nur auf weichem Untergrund ausführen! Verbleiben Sie nur in der Position, wenn Sie kein Druckgefühl im Nacken und Hals verspüren!

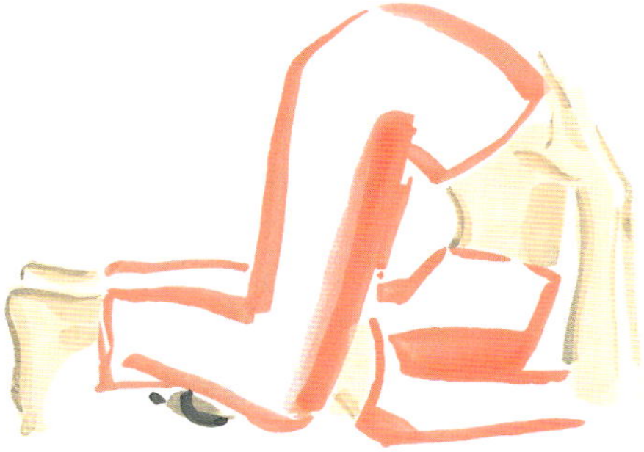

- Im »Aufrechten Sitz« Beine anwinkeln, mit rundem Rücken und eingerolltem Kopf schwungvoll zehn Mal wie eine Welle vor- und zurückrollen.
- Mit Zehen auf Erde oberhalb des Kopfes kommen, Knie neben Ohren zur Erde ablegen, auf langen Nacken und lockere Schulter achten.
- Rücken mit Händen stützen oder Arme locker auf Übungsmatte liegen lassen und eingerollt tief ein- und ausatmen.
- Zum Zurückrollen Knie, Füße und Kopf wieder anheben und langsam nach vorne rollen.
- In »Rückenlage« nachspüren und Wasser visualisieren.

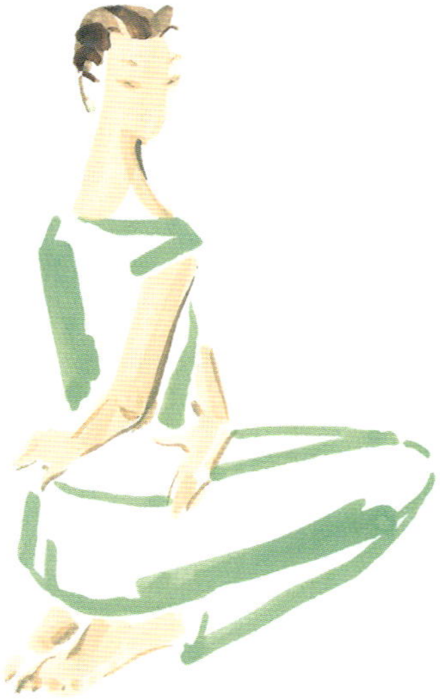

Übung IV

Für Anfänger – »Drehsitz 1« (Matsyendrasana 1)

Drehsitz-Varianten dienen dazu, körperliche und mentale Flexibilität zu erlernen. Die Organe im Bauchraum werden massiert, das Wurzel- und Sakral-Chakra gestärkt.

- »Fersensitz«, Rücken ist aufgerichtet, Schultern locker.
- Rechten Arm hinter Rücken führen, Handinnenseite mit Daumen Richtung Erde an linke Hüfte legen.
- Linken Arm vor Bauch legen und linke Handfläche (mit Daumen nach oben zeigend) an rechter Hüfte platzieren. Den Kopf ebenfalls nach rechts drehen, bis eine sanfte Halsmuskeldehnung zu spüren ist.
- Langsam den Oberkörper mit dem Kopf nach rechts drehen.
- Während sechs Atemzügen die rückwärtige Drehung intensivieren, Oberkörper langsam zurück zur Körpermitte drehen, Arme locker lassen.
- Aus »Fersensitz« nach links wenden und »Drehsitz 1« nach links drehend ausführen.
- In »Yoga-Mudra« der Dehnung nachspüren.

Für Geübte – »Drehsitz 2« (Matsyendrasana 2)

Auch diese Drehsitz-Variante flexibilisiert Ihren Rücken und die Wirbelsäule, alle Bauchorgane werden bewegt und das Wurzel- und Sakral-Chakra gestärkt.

- »Aufrechten Sitz« einnehmen, Oberkörper etwas nach links drehen.
- Linke Hand (mit Fingern vom Körper wegzeigend) hinter dem Gesäß platzieren.
- Auf Hand stützen, Schulter nach unten pressen und Rücken aufrichten.
- Das rechte Bein anwinkeln, den Fuß fest aufstellen, den rechten Arm an die Innenseite des rechten Beines legen. Der rechte Ellbogen drückt dabei gegen das rechte Knie, die rechte Hand liegt am inneren Fußknöchel.
- Den Kopf und den Oberkörper mit Hilfe des Hebels zwischen dem rechten Arm und Bein weiter nach links drehen.
- Brustbein anheben und Asana sechs Atemzüge halten.
- Rechtes Bein ausstrecken und Oberkörper langsam mit Kopf zurück zur Mitte drehen.
- Linkes Handgelenk locker ausschütteln.
- Position nach rechts drehend (linkes Bein ist angewinkelt) aufbauen, einnehmen und sechs Atemzüge halten.
- Asana verlassen, »Fersensitz« einnehmen und in »Yoga-Mudra« nachspüren.

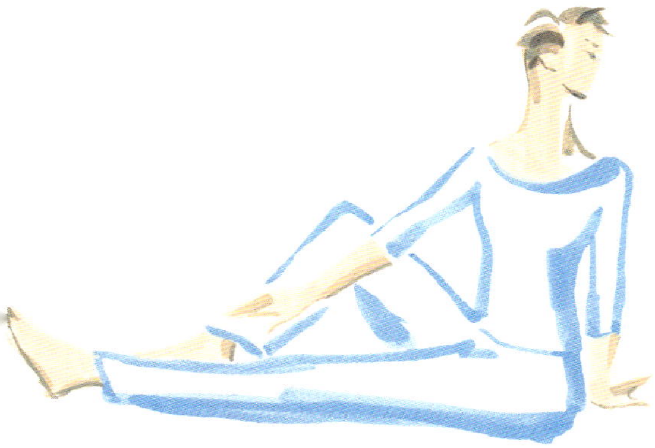

Für Fortgeschrittene – »Drehsitz 3« (Matsyendrasana 3)

Für »Drehsitz 3« gibt es mehrere Möglichkeiten, den Arm am Bein zu platzieren. Probieren Sie, welche Haltung für Sie am effektivsten ist.

- »Aufrechten Sitz«, Oberkörper etwas nach rechts drehen, rechte Hand hinter dem Gesäß positionieren und aufstützen.
- Rechtes Bein anwinkeln, Fuß fest aufstellen.
- Mit der linken Hand das rechte Knie umfassen und von außen festhalten oder Arm zwischen Oberkörper und Oberschenkel durchführen, Hand an Hüfte, Ellbogen am Knie platzieren.

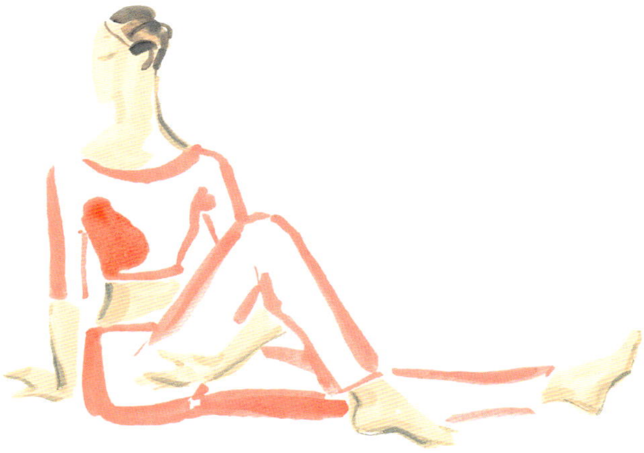

- Kopf und Oberkörper mit Hilfe des Hebels zwischen linkem Arm und rechtem Bein weiter nach rechts drehen.
- Brustbein anheben, Bein und Knie in stabiler Position lassen, nicht ausweichen und sechs tiefe Atemzüge halten.
- Arm von Bein lösen, Bein ausstrecken und den Oberkörper langsam mit dem Kopf zurück zur Mitte drehen.
- »Drehsitz 3« nach links drehend (linkes Bein ist angewinkelt) aufbauen und sechs Atemzüge halten.
- Asana verlassen und in »Yoga-Mudra« nachspüren.

Übung V

Für Anfänger – »Sitzbalance 1«

Diese Position der »Sitzbalance« trainiert Ihre Bauch- und Rückenmuskulatur. Sie fördert die Durchblutung Ihres Bauchraums und stärkt dadurch die Arbeit Ihres Sakral-Chakras.

- Im »Aufrechten Sitz« vor eine Wand setzen und Beine anwinkeln.
- Füße mit Zehenballen im Winkel zwischen Wand und Boden platzieren.
- Zwischen Fersen und Gesäß Abstand von etwa 50 Zentimetern einhalten.
- Hände fassen an die Innenseite der Oberschenkel. Rücken gerade aufrichten, Brustbein anheben, Schulterblätter nach hinten und unten ziehen, Oberkörper nach hinten neigen.
- Zehenballen fest zur Wand drücken und Bauchmuskeln anspannen, dann Hände von Oberschenkel lösen, mit Handflächen zur Erde Arme schwebend halten.
- Mit Hilfe der Bein-, Bauch- und Rückenmuskeln Position vier Atemzüge ausführen.
- Die Hände fassen an Innenseite der Oberschenkel, Bauchmuskeln und Rücken entspannen sich.
- Ausgangsposition mit geradem Rücken einnehmen und Übung wiederholen.
- Abschließend in »Rückenlage« der Wirkung nachspüren und orangefarbenes Licht atmen.

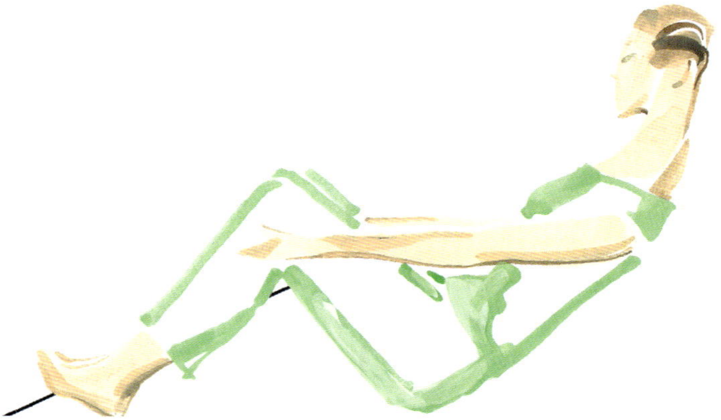

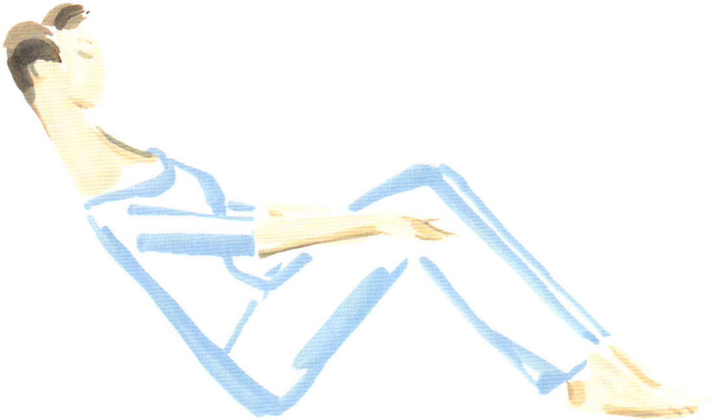

Für Geübte – »Sitzbalance 2«

Die Bauch- und Rückenmuskeln werden ohne stützende Wand trainiert, die Durchblutung des Bauchraums intensiviert.

- Im »Aufrechten Sitz« Füße in 50 Zentimeter Abstand zum Gesäß aufstellen, an Innenseite der Oberschenkel fassen und festhalten.
- Oberkörper mit geradem Rücken nach hinten neigen. Füße fest zur Erde drücken, Bauchmuskeln anspannen, Hände lösen.
- Rücken aufrichten, Brustbein anheben, Schulterblätter nach hinten und unten ziehen, vier Atemzüge halten.
- Entspannen und wiederholen, Hände fassen an Innenseite der Oberschenkel.
- In »Rückenlage« nachspüren und orangefarbenes Licht atmen.

Für Fortgeschrittene – »Sitzbalance 3«

Diese Variante der Sitzbalance stärkt Ihre innere Mitte. Sie aktiviert Ihre Bauchorgane und fördert damit den Energiefluss durch das Sakral-Chakra.

- In »Rückenlage« Beine anwinkeln und Füße in 50 Zentimeter Abstand aufstellen.
- Handflächen locker auf Oberschenkel legen.
- Mit dem Ausatmen zuerst Kopf anheben, dann Brustbein. Füße fest zur Erde drücken und beim Einatmen Oberkörper etwas anheben. Hände gleiten die Oberschenkel Richtung Knie nach oben (nicht an Beinen festhalten!).
- Mit angespannten Bauchmuskeln und aufgerichtetem Rücken Position einen Atemzug lang halten, dann Oberkörper abrollen.
- Wie eine Welle Oberkörper fünf Mal nach oben und nach unten gleiten lassen.
- In »Rückenlage« Hände auf den Bauch legen und orangefarbene Energie und Wärme visualisieren.
- Der Wirkung im Bauchraum nachspüren.

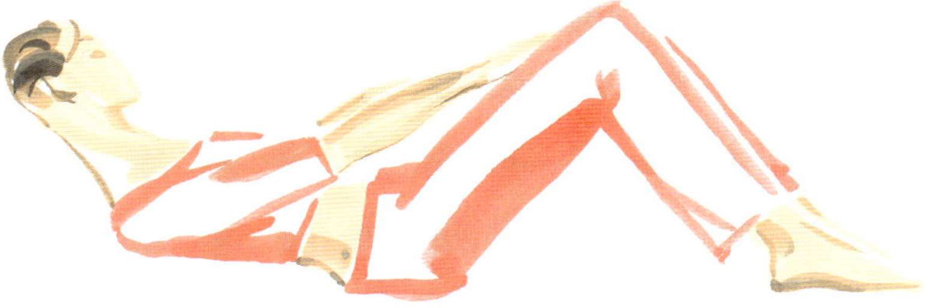

Übung VI

Für Anfänger – »Pyramide 1«

Die weit gestreckte Grätsche im Stand stärkt die Beine, Arme und den Rücken. Die Bauchdecke schwebt frei, und Ihre Bauchorgane werden durch intensives Atmen innerlich massiert. Das rückwärtige Sakral-Chakra wird durch die Vorwärtsneigung aktiviert.

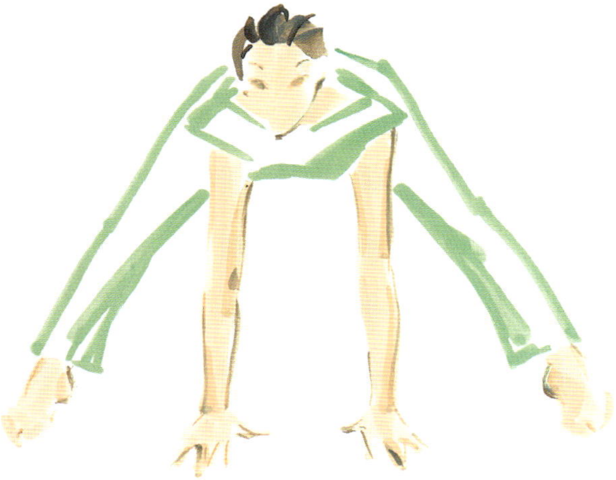

- »Aufrechten Stand« längs zur rutschfesten Übungsmatte einnehmen.
- Füße parallel ausrichten, Beine weit grätschen, Knie anwinkeln, Oberkörper nach vorne neigen.
- Hände schulterbreit auf der Erde abstützen, Füße noch weiter auseinander stellen und Kniekehlen strecken, Kopf leicht in den Nacken legen, fünf Atemzüge halten.
- Aushängen lassen, Knie anwinkeln, nach oben aufrollen und Übung wiederholen.
- Abschließend Beine mit angewinkelten Knien zusammenführen und Oberkörper aushängen.

Für Geübte – »Pyramide 2«

Mit der Pendelbewegung wird die Dehnbarkeit Ihrer Bein-, Knie- und Hüftmuskeln verbessert, Ihre Bauchorgane werden massiert und das Sakral-Chakra in Schwingung gebracht.

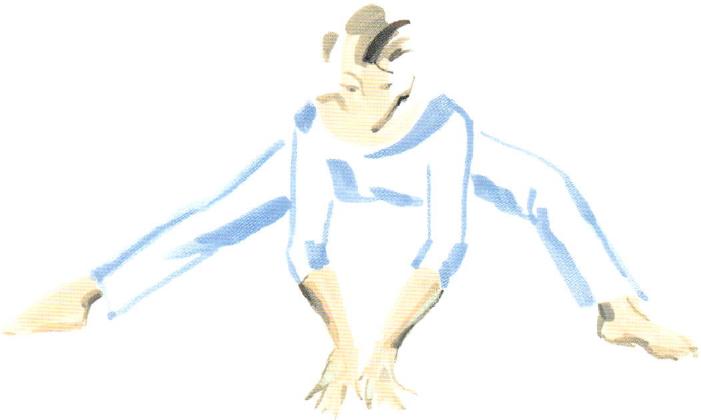

- Weite Beingrätsche längs zur Übungsmatte, Oberkörper nach vorne neigen, Hände nebeneinander auf der Erde abstützen.
- Linkes Bein anwinkeln und den Oberkörper sowie das Gewicht nach links verlagern, rechtes Bein komplett strecken, acht Mal nach links und rechts verlagern.
- Oberkörper mittig ausrichten, Knie leicht anwinkeln, Füße näher zusammenführen.
- Oberkörper und Arme entspannend aushängen lassen und nachspüren.

Für Fortgeschrittene – »Pyramide 3«

Eine komplexe Haltung, die einiger Übung und Geduld bedarf. Sie stärkt Rücken, Beine und seitliche Bauchmuskulatur, weitet den Brustkorb durch die Oberkörperdrehung und dehnt den Schultergürtel, was Ihr Atemvolumen vertieft. Zusätzlich kräftigt sie das Sakral-Chakra.

- Ausgangshaltung »Pyramide 1«, die Hände liegen eng aneinander.
- Kopf, Arm und Oberkörper nach links drehen und vier Atemzüge halten, zurück zur Mitte und nach rechts ausführen.
- Oberkörper mittig ausrichten, Knie leicht anwinkeln. Füße näher zusammenführen.
- Aushängen lassen und nachspüren.

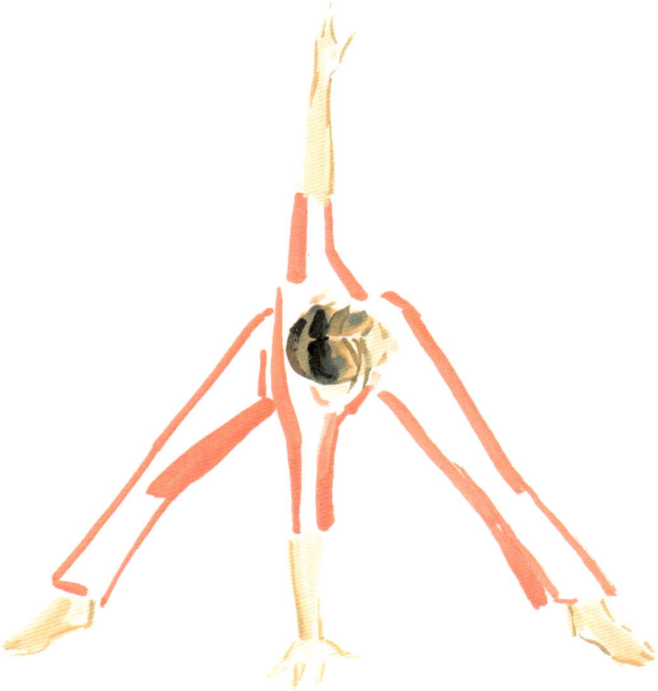

Übung VII

Für Anfänger – »Pflug 1« (Halasana 1)

Die Umkehrhaltung dehnt Rücken und Nacken, regt die Darmperistaltik an und stärkt das Wurzel- und Sakral-Chakra. Für diese Variante benötigen Sie einen Stuhl, Sessel oder stabilen Beistelltisch. Achtung: Nicht bei Menstruation oder Schwangerschaft ausführen! Die Position nur halten, wenn Sie ein freies Gefühl im Nacken haben. Sollte dies beim ersten Mal nicht gelingen, bauen Sie die Übung ein zweites Mal auf, und achten auf einen lockeren Nacken.

- In »Rückenlage« auf Übungsmatte legen, einen Meter Abstand zwischen Kopf und Hilfsmittel einhalten.
- Knie zum Körper ziehen, Hände unter Kniekehlen legen, einige Male rückwärts und vorwärts rollen.
- Mit etwas Schwung Gesäß anheben, Beine langsam ausstrecken, Füße oder Zehen auf das Hilfsmittels auflegen.
- Mit Handflächen Hüften und Rücken stützen, Kniekehlen durchstrecken, fünf Atemzüge halten.

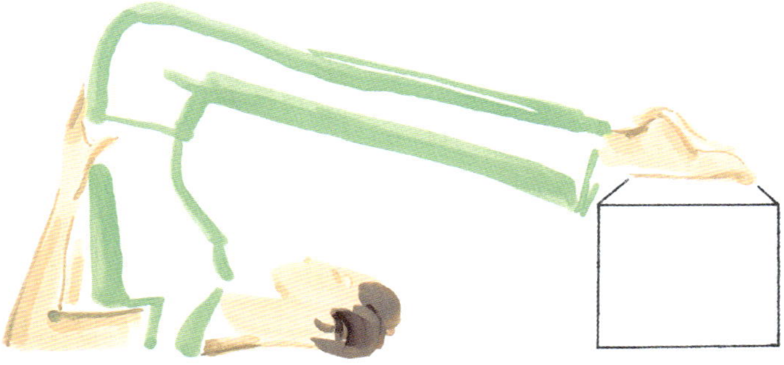

- Füße vom Stuhl abheben und Knie anwinkeln.
- Hände wieder zur Erde legen, Rücken und Gesäß rund und langsam abrollen, bis Füße wieder auf dem Boden aufkommen.
- Beine ausstrecken und in »Savasana« nachspüren.

Für Geübte – »Pflug 2« (Halasana 2)

Mit Hilfe des Zwerchfell-Atemmuskels werden die Eingeweide ausführlich massiert. Die Shakti-Energie kann sich ohne Hindernisse im Sakral-Chakra ausbreiten und ihre Kraft entfalten. Als Hilfsmittel werden Blöcke eingesetzt. Achtung: Übung nicht bei Menstruation oder Schwangerschaft ausführen, auf einen freien Nacken achten.

- In »Rückenlage« mit angezogenen Knien Körper nach vorne und hinten wiegen, bis Füße zu den Blöcken kommen. Zehen auf die vorbereiteten Blöcke stellen.
- Hände stützen den Rücken, Beine und Kniekehlen ausstrecken, fünf Mal atmen.
- Füße abheben, Knie anwinkeln, Rücken und Gesäß rund nach vorne abrollen, bis Füße wieder auf Boden aufkommen.
- Beine ausstrecken und in »Savasana« nachspüren.

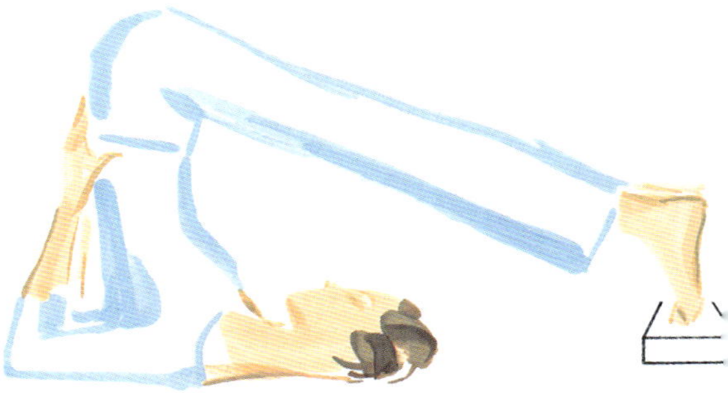

Für Geübte – »Pflug 3 (Halasana 3)«

Der vollendete »Pflug« dehnt die komplette Körperrückseite, massiert den Darm und intensiviert das Wurzel- und Sakral-Chakra. Die Kundalini-Energie steigt entlang der Wirbelsäule in obere Körperregionen auf. Achtung: Nicht bei Menstruation oder Schwangerschaft üben!

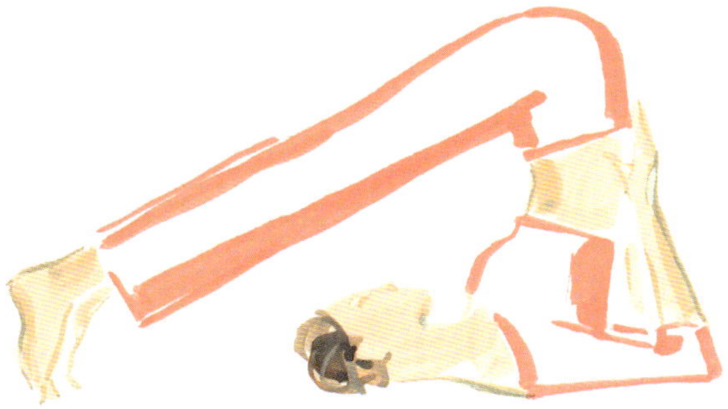

- Wie »Pflug 2« vorbereiten, aber die Zehenballen auf die Erde bringen und mindestens fünf Atemzüge in Asana verbleiben.
- Rücken und Gesäß achtsam nach vorne abrollen (evtl. Kopf etwas anheben), bis Füße wieder auf dem Boden aufkommen.
- Beine ausstrecken und in »Savasana« nachspüren.

Übung VIII

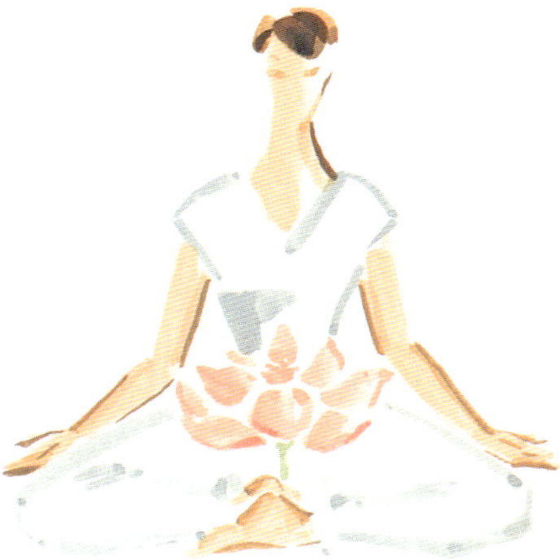

Abschlussmeditation für alle Niveaus – »Lotusblüte im Bauch«

Zum Abschluss der Yoga-Einheit zentrieren Sie sich auf Ihren Bauchraum mit dem Bild einer Lotusblüte.

- Sitzen Sie in einer Meditationshaltung.
- Beobachten Sie, wie der Atem als orangefarbenes Licht über die Nase ein- und ausfließt.
- Legen Sie Ihre Handflächen auf den unteren Bauch.
- Spüren Sie, wie die Bauchdecke sich im Atemrhythmus hebt und senkt.
- Nehmen Sie Ihre Kraft und Energie im unteren Bauchraum wahr.
- Lassen Sie liebevoll Ihr Energiezentrum in diesem Bereich wachsen.
- Stellen Sie sich eine Lotusblume vor, die dort erblüht und strahlt.
- Sagen Sie den Satz: **»Ich bin ein wertvoller Mensch.«**
- Erleben Sie einen selbstbewussten Tag mit fester Verankerung im Bauchraum.

Meditationshaltungen – Konzentration ohne Körpergefühl

Im Yoga dienen Meditationshaltungen dem Konzentrationstraining. Bei diesen Haltungen werden die Körperfunktionen gezielt beruhigt, um den Geist klarer zu machen. Die klassische Meditationshaltung ist der »Lotussitz« mit überkreuzten Beinen und Füßen auf den Oberschenkeln. Ein Kissen hilft, das Wurzel-Chakra höher zu positionieren als Beine und Füße. Die Blutzufuhr in den Beinen wird absichtlich eingeschränkt, um mehr Energie für das Nervensystem bereitzustellen.

Von der Wurzel soll Prana ungehindert in den Körper fließen, um die Kundalini zu motivieren, entlang der Wirbelsäule aufzusteigen. Daher ist es wichtig, dass der Rücken gerade aufgerichtet und die Wirbelsäule nicht gekrümmt ist. Das erhobene Brustbein sorgt für einen gedehnten Brustkorb mit natürlichem Atemrhythmus.

Wählen Sie für sich eine Meditationsposition aus, die Ihnen bequem erscheint. Prana kann nur dann harmonisch im Körper pulsieren, wenn der Geist nicht durch Körperschmerzen abgelenkt ist.

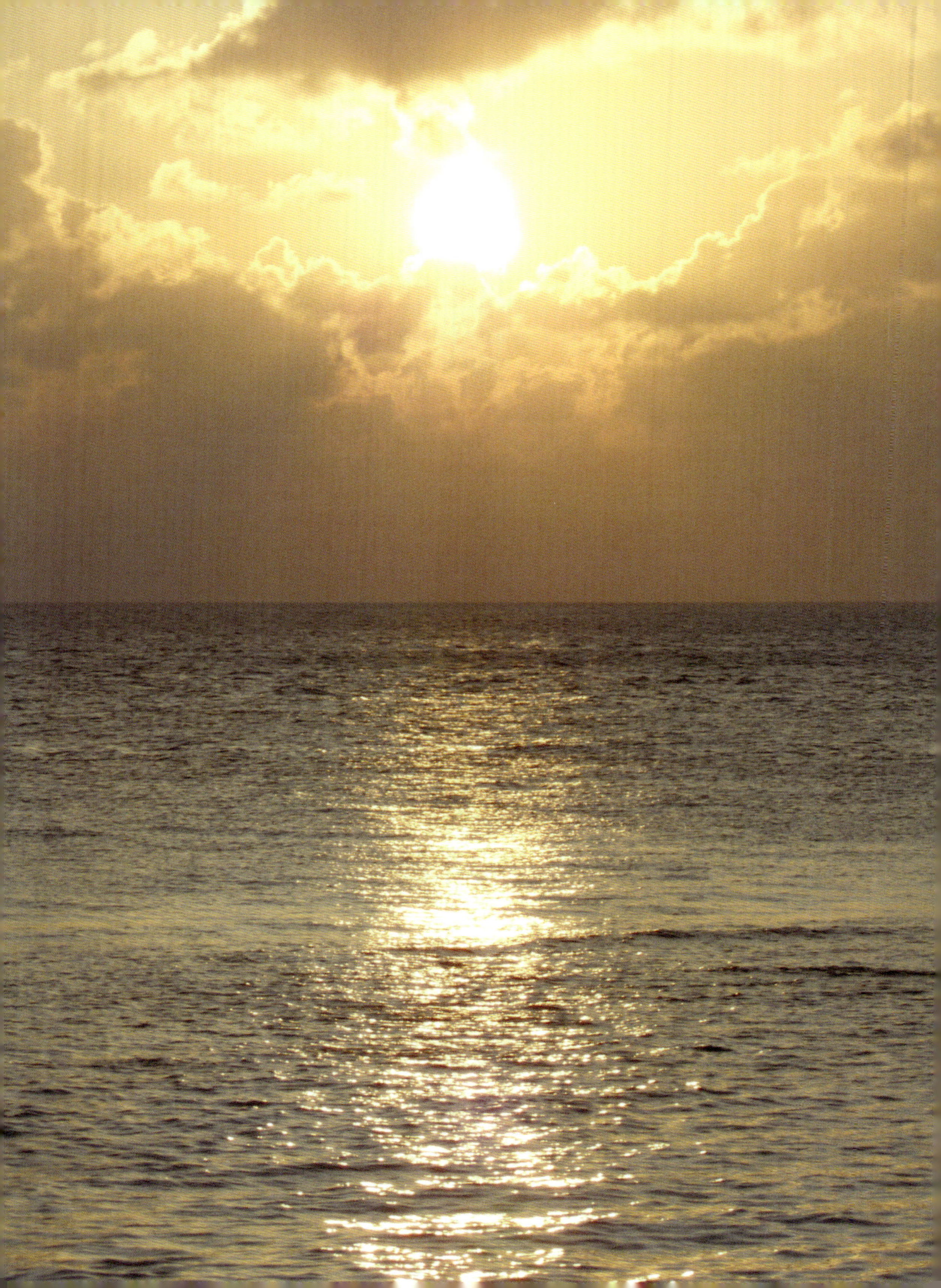

Der Nabel – das Tor zum Leben (Solarplexus-Chakra)

Über die Nabelschnur war jeder Mensch einmal mit der Leben spendenden Mutter verbunden. Diese Verbindung nährt den Embryo im Mutterleib und macht ihn mit dem Wachstumsprozess des Lebens vertraut – ein Wachstum, das von Beginn an feinstofflich und grobstofflich erfolgt. Das Kind wächst im Mutterleib heran und fasst von Stunde zu Stunde mehr Vertrauen zum Dasein auf Erden. Das Tor des Lebens wird mit der Durchtrennung der Nabelschnur durchschritten, und mit der Geburt beginnt das körperliche Leben.

Auch nach der Geburt bleibt die Gegend um den Nabel ein empfindlicher Bereich und wird Solarplexus oder Sonnengeflecht genannt. Um den Nabel herum befindet sich eine konzentrierte Ansammlung von Nervensträngen, die ein Netz bilden, das mit etwas Fantasie aussieht wie eine strahlende Sonne mit dem Nabel als Zentrum. Die Berührung dieser Körperregion mit mütterlich warmer Hand beruhigt das Kind, das Streicheln oder Massieren des Bauchraums empfinden aber ebenso Erwachsene als sehr angenehm und vertrauensvoll.

Über das Sonnengeflecht nimmt man äußere Wärme oder Kälte sowie körperliches Wohlsein oder Unwohlsein wahr – das ganze Leben lang. Während eines Sonnenbads freut man sich über die warme Energie auf der Bauchdecke, und bei Bauchschmerzen tut eine Wärmflasche wohl. Beim Embryo ist es die stoffliche Nahrung, die durch den Nabel aufgenommen wird, beim heranwachsenden oder erwachsenen Menschen die feinstoffliche Nahrung, die dort in den Körper einfließt. Testen Sie, wie beruhigend Ihre eigene Hand auf dem Nabel in einer Stresssituation oder bei Anspannung wirkt.

»Jemand, der sich auf das beschränken kann, was er braucht und was ihm zusteht, fühlt sich sicher. Ein solcher Mensch findet Zeit zum Nachdenken, und er wird ein vollkommenes Verständnis von sich selbst gewinnen.«
Maharishi Patanjali, Yoga-Sutra

Das Feuer der Verdauung

Nicht zufällig wird der Bereich des Nabels mit dem Element Sonne oder Feuer in Verbindung gebracht, denn tatsächlich finden im Oberbauch »heiße« Prozesse statt. Hier wird die Nahrung zerkleinert, aufgespalten und körpergerecht aufbereitet. Das wärmt den Organismus. Im Ayurveda spricht man daher vom »Verdauungsfeuer«, das schwach oder stark ausgeprägt sein kann und den oberen Teil der Verdauungsfabrik anheizt, bevor die Weiterverarbeitung im Dünn- und Dickdarm beginnt. Zum Solarplexus-Bereich zählen Magen und Bauchspeicheldrüse, der Beginn des Dünndarms mit Zwölffingerdarm sowie Leber und Nieren.

Der Magen empfängt die vorgekaute Speise mit einem brodelnden Sud aus Salzsäure und anderen biochemischen Stoffen. Im Magen wird der Nahrungsbrei desinfiziert und aufgespalten.

Die Essenz aller Wesen ist die Erde,
die Essenz der Erde ist das Wasser,
die Essenz des Wassers sind die Pflanzen,
die Essenz der Pflanzen ist der Mensch,
die Essenz des Menschen ist die Rede,
die Essenz der Rede ist das Heilige Wissen,
die Essenz des Heiligen Wissens sind Wortlaut und Klang,
die Essenz von Wortlaut und Klang ist »OM«.
Vers aus den Upanishaden

Die Leber wird auch als »Heizung des Körpers« bezeichnet. Hier ist die Blutansammlung so konzentriert, dass das Organ Wärme abgeben und den Wärmehaushalt des Körpers mitregulieren kann. Wird Energie bei körperlicher Anstrengung benötigt, öffnet die Leber ihre Lagereinheiten und entlässt energiereiche Moleküle ins Blut, welches die Stoffe zu den aktiven Körperbereichen, beispielsweise den Muskeln, transportiert. Sie ist zudem das wichtigste Entgiftungsorgan des Körpers und baut Toxine in der Nahrung ab. Körpereigene, aber überschüssige chemische Botenstoffe wie Hormone entsorgt die Leber ebenfalls. Sie ist sozusagen die Müllverbrennungsanlage des menschlichen Organismus.

Die Niere ist für die Produktion von Harn und die Regulierung von Blutdruck und Hormonen zuständig. Sie ist paarweise vorhanden, weshalb sie in der Naturheilkunde auch als Beziehungsorgan interpretiert wird. Problematische Beziehungen können sich in Form von Nierenerkrankungen äußern. Über längere Zeit und ohne Abhilfe gehen solche Beziehungsthemen jedem sprichwörtlich »an die Nieren«.

Das Feuer der Gefühle

Gefühle erzeugen Feuer oder Kälte. Zu viel Hitze und Verdauungsfeuer im Bereich des Oberbauchs – verursacht durch falsche Ernährung oder anhaltenden Stress – führt zu Problemen wie Magenschmerzen oder Magenschleimhaut-Entzündung, Völlegefühl, Bauchspeicheldrüsen-Erkrankungen, Leberbeschwerden oder Leberverfettung, aber auch zu Erkrankungen der Niere, die sich wiederum auf die Harnausscheidung oder Blutdruckregulierung auswirken. Das Juwel des »Manipura«, des Solarplexus-Chakra, kann leuchten oder traurig sein. Es ist ein Barometer dafür, wie Sie auf die Umwelt und Ihre Mitmenschen reagieren. Die hitzigen Prozesse der Organe in Bereich des Nabels machen zusammen mit dem Sonnengeflecht diese Körperregion grobstofflich empfindlich. Aber auch feinstofflich ist das Solarplexus-Chakra äußerst sensibel. Sprichwörter wie »mir ist etwas auf den Magen geschlagen«, »eine Laus über die Leber gelaufen« oder »mir

läuft die Galle über« drücken die Empfindsamkeit der inneren Organe aus. Ärger, Wut und Trauer werden aus ganzheitlicher Sicht mit Leber und Gallenblase verbunden. Mitgefühl, Sympathie und Antipathie gehen durch den Magen – bei Zweierbeziehungen, wie schon erwähnt, noch tiefer, nämlich an die Nieren. Hinter all den körperlichen Symptomen stehen Gefühle, die intellektuell nicht bewältigt werden können und sich in organischen Beschwerden manifestieren.
Medizinisch sind dies klassische psychosomatische Zusammenhänge, in der feinstofflichen Lehre des Prana und der Chakras handelt es sich um Energiestörungen. Das filigrane Gebilde des Solarplexus-Chakras nimmt in diesem Fall entweder zu viel oder zu wenig Prana auf, oder aber der verspannte Rücken blockiert den Durchfluss von Prana zum Universum. Sind die Organe des Oberbauchs leicht zu irritieren, liegt in der Regel eine zu hohe Schwingung des Solarplexus-Chakra vor.

Durch Massage entschlacken

Beginnen Sie damit, Ihren Körper in seinen Entschlackungsprozessen zu unterstützen. Eine tägliche Bürstenmassage vor dem Duschen wirkt wie ein Wohlfühlwunder und macht Sie hellwach. Das Lymphsystem wird angeregt und die Haut in ihrer Funktion als Ausscheidungsorgan für Schlacken gefördert. Bearbeiten Sie mit einer für Sie angenehmen, trockenen Körperbürste zuerst die Fußsohle rechts, dann das ganze rechte Bein, danach den linken Fuß und das Bein. Es folgen Hüften und Rücken.
Im Bauchraum arbeiten Sie sorgfältig mit großen Kreisbewegungen nach links. Anschließend massieren Sie den rechten Arm, dann den linken Arm und abschließend die Brust. Für das Gesicht und den Hals verwenden Sie eine weichere Bürste. Die gesamte Massage sollte etwa fünf Minuten dauern – danach können Sie Ihre Haut mit duftendem ayurvedischen Öl verwöhnen, das Sie zehn Minuten einwirken lassen. Zum Schluss duschen Sie ohne viel Seife oder Duschgel. So sind Sie mit samtigweicher Haut fit für den ganzen Tag.

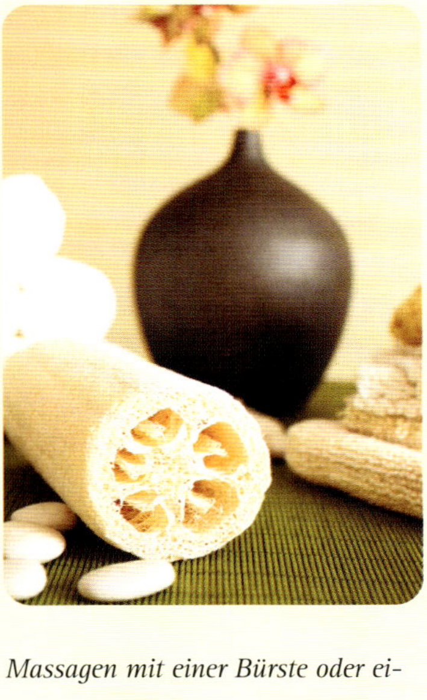

Massagen mit einer Bürste oder einem Luffaschwamm wirken äußerlich wie ein Haut-Peeling und regen innerlich Reinigungsprozesse an.

Das Sonnentor ist zu weit geöffnet und die körperliche Ebene dahinter schutzlos. Unsicherheit, Angst, Wut, Ärger steigen aus dem Inneren auf und entwickeln sozusagen übermäßiges Feuer, das sich beispielsweise in Sodbrennen ausdrückt. Neben gesunder Ernährung ist es ein guter Weg, Gefühle nicht zu unterdrücken, sondern sie dem Verursacher mitzuteilen. Sollten Sie unter Magenschmerzen leiden oder Leberprobleme haben, überlegen Sie, was die Ursache dafür sein könnte – ob Sie vielleicht etwas anhaltend wütend macht oder Sie eine lang zurückliegende und unterdrückte Trauer in sich tragen. Äußere Umstände könnten Gründe für Ihre körperlichen Beschwerden sein.

Bitte beachten!
Bei Magenschmerzen, Sodbrennen, Leber- oder Nierenbeckenentzündungen sollten Sie die folgenden Asanas nicht üben. Beruhigende Haltungen wie »Yoga-Mudra« (Seite 63) oder »Savasana« (Seite 45) können an diesenTagen sehr hilfreich sein.

Auf die Intuition achten – hören, was das Bauchgefühl sagt

Eine gesunde Ernährung ist zwar maßgeblich, aber eine ganzheitliche Sichtweise oftmals hilfreich bei der Heilung des Körpers. Lauschen Sie daher auf Ihre innere Stimme, und fördern Sie Ihre Intuition! Das Bauchgefühl – es ist die Stimme der Seele, die gehört werden möchte. Um zu Glück und Zufriedenheit zu gelangen, ist entscheidend, was die Seele wünscht – und nicht, was der Verstand verlangt, der ausschließlich in der materiellen Welt verhaftet ist.

Übungen zur Energiesteigerung des Solarplexus-Chakras

Das Solarplexus-Chakra und die beiden ersten Chakras, das Wurzel- und das Sakral-Chakra, sind eng miteinander verbunden. Sie bilden ein enegetisches Fundament: Ist man nicht ausreichend in der Basis des Seins gefestigt, dann können äußere Umstände schneller und tiefer erschüttern. Eine gute Erdung und Verwurzelung erleichtern das Leben und den Umgang mit anderen Menschen. Yoga baut dieses innere Gerüst Stück für Stück auf, denn eine Chakra-Aktivierung wird vom Fundament aus, sozusagen Etage für Etage, erarbeitet. Das Solarplexus-Chakra ist »Manipura«, das leuchtende Juwel unter den sieben Haupt-Chakras. Juwele sind tief verborgende Schätze, die gesucht, gefunden und zum Leuchten gebracht werden wollen. Stärken Sie Ihre innere Sonne mit meditativen Gedanken, Visualisierungen von Licht und entsprechenden Körperübungen.

So bereiten Sie sich vor

Die Sonne schenkt der Erde und ihren Bewohnern das Licht, das Leben erst ermöglicht. Daher wurde und wird sie in vielen Kulturen als Gottheit verehrt. In Darstellungen unterschiedlicher Religionen symbolisieren Lichtstrahlen das Göttliche. Buddha beispielsweise heißt und ist der Erleuchtete. Siddharta erhielt den Namen Buddha, weil er erfüllt war von Licht, das gleichbedeutend ist mit dem kosmischen, göttlichen Wissen.
In der Übungssequenz für Ihr Solarplexus-Chakra werden Sie sich mit dem Element der Sonne und mit Ihrem inneren Licht beschäftigen.
Da nicht jeden Tag die Sonne scheint, zünden Sie eine Kerze an und holen sich auf diese Weise die Energie des Lichts an Ihren Übungsplatz.
Bestimmt haben Sie schon einmal das Kompliment bekommen »Du strahlst ja so«. Jeder Mensch leuchtet und trägt Licht in sich.
Lachen und fröhlich sein, bewusst leben und genießen, statt nur zu arbeiten, wird in unserer Zeit leider immer öfter vergessen, wenn Ärger, Angst und Betriebsamkeit überhand nehmen. Die innere Sonne in jedem von uns kann unter solchen Umständen nicht strahlen, weil die feinstoffliche Energie nicht ausreichend pulsiert. Werden Sie sich Ihres eigenen Lichts bewusst, und nähren Sie Ihre Sonne!

Lauschen Sie Ihrer inneren Stimme, entwickeln Sie Ihre Intuition und erleben Sie mit ihr die kleinen Erleuchtungen des Alltags.

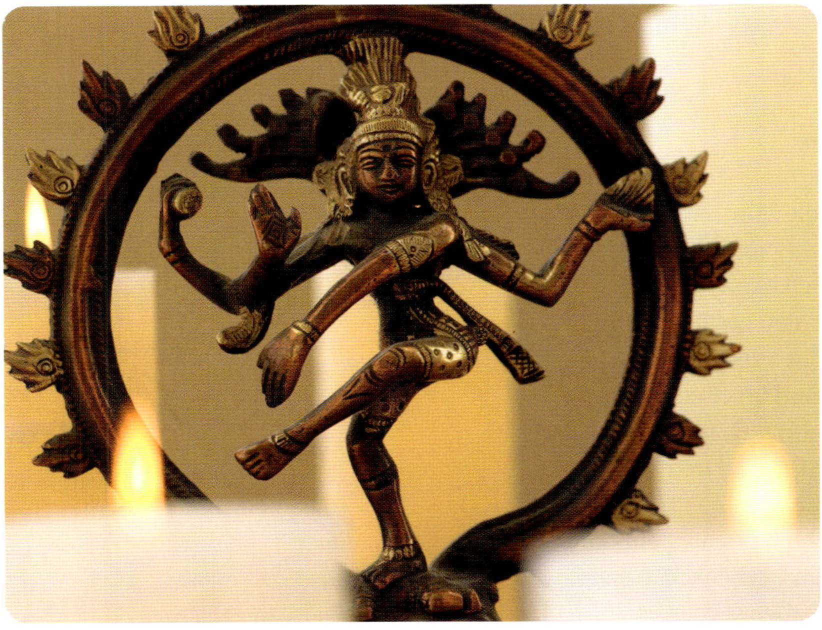

Beleuchten Sie den Platz für Ihr tägliches Übungsritual mit sanftem Kerzenlicht.

Übung I

Anfangsmeditation für alle Niveaus – »Sonnenkonzentration«

Mit der folgenden Konzentrationsübung holen Sie sich angenehm warmes Licht in Ihren Körper und bereiten sich damit auf die Yoga-Sequenz für Ihren Solarplexus-Bereich vor.

- Zünden Sie eine Kerze an, und stellen Sie sie auf den Boden vor Ihre Matte und setzen Sie sich im Meditationssitz auf Ihr Sitzkissen.
- Spüren Sie die Erde unter Ihrem Körper, und lassen Sie sich von ihr vertrauensvoll tragen. Nehmen Sie Ihren Atemrhythmus wahr, und zentrieren Sie Ihre Sinne nach innen.
- Betrachten Sie mir halb geschlossenen Augen und lockeren Lidern das Licht der Kerze. Nehmen Sie die Wärme und das Licht wahr, ohne darüber nachzudenken.
- Erspüren Sie das Wesen des Lichts und seine Energie.
- Wenn Ihre Augen müde werden, schließen Sie die Lider, und visualisieren Sie die gelbe Flamme der Kerze vor Ihrem inneren Auge.
- Stellen Sie sich vor, das warme, gelbe Licht einzuatmen. Führen Sie das Licht über Ihre Atemwege in den Brustkorb und von dort zu Ihrem Nabel. Lassen Sie so viel Licht wie möglich zu Ihrem Nabelbereich fließen.
- Fühlen Sie, wie Wärme sich um den Nabel herum ausbreitet und stellen Sie sich eine kleine Sonne vor, die Ihren Solarplexusbereich erleuchtet.
- Lassen Sie diese Sonne strahlen und Ihr Innerstes und Ihre Umgebung erwärmen, und sagen Sie den Satz: **»Ich stärke meine innere Sonne.«**

Übung II

Für Anfänger – »Rumpfdehnung 1«

Diese Übung dehnt die Vorderseite Ihres Körpers und weitet den vorderen Bereich des Solarplexusbereich. Arm- und Oberschenkelmuskeln werden gestärkt. Am Anfang sollten Sie nur vorsichtig dehnen!

- Im »Fersensitz« Oberkörper etwas nach hinten neigen und Hände (die Finger zeigen zum Körper) hinter den Fersen am Boden abstützen.
- Oberkörper nach hinten neigen, bis eine Dehnung in den Oberschenkel zu spüren ist, und fünf Atemzüge verharren.

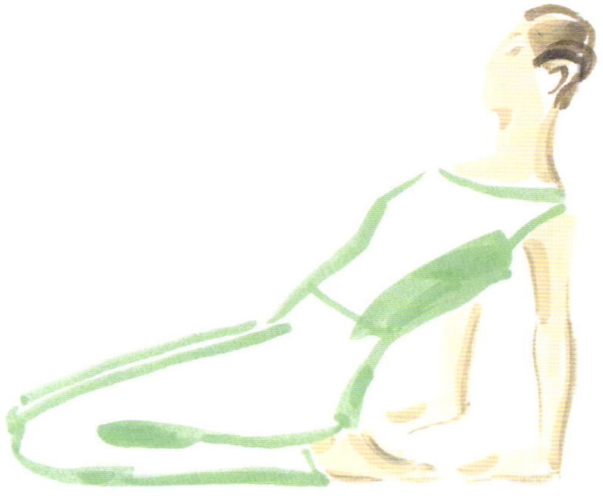

- Die gelbe Sonne im Solarplexusbereich visualisieren.
- Lockern, zwei Atemzüge pausieren, dann Position wiederholen.
- Zum Nachspüren »Yoga-Mudra« als Gegenbewegung ausführen.

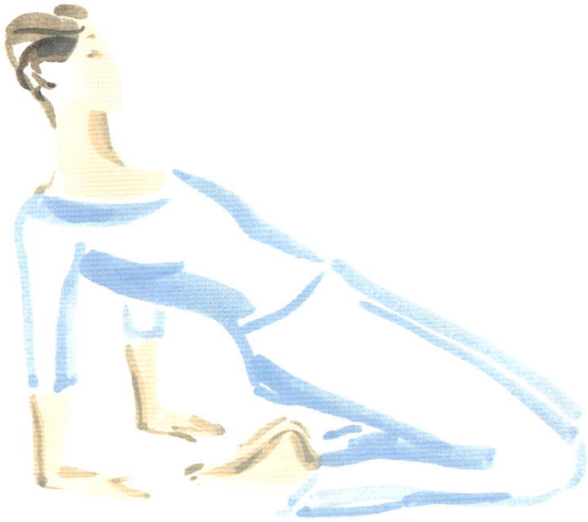

Für Geübte – »Rumpfdehnung 2«

Bei dieser Rumpfdehnung wird das Gesäß etwas angehoben, was die Dehnung der Vorderseite des Körpers, des Solarplexus und der Oberschenkelmuskulatur verstärkt. Mit angespannten Gesäßmuskeln bitte vorsichtig ausführen, um die Oberschenkelmuskeln allmählich zu dehnen!

- Aus »Rumpfdehnung 1« Gesäß etwas höher anheben und Oberschenkelmuskeldehnung verstärken.
- Fünf Atemzüge halten, pausieren, ein zweites Mal wiederholen.
- In »Yoga-Mudra« nachspüren.

Für Fortgeschrittene – »Rumpfdehnung 3«

Das Gesäß wird so weit als möglich angehoben, die Dehnung des Solarplexus und der Oberschenkelmuskulatur spürbar verstärkt. Das Solarplexus-Chakra nimmt dadurch mehr Prana auf und die Wirbelsäule wird biegsamer.

- Im »Fersensitz« Hände schulterbreit hinter Fersen abstützen. Gesäß fest anspannen, Knie zur Erde drücken, Becken nach vorne schieben.
- Gesäß weit anheben und Vorderseite des Körpers nach oben wölben, Kopf etwas in den Nacken legen und kontrolliert halten, damit Halswirbelsäule nicht gestaucht wird.
- Fünf Atemzüge in Position bleiben und im »Fersensitz« pausieren. Zweites Mal für fünf Atemzüge ausführen, dabei Atem als gelbes Licht zum Nabel fließen lassen.
- Zum Nachspüren »Yoga-Mudra« ausführen.

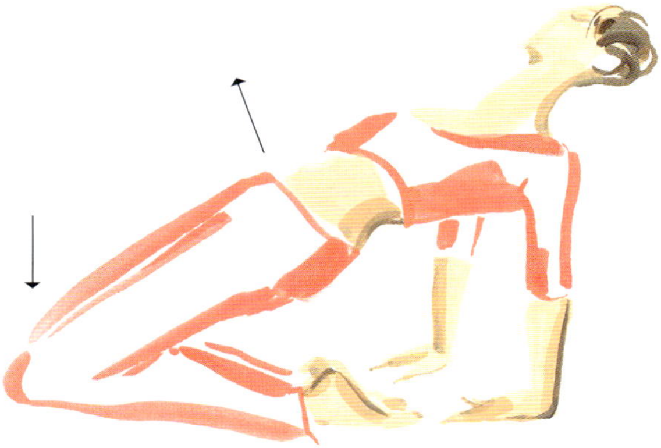

Übung III

Für Anfänger – »Sitzendes Dreieck 1«

Durch die gegrätschte Sitzhaltung werden auf der gestreckten Seite Ihr mittlerer Rücken und die Rippen gedehnt, was Ihr Atemvolumen vertieft. Auf der Gegenseite sind die inneren Organe durch interne Massage besser durchblutet. Ihr Solarplexus-Chakra auf der Rückseite des Körpers wird geweitet und zum Prana-Austausch angeregt.

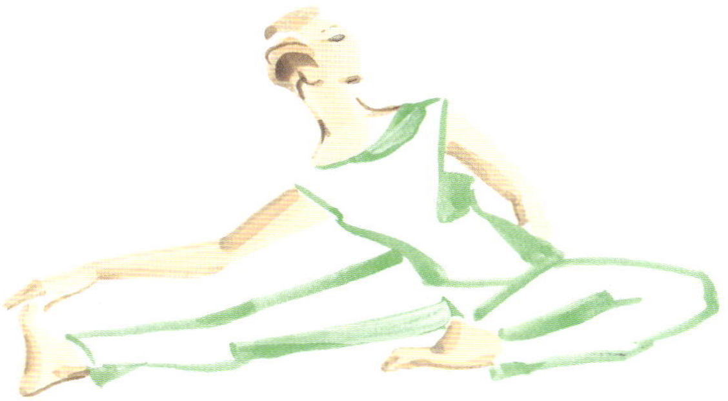

- Im »Aufrechten Sitz« Beine weit grätschen.
- Linkes Bein anwinkeln und Fuß zum Beckenboden heranziehen, Kniekehle zur Erde dehnen.
- Rumpf nach links drehen, bis das angewinkelte Bein und die Mitte der Brust eine Linie bilden.
- Oberkörper aufrichten, mit der rechten Flanke zum rechten Bein neigen.
- Rechte Hand ohne hinzuschauen am rechten Fuß abstützen, linken Arm hinter Rücken legen.
- Gelbes Licht einatmen und sechs Atemzüge in der Haltung verbleiben.
- Oberkörper nach vorne und zur Mitte drehen, mit Händen abstützen und aufrichten.
- Mit angewinkeltem rechten Bein nach links ausführen, in »Rückenlage« nachspüren.

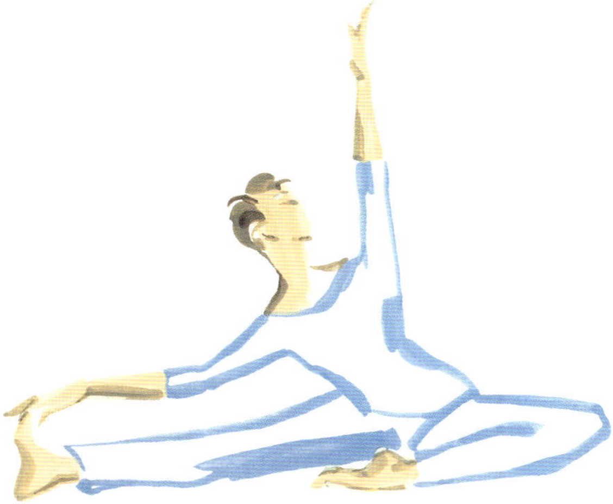

Für Geübte – »Sitzendes Dreieck 2«

In der zweiten Variante wird die Flanken- und die Rückendehnung verstärkt, damit die Energie in der Wirbelsäule frei fließt. Der Einsatz des Armes wirkt sich positiv auf verspannte Schultermuskeln aus.

- Grundposition »Sitzendes Dreieck« einnehmen.
- Rumpf nach links drehen, bis angewinkeltes Bein und Mitte der Brust Linie bilden.
- Oberkörper aufrichten und dann mit der rechten Flanken zum rechten Bein neigen.
- Mit rechten Hand zum rechten Fuß fassen. Linken Arm anheben und Hand weit zum Himmel strecken, die Handfläche nach innen wenden.
- Den Nacken gedehnt lassen, aber Hals und Kopf wenden, um zur Handinnenfläche nach oben zu schauen. Position sechs Atemzüge halten und Dehnung der linken Flanke mit tiefen Atemfluss spüren.

- Achtsam in die Grundposition »Sitzendes Dreieck« zurückgehen, Asana nach rechts neigend aufbauen und sechs Atemzüge verweilen.
- Abschließend in »Rückenlage« nachspüren.

Für Fortgeschrittene – »Sitzendes Dreieck 3«

Das »Sitzendes Dreieck 3« verstärkt intensiv die Flankendehnung, damit Energie- und Atemfluss intensiviert werden. Der Solarplexus weitet sich während des tiefen Atemvorgangs.

- Aus der Grundposition »Sitzendes Dreieck 2« Arm über Kopf strecken und dann zum rechten Fuß führen, sechs Atemzüge halten.
- Zurückkommen und Haltung zur anderen Seite für sechs Atemzüge ausführen.
- Abschließend in »Rückenlage« nachspüren.

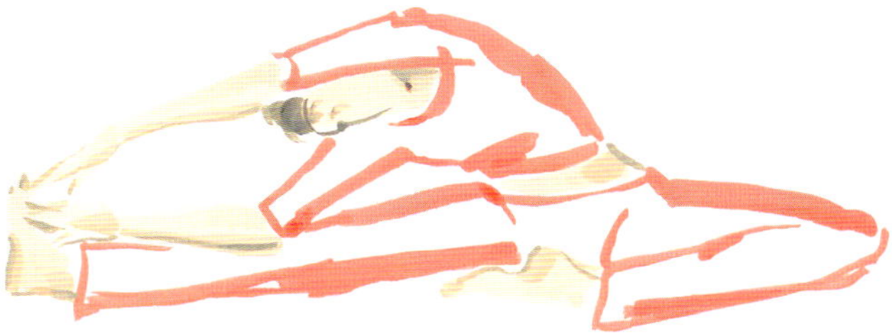

Übung IV

Für Anfänger – »Drehsitz 4« (Matsyendrasana 4)

Bei dieser Drehsitz-Variante werden zusätzlich zu Rücken und Wirbelsäule Ihre Beine und Fußrücken gedehnt. Im gesamten Bauchraum erhalten die inneren Organe eine Massage, was das Verdauungsfeuer stärkt und das Solarplexus-Chakra zur intensiven Schwingung anregt.

- Ausgangsposition ist der »Fersensitz«.
- Gesäß nach rechts verlagern, sodass Gesäßbacken auf der Erde sitzen und Beine angewinkelt links vom Körper liegen.
- Linkes Bein mit linker Hand weiter nach hinten ziehen und so den linken Fußrücken dehnen.
- Rechte Fußsohle liegt am rechten Oberschenkel.
- Rumpf und Kopf nach links drehen.
- Linke Hand hinter dem Gesäß auf rutschfestem Untergrund platzieren (Finger zeigen vom Körper weg). Schultern nach unten ziehen und Oberkörper noch weiter drehen.
- Sechs Mal ein- und ausatmen, Scheitel zieht zum Himmel.
- Hand von der Erde lösen und Rumpf wieder zurückwenden.
- Beine heranziehen und in »Fersensitz« kommen.

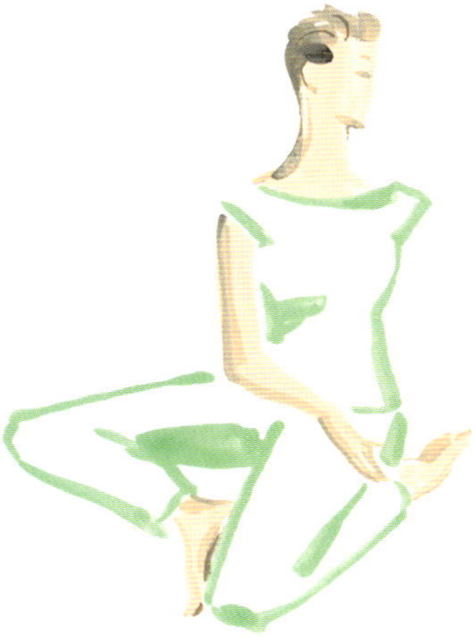

- Das Gesäß nach links verlagern, rechtes Bein nach hinten ziehen und die diese Variante des Drehsitz nach rechts drehend ausführen.
- In »Yoga-Mudra« nachruhen.

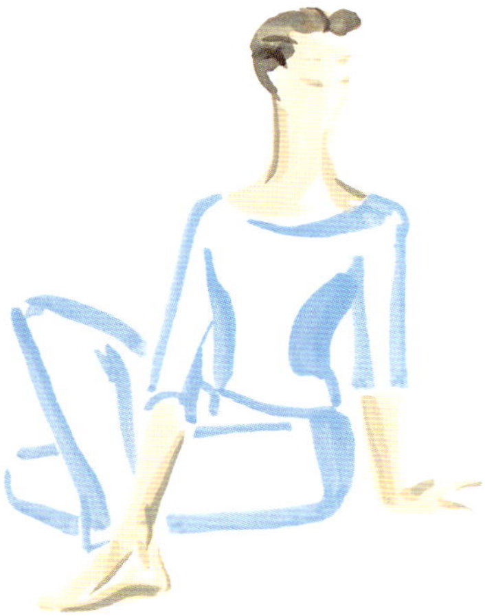

Für Geübte – »Drehsitz 5« (Matsyendrasana 5)

Mit dieser Variante erfolgt eine intensive Pressung des Bauchraums. Wirbelsäule und Rücken sollten bereits gedehnt sein. Die Arme dienen als Hebel für die Drehung des Oberkörpers.

- Aus »Fersensitz« Gesäß nach links verlagern, so dass beide Gesäßbacken auf der Erde sitzen und Beine angewinkelt rechts vom Körper liegen.
- Das rechte Bein aufstellen und mit linkem Bein überkreuzen, den rechten Fuß fest aufstellen.
- Oberkörper nach links drehen, linke Hand hinter Gesäß zur Erde platzieren (Finger zeigen vom Körper weg).
- Rechten Arm als Hebel auf Innenseite des aufgestellten Oberschenkels legen; Hand umfasst rechten Knöchel.
- Oberkörper tief atmend weitestgehend nach links drehen und sechs Atemzüge halten.
- In »Fersensitz« kommen und Gesäß nach rechts verlagern.
- Linkes Bein aufstellen und überkreuzen, Arme entsprechend positionieren und Rumpf nach rechts drehen, für sechs Atemzüge ausführen.
- In »Yoga-Mudra« intensiver Bauch- und Rückendurchblutung nachspüren.

Für Fortgeschrittene – »Drehsitz 6« (Matsyendrasana 6)

Bei dieser Variante wird die Drehung des Oberkörpers und damit die Bauchmassage intensiviert, da der Rumpf in die Richtung des aufgestellten Beins gedreht wird.

- Ausgangsposition »Drehsitz 5« einnehmen, Gesäß nach links verlagern, rechtes Bein überkreuzt aufstellen, jedoch den Oberkörper nach rechts drehen.
- Position sechs Atemzüge halten.
- In »Fersensitz« kommen, Gesäß nach rechts verlagern.
- Linkes Bein wird aufgestellt und überkreuzt, Arme entsprechend positionieren,Rumpf nach links drehen.
- In »Yoga-Mudra« nachspüren.

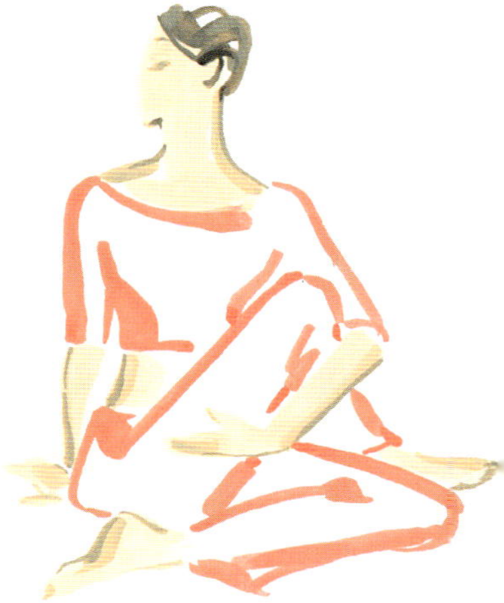

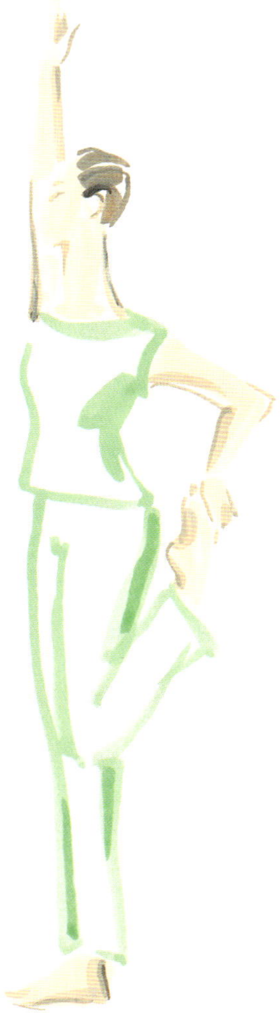

Übung V

Für Anfänger – »Tänzer 1« (Natarajasana 1)

»Nataraja« ist einer von vielen Namen des Gottes Shiva. »Nataraja« wird tanzend dargestellt, was die Erschaffung der Welt symbolisiert. Die Übung streckt den Solarplexus und kräftigt die Rückenmuskulatur. Sie ist außerdem eine Balanceübung, die beruhigt und zu »heißes Verdauungsfeuer« abkühlt.

- »Aufrechter Stand« mit fixiertem Blick in Augenhöhe.
- Körpergewicht auf das rechte Bein verlagern, dabei Hüfte, Bauch- und Gesäßmuskeln angespannt halten.
- Linkes Bein anwinkeln und Ferse Richtung Gesäß führen.
- Mit der linken Hand an den linken Fuß fassen und ihn festhalten.
- Angewinkeltes Knie verbleibt neben dem Standknie, das Bein nicht seitlich wegziehen.
- Rechten Arm anheben, zum Himmel strecken, Handinnenseite zum Kopf wenden.
- Während die rechte Hand gen Himmel zieht, verstärkt Zug der linken Hand Dehnung der Oberschenkelmuskeln links.
- Fünf Atemzüge in dieser Balance verbleiben.
- Zur Rückführung zuerst rechten Arm absenken, dann das linke Bein abstellen.
- Nach einigen Atemzügen mit beiden Füßen auf der Erde Gewicht auf den linken Fuß verlagern.
- Asana in linker Balance für fünf Atemzüge ausführen.
- Abschließend den Oberkörper nach unten aushängen, um den feinstofflichen Energiefluss in den rückwärtigen Chakras zirkulieren zu lassen.

Für Geübte – »Tänzer 2« (Natarajasana 2)

Das Balancegefühl wird mit »Tänzer 2« weiter gefördert. Der Rücken wird noch mehr gebeugt, was die Wirbelsäule als Hauptkanal der feinstofflichen Energie biegsamer macht. Das Solarplexus-Chakra wird harmonisiert und die Konzentrationsfähigkeit steigt.

- »Aufrechten Stand« einnehmen, Blick in drei Meter Abstand auf Boden fixieren, das linke Bein anwinkeln.
- Grundposition »Tänzer 1« einnehmen.

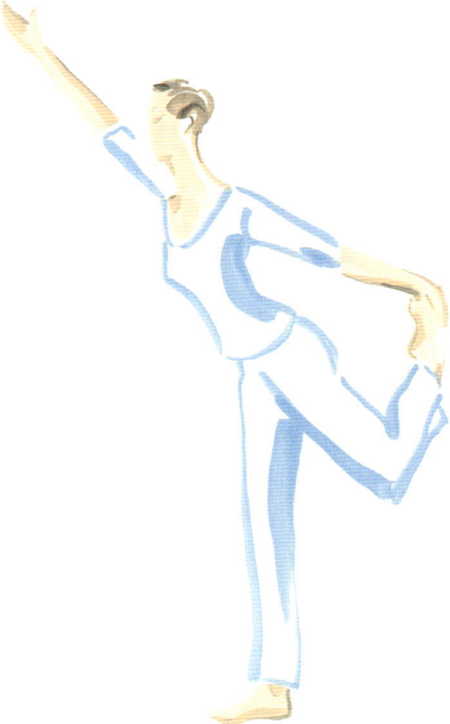

- Oberkörper 30 Zentimeter nach vorne neigen, Standbein gestreckt lassen, dabei die linke Ferse mit der linken Hand verstärkt zum Rücken ziehen.
- Fünf Atemzüge in Balancehaltung bleiben.
- Zur Rückführung zuerst Oberkörper aufrichten, rechten Arm absenken, dann linkes Bein abstellen.
- Nach einigen Atemzügen im »Aufrechten Stand« Gewicht auf linken Fuß verlagern.
- »Tänzer 2« in linker Balance für fünf Atemzüge ausführen.
- Den Oberkörper nach unten aushängen, um den feinstofflichen Energiefluss in den rückwärtigen Chakras zirkulieren zu lassen.

Für Fortgeschrittene – »Tänzer 3« (Natarajasana 3)

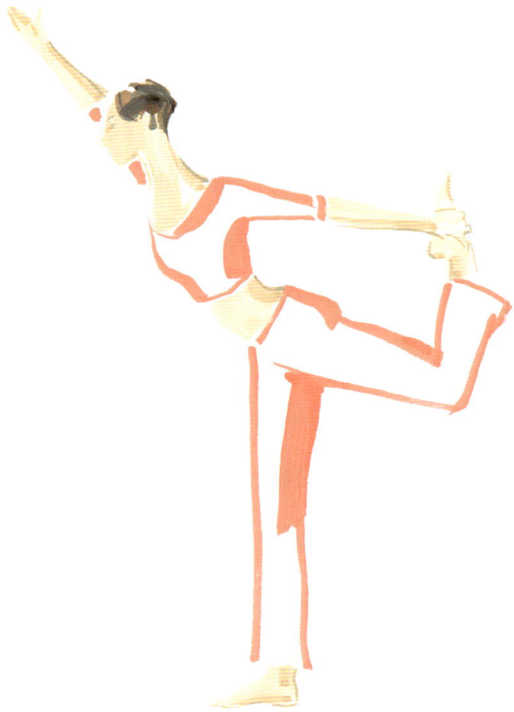

In »Tänzer 3« wird ein ausgiebiger Bogen mit dem Oberkörper geformt, was den Bauchraum streckt und den Rücken stärkt. In dieser Haltung wird das vordere und rückseitige Solarplexus-Chakra ideal harmonisiert.

- »Tänzer 1« als Ausgangsposition auf dem rechten Bein stehend einnehmen.
- Oberkörper weit nach vorne neigen.
- Linken Fuß Richtung Himmel ziehen und einen Bogen formen, der rechte Arm wird ebenfalls weit hinter den Kopf geführt.
- Balanceposition fünf Atemzüge halten.
- In Grundposition »Aufrechter Stand« zurückkommen und »Tänzer 3« auf dem linken Bein stehend aufbauen und für fünf Atemzüge ausführen.
- Oberkörper nach unten aushängen, um den feinstofflichen Energiefluss in den rückwärtigen Chakras zirkulieren zu lassen.

Übung VI

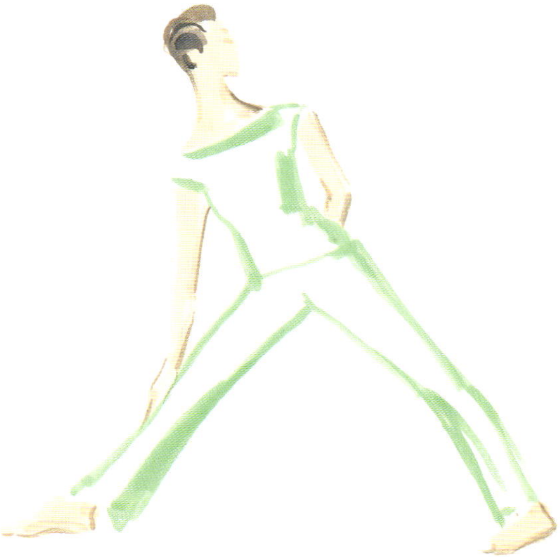

Für Anfänger – »Dreieck 1« (Trikonasana 1)

Diese Version festigt Beine und den Stand und trainiert die Vorder- und Rückseite des Körpers. Je eine Flanke wird massiert, die gegenüberliegende Flanke gedehnt.

- Grundpositionen der Füße für alle Varianten: Beine weit grätschen, rechten Fuß im rechten Winkel nach rechts drehen, linken Fuß um 30° nach rechts drehen.
- Hüften und Oberkörper mittig belassen und nicht (!) in Laufrichtung nach rechts wenden. Rechtes Knie etwas anwinkeln, um es nicht bei der folgenden Bewegung zu belasten.
- Ausatmend Oberkörper (ohne Drehung) mit Armen zur rechten Seite neigen, mit rechter Hand am Knie abstützen und Arm durchstrecken, linken Arm hinter den Rücken führen.
- Bauch- und Gesäßmuskeln anspannen und Becken nach vorne schieben, das Brustbein anheben, Schulterblätter zusammenführen.
- Kinn leicht zur Brust neigen, Gesicht nach links drehen, sechs Mal tief ein- und ausatmen.
- Füße fest zur Erde drücken, Kopf mit Blick nach vorne ausrichten. Oberkörper mit festem Bauch und Gesäß aufrichten und mit gegrätschten Beinen in Stand zurückkommen.
- Füße wieder parallel nach vorne ausrichten.
- Grundposition mit den Füßen nach links aufbauen und für sechs Atemzüge ausführen.
- Füße parallel stellen, Oberkörper, Kopf und Arme aushängen lassen.
- Abschließend im »Berg« bewusst nachspüren.

Für Geübte – »Dreieck 2« (Trikonasana 2)

Der Oberkörper wird tiefer nach unten geneigt, was die Massage und Dehnung beider Flanken verstärkt. Sie können einen Block verwenden, der neben dem Fuß platziert wird.

- Grundposition für »Dreieck« einnehmen, die Arme in Schulterhöhe ausbreiten.
- Rechtes Knie etwas anwinkeln, bevor sich der Oberkörper (ohne Drehung) mit Armen während des Ausatmens zur rechten Seite neigt.
- Rechte Hand am Knöchel des rechten Fußes abstützen (oder auf den Block legen).
- Rechtes Kniegelenk wieder strecken, aber nicht überstrecken.
- Linken Arm senkrecht zum Himmel ausrichten.

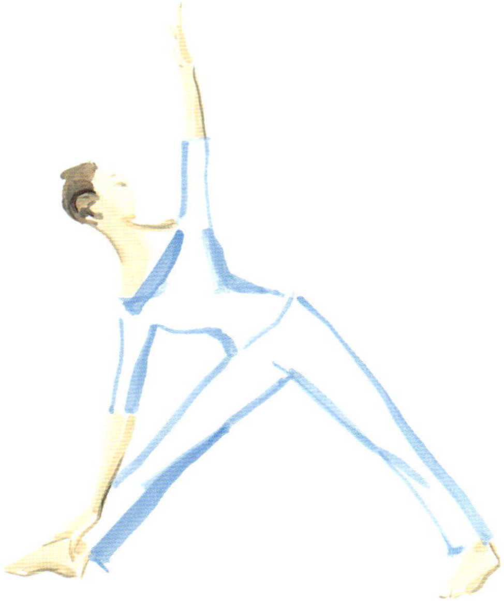

- Bauch- und Gesäßmuskeln anspannen, Brustkorb weiten (Schulterblätter zusammenführen).
- Kinn leicht zum Brustbein neigen und bei stabilem Stand das Gesicht nach links drehen, um zur linken Hand zu schauen (oder nach vorne).
- Sechs Mal tief ein- und ausatmen.
- Zur Schonung der Wirbelsäule Position wie folgt verlassen: Rechtes Knie anwinkeln, Oberkörper nach rechts drehend über rechtes Bein ausrichten.
- Mit Händen auf Erde links und rechts vom rechten Fuß abstützen. In diesem »Ausfallschritt« Gewicht nach vorne auf Hände und rechten Fuß verlagern. Hinteren, linken Fuß zuerst in Laufrichtung drehen, linkes Bein nach vorne ziehen und Füße nebeneinander stellen.
- Oberkörper nach unten aushängen und nach drei Atemzügen rund nach oben aufrollen.
- Position nach links einnehmen (Hilfsblock umplatzieren!) und sechs Atemzüge ausführen. Über »Ausfallschritt« Position verlassen, aushängen und Energiefluss nachspüren.

Für Fortgeschrittene – »Dreieck 3« (Utthita Trikonasana 1)

Das »Dreieck 3« verstärkt die Kräftigung und die Dehnung der Muskulatur, besonders im Solarplexus. Die Wirbelsäule wird geschmeidiger, was den Prana-Fluss verbessert. Verspannungen im Nacken- und Schulterbereich werden mit regelmäßiger Praxis aufgelöst und das Wohlbefinden gestärkt.

- Im »Dreieck« rechtes Knie anwinkeln, bevor sich der Oberkörper mit Armen nach rechts neigt.
- Rechte Hand auf Erde abstützen, Kniegelenk strecken und linken Fuß zur Erde drücken.
- Hand, Ellbogen und Knie in eine senkrechte Linie ausrichten (Ellbogen drückt gegen das Knie und stabilisiert die Position).
- Mit geweitetem Brustkorb und nach vorne geschobenem Becken den linken Arm zum Himmel ausrichten, beide Arme bilden eine senkrechte Achse.

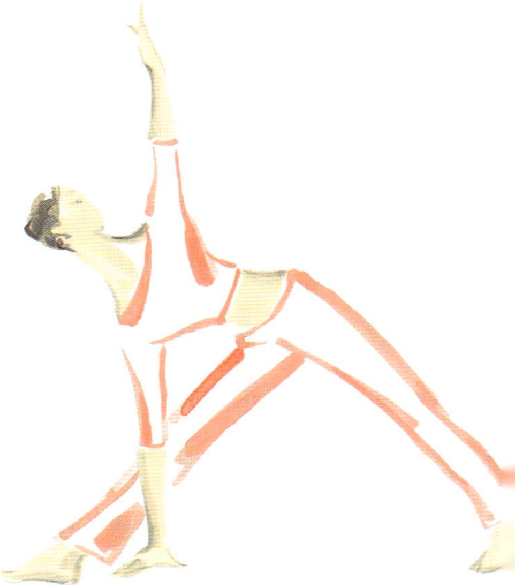

- Nach oben schauen und Position sechs Atemzüge halten. Im »Ausfallschritt« die Position verlassen und Oberkörper locker aushängen lassen.
- Aufrollen, Position nach links aufbauen und abschließend der Wirkung nachspüren.

Übung VII

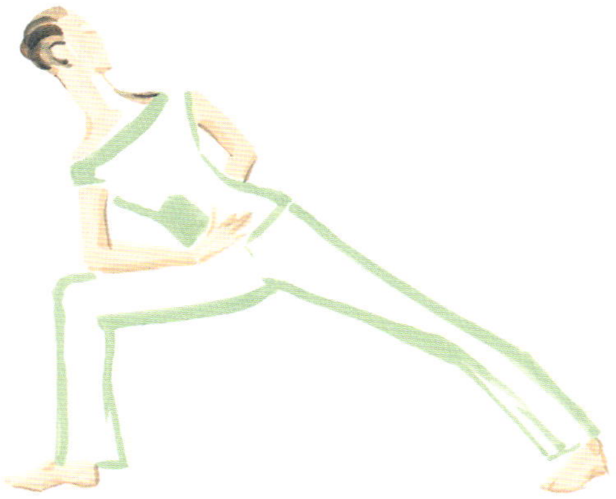

Für Anfänger – »Flankenstreckung 1« (Parsvakonasana 1)

Die Flankenstreckung wird durch die weite Neigung des Oberkörpers zur Seite erzielt. Ihr Atemfluss und die Prana-Aufnahme werden tief und gleichmäßig. Achten Sie auf die Ausrichtung Ihres Knies, das gebeugt nicht seitlich abweichen darf, sondern mit Fuß und Bein eine Linie bildet.

- Grundposition »Dreieck« einnehmen.
- Rechtes Knie im rechten Winkel beugen und den Oberkörper ohne Drehung nach rechts schieben.
- Rechten Ellbogen auf rechtem Oberschenkel positionieren, Hand auf Bauch legen.
- Linken Arm hinter Rücken führen und locker dort halten (Handrücken liegt am Körper).
- Über die Schulter zum Himmel schauen und fünf Atemzüge halten.
- Blick wieder nach vorne wenden, Beine anspannen, Oberkörper aufrichten und zur Grundposition mit parallelen Füßen zurückkehren.
- Füße zur Ausgangsposition »Dreieck« nach links wenden. Asana für fünf tiefe Atemzüge nach links geneigt ausführen. Zum »Aufrechten Stand« zurückkommen, Oberkörper aushängen lassen und in »Yoga-Mudra« nachspüren.

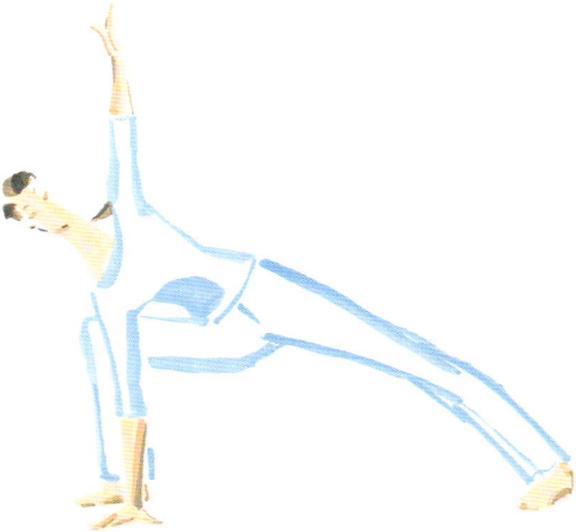

Für Geübte – »Flankenstreckung 2« (Parsvakonasana 2)

Diese Variante verstärkt die Dehnung der Flanke, da ein Arm angehoben und zum Himmel gestreckt wird. Auch die Bein- und Brustkorbdehnung vertieft sich, das Atemvolumen wird erhöht und die Solarplexusmassage intensiviert. Die untere Hand kann außen oder innen vom Fuß platziert werden.

- Grundposition für »Flankenstreckung 1« einnehmen, jedoch die rechte Hand am Boden neben dem Fuß platzieren.

- Brustkorb dehnen und den Blick nach vorne fixieren und dort belassen.
- Linken Arm zum Himmel strecken (Richtung Kopf), fünf Atemzüge halten.
- Über Ausfallschritt Übung verlassen, nach oben aufrollen, Asana nach links ausführen und für fünf tiefe Atemzüge halten. In »Yoga-Mudra« nachspüren.

Für Fortgeschrittene – »Flankenstreckung 3«

Mit dieser Übung wird die »Flankenstreckung« komplett ausgeführt. »Utthita« bedeutet »ausgedehnt«, »ausgebreitet«. Mit tiefem Atem kann Ihr Körper intensiv Prana aufnehmen und die Arbeit der Chakras verbessern. Die Hand platzieren Sie innen oder außen vom Fuß.

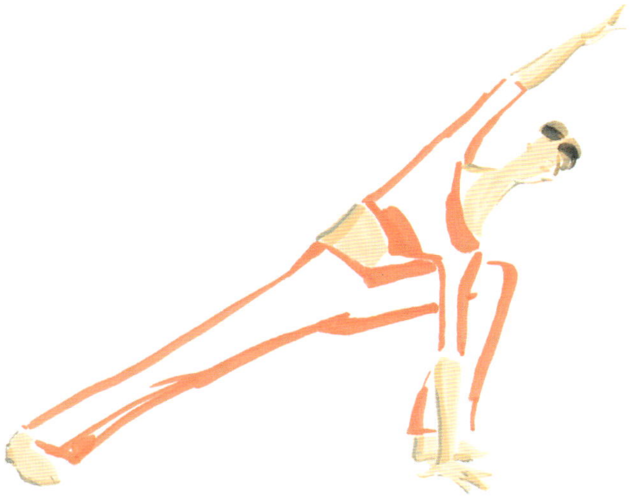

- Position »Flankenstreckung 2« ausführen, aber den Arm dabei seitlich über den Kopf strecken.
- Position für fünf Atemzüge halten.
- Abschließend über den »Ausfallschritt« die »Flankenstreckung« wieder verlassen.
- Übung nach rechts ausführen und den Oberkörper danach locker aushängen lassen.
- Der Wirkung der starken Dehnung der Flanken in »Yoga-Mudra« nachspüren.

Übung VIII

Abschlussmeditation für alle Niveaus – »OM tönen«

Das »OM« ist ein Mantra (siehe Erklärung auf folgender Seite), das Ihren Körper in kosmische Schwingung versetzt, und gleichzeitig als eine heilende Atemübung wirkt .

- Setzen Sie sich mit geradem Rücken in Meditationshaltung und legen Sie Ihre Handflächen auf Ihren Nabel. Spüren Sie, wie die Bauchdecke sich im Atemrhythmus hebt und senkt.
- Nehmen Sie die Energie im Solarplexus der Vorder- und Rückseite Ihres Körpers wahr.

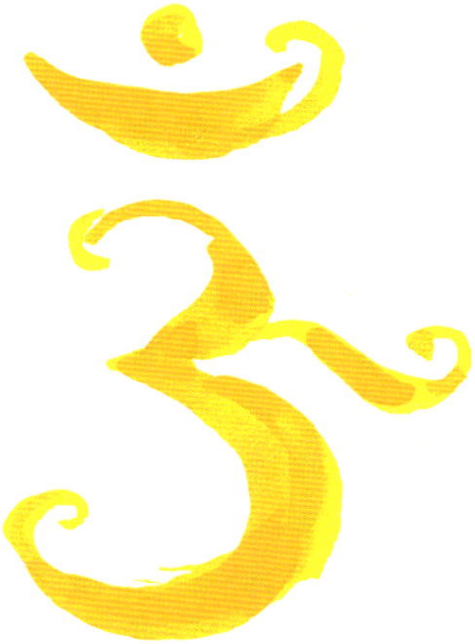

- Lassen Sie das Mantra des »OM« in Ihrem Solarplexus-Bereich entstehen.
- Beim nächsten Ausatmen formen Sie mit Ihren Lippen einen Kreis und tönen leise »O«.
- Lassen Sie Ihren Atem nun währenddessen sanft nach außen fließen.
- Komplettieren Sie das Mantra gegen Ende Ihres Ausatmens, indem Sie die Lippen locker zusammenführen und sie unter Tönen von »M« vibrieren lassen.
- Konzentrieren Sie sich weiter auf den Solarplexus, und atmen Sie wieder tief ein.
- Tönen Sie das »OM« ein zweites Mal, so leise oder laut, wie es Ihnen angenehm ist.
- Halten Sie den Ton aus Ihrem Bauchraum während des Ausatmens so lange es geht.
- Atmen Sie danach wieder tief ein, und tönen Sie dann das Mantra »OM« ein drittes Mal, solange es Ihnen vom Atem her möglich ist.
- Anschließend verbleiben Sie einige Atemzüge in Stille und meditativer Konzentration.
- Zum Abschluss Ihrer heutigen Yoga-Sequenz sagen Sie zu sich die Affirmation: **»Meine innere Sonne ist stark.«**
- Erleben Sie einen harmonischen Tag mit der wärmenden Energie der Sonne im Zentrum Ihres Körpers.

»OM« – das älteste Mantra

»Mantra« bedeutet so viel wie »Gebet« oder »heiliges Wort«. Im Yoga wird ein Mantra eingesetzt, um die Konzentration des Geistes zu verstärken und um den Körper in eine spezifische Schwingung zu bringen.
Das »OM« oder »AUM« bzw. das entsprechende Sanskrit-Zeichen dazu (siehe oben) ist die Repräsentation der Schwingung des Universums, der Urschwingung, aus der nach vedischer Philosophie alles Leben einst entstanden ist.
»OM« ist das kraftvollste und wichtigste Mantra und wird zur Anrufung der Götter mit all ihren Namen verbunden. »OM« ist der Klang des Meeres der Energie und die ursprüngliche Essenz des Prana. Die Aussprache dieser Silbe ähnelt dem christlichen Amen am Ende des Gebets. »OM« war immer, ist immer und wird immer sein.

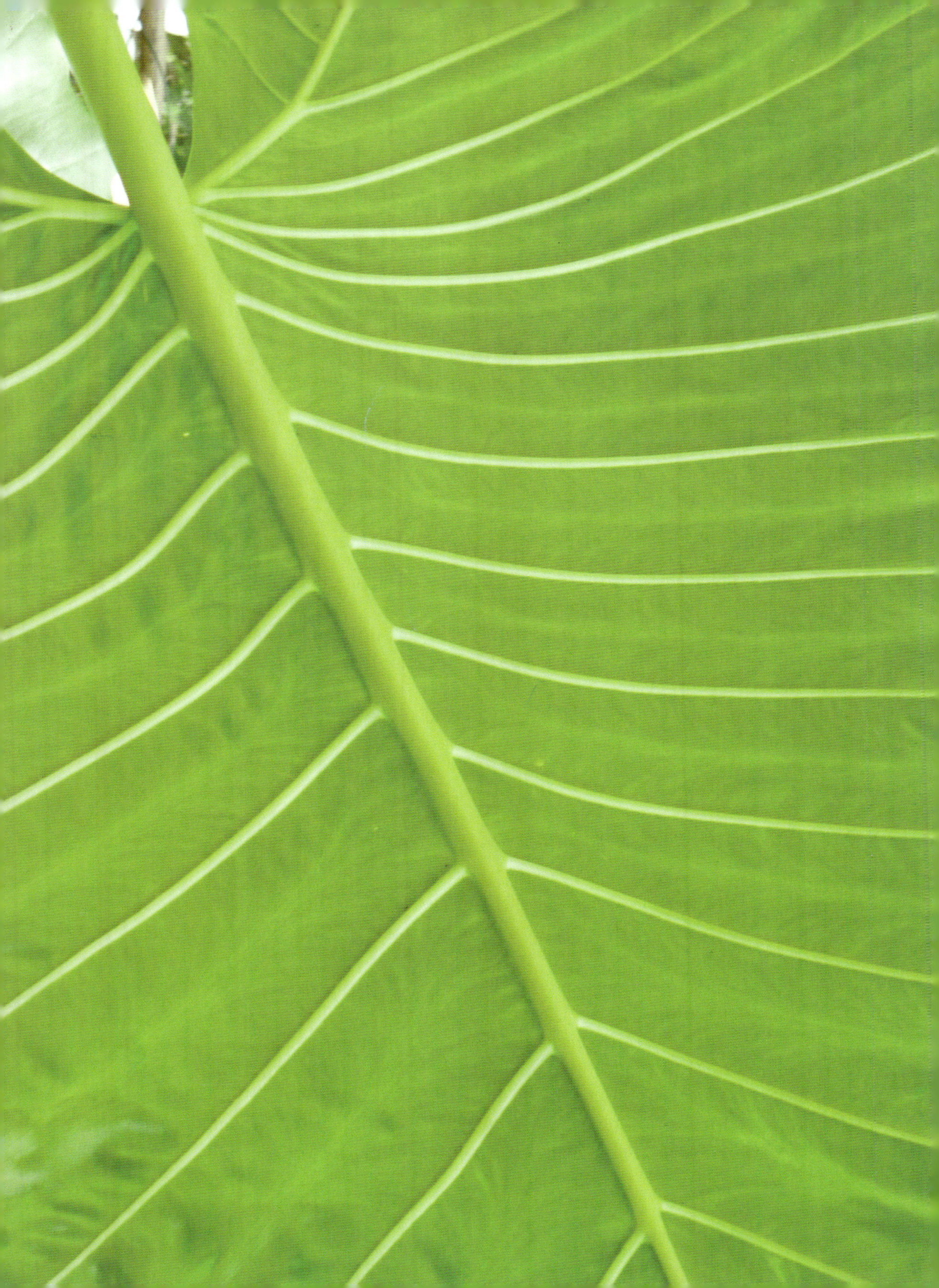

Das Herz – der Ort der Vitalität (Herz-Chakra)

Das gütige Herz ist Thema in vielen Mythen der Welt, in Märchen, Romanen, Filmen und philosophischen Abhandlungen gestern wie heute. Es ist das Grundthema im Leben überhaupt. Die Differenzierung zwischen Gut und Böse, Freund oder Feind, Liebe und Hass wird mit dem Herzen entschieden, der Charakter eines Menschen wird von der Güte seines Herzens oder seiner Hartherzigkeit bestimmt.

Das Herz symbolisiert in allen Kulturen das Gefühl der Liebe, das mal stark, mal schwach ausgeprägt ist und nicht allein dem Partner oder der Familie vorbehalten ist. Liebe ist die feinstoffliche Energie, über die alle Menschen und die gesamte Schöpfung miteinander verbunden sind. Redewendungen wie »mein Herz hüpft vor Freude«, »das Herz verlieren oder an etwas hängen« oder »von Herzen geben oder reden« machen die zentrale Bedeutung dieses Organs im feinstofflichen Sinn deutlich.

Der Mensch ist durch sein Herz geprägt und sein Herz durch ihn. Auch etwas, das uns am Herzen liegt, ist mit unserem Wesen untrennbar verbunden und bestimmt uns in unserem einzigartigen, menschlichen Dasein. Das Herz ist der Ort des klanglosen Klangs, denn hier strömen die Gefühle aus, die nicht dem Verstand untergeordnet sind.

»Licht, Luft, Wasser heilen, Ruhe heilt, aber den kostbarsten Balsam spendet doch ein gütiges Herz.«
Theodor Fontane

Die Kraft des Herzens

Das Herz als ein zentrales, Leben spendendes Organ des menschlichen Körpers wurde früher sogar bei religiösen Ritualen den Göttern als Opfer dargebracht. Es ist Zentrum des Blutkreislaufs, da Blut das Transportmedium für Nährstoffe und essenziellen Sauerstoff ist, aber auch von Abfallprodukten des Stoffwechsels.

Ein Leben lang pulsiert das Herz täglich etwa einhunderttausend Mal und pumpt das vorhandene Blutvolumen von bis zu sieben Litern tausendfach durch den gesamten Organismus.

Anatomisch betrachtet, besitzt jeder Mensch nicht nur ein Herz, sondern zwei Herzen in seiner Brust – und dies kann, wie jeder weiß, zu emotionalen Verwicklungen führen, wenn eine Entweder-oder-Entscheidung gefordert ist und man nicht mit vollem Herzen bei einer Sache ist.

Das Herz besteht aus zwei voneinander getrennten Herzkammern für unterschiedliche Blutkreisläufe, die sich nicht vermischen dürfen. Eng aneinander liegend, gibt es somit ein rechtes und ein linkes Herz. Das linke Herz sorgt für den Transport von sauerstoffreichem Blut in den Organismus, das rechte nimmt das sauerstoffarme Blut in sich auf und leitet es an das Funktionsgewebe der Lunge zur Sauerstoffanreicherung weiter.

Das gesamte Organ – meist nicht mehr als die eigene Faust groß – liegt in der Mitte der Brust, wenig nach links verlagert. Der knöcherne Brustkorb mit seiner stabilen Bauweise umgibt das Herz und sein Nachbarorgan, die Lunge. So ist das Herz einerseits fest gegen Aufprall geschützt, andererseits ist der Brustkorb flexibel für die Ausdehnung und gibt den Lungen zur Inhalation Raum. Zu diesem Zweck sind die Rippen durch winzige Gelenke mit dem Brustbein und den Brustwirbeln verbunden.

Hauptatemmuskel ist das Zwerchfell. Das Zwerchfell und einige Atemhilfsmuskeln ermöglichen die Atembewegung und Dehnung des Brustkorbs beim Einatmen. Wenn diese Atemmuskulatur durch Stress, Mangeleinsatz oder durch den Alterungsprozess steifer und fester wird, verflacht sich der Atem, und der Körper bekommt weniger Sauerstoff.

Ohne ausreichenden Sauerstoff wird die Lebenskraft im Herzen schwächer, was sich auf den gesamten Organismus auswirkt. Es gilt also die Flexibilität des Brustkorbs bis ins hohe Alter zu erhalten – und dies gelingt mit regelmäßigen Hatha-Yoga-Übungen.

Lachen ist die einfachste Möglichkeit und die wichtigste Yoga-Übung, um das Herz-Chakra von Last zu befreien und Lebensfreude zu empfinden. Beim Lachen schwingt das Herz-Chakra, mehr Atem und Prana fließen in den Körper, Glückshormone werden ausgeschüttet und der ganze Körper erfrischt.

Wenn das Herz schwach wird

Die Gesundheit des Herzens ist entscheidend für die Vitalität des Körpers. Hinreichend bekannt ist ja, dass Herz-Kreislauf-Erkrankungen ein Phänomen der heutigen Zeit sind, die vom Leistungsstress geprägt ist. Stress erfordert jedoch höchste Herzaktivität. Durch andauernden psychischen Druck wird der feine Herzmuskel regelrecht ausgeleiert oder komprimiert und somit weniger effizient.

Die Verbindung zwischen körperlicher und seelischer Belastung unterstreicht die zweischneidigen Aufgaben des Herzens: Zentrum der Gefühlswelten und zentrale Blutpumpe des Organismus.

Wenn das Herz diese beiden Missionen nicht mehr ausreichend erfüllen kann, kommt es zu Bluthochdruck, Herzinsuffizienz, Herzrhythmusstörungen. Mentaler Herzschmerz wie Melancholie, Depression oder Aggression können mit oder ohne körperliche Beschwerden auftreten, zeigen aber, ganzheitlich betrachtet, eine Schwere des Herzens auf.

Das Herz-Chakra – Quell der Lebensfreude

Freude empfinden Sie mit jeder Faser Ihres Körpers, aber das Zentrum der Lebensfreude liegt in Ihrem Herzen. Aus yogischer Sicht ist der Brustbereich der Mittelpunkt der von unten aufsteigenden Energie und der zentrale Ort für die Aufnahme der feinstofflichen Vitalität und göttlichen Liebe.

Im Einfluss des Herz-Chakras, dessen Trichter in der Brustmitte zwischen dem vierten und sechsten Brustwirbel in den Körper hineinführt, liegen neben dem Herz Lunge und Bronchien sowie die Speiseröhre, die alle einen wichtigen Beitrag zur Lebenslust durch freudiges, tiefes Atmen oder durch den Genuss von köstlichen Speisen leisten. Brustkorbschmerzen entstehen durch Mangel an Prana in diesem Bereich. Als Folge schlägt das Herz flacher, und weniger Blut wird umgewälzt. Die Lebenskraft wird schwächer, Heiterkeit und Liebe schwinden, der Mensch versinkt in Traurigkeit und körperlicher Schwäche. Das Herz-Chakra schwingt nur noch in schwacher Frequenz. Das ist leider oft bei alten Menschen zu beobachten, deren Herz keine Liebe mehr trägt oder bekommt.

»Das schönste Geschenk der Seele für den Menschen ist die Fähigkeit zur Freude.«
Vauvenargues

Mit Düften das Herz öffnen

Es gibt ätherische Öle, die die Harmonie des Herz-Chakras fördern, den Brustkorb bildhaft weiten und das Herz für den Reichtum der Gefühle öffnen. Nur einen Tropfen der Öl-Essenzen direkt auf die Haut im Bereich des Herz-Chakras auftragen oder auf einen Duftstein träufeln. Am besten entfalten sich ätherische Essenzen im warmen Wasser einer Duftlampe.

In meiner Praxis hat sich folgende Mischung aus biologisch-reinen Öl-Essenzen bewährt: drei bis fünf Tropfen Douglasie, die das Herz weitet, drei bis fünf Tropfen Grapefruit, die die Seele beflügelt, drei bis fünf Tropfen Weißtanne, die wohlige Geborgenheit vermittelt.

Verwenden Sie am besten täglich frisches Wasser mit einer neuen Öl-Mischung, da eine wiederholte Erhitzung der verbliebenen Flüssigkeit vom Vortrag nicht die gleiche Duftwirkung hat.

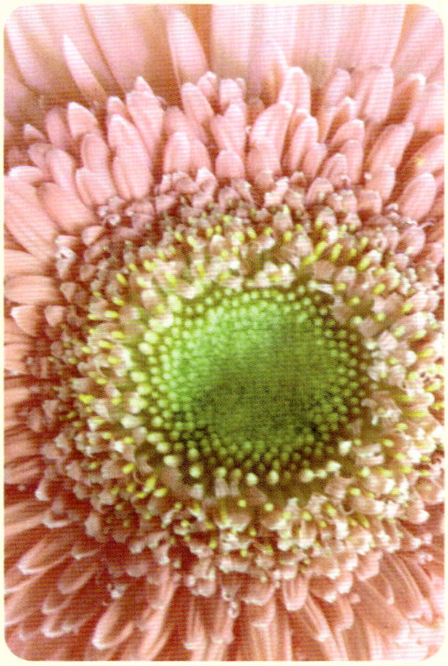

Gut für Herz und Seele: Essenzielle Öle von Grapefruit, Douglasie und Weißtanne stärken das Herz-Chakra.

Aber auch immer mehr jüngere Menschen leiden heute unter Brustkorbschmerzen. Herzinfarkte nach drei bis vier Lebensjahrzehnten sind keine Seltenheit. Die Last des Überlebens übt Druck auf das Herz-Chakra aus: Arbeitsplatz, Geld, Partnerschaft und Familie. Der Verstand diktiert: »Tu dies oder das, sorge finanziell vor, sichere dich ab, versichere dich gegen alle Ereignisse des Lebens«. Das Herz sagt: »Gegen das Leben kann man sich nicht versichern, und das Leben ist jetzt, nicht morgen.«
Die Angst, den Partner zu verlieren, ist ebenfalls eine materielle Verlustangst und keine reine Liebe. Sie entsteht aus dem Irrglauben, der Partner gehöre zum Besitztum. Sie schwindet unter dem Aspekt, dass Seelen einander begegnen, um sich eine Zeit lang gemeinsam weiterzuentwickeln – in guten und in schlechten Zeiten. Verwandte Seelen bleiben immer miteinander verbunden – auch nach räumlicher oder körperlicher Trennung.

Bitte beachten!
Bei Herzrhythmusstörungen, Herzrasen, Bluthochdruck oder nach Herzinfarkten sollte Yoga nur mit medizinisch ausgebildeten Yoga-LehrerInnen praktiziert werden. Dies gilt ebenso für diagnostizierte Depressionen. Allgemein ist Yoga ein guter Weg, sich den Gefühlen des Herzens zu nähern, die sich auf die eine oder andere Weise körperlich ausdrücken. »Savasana« (Seite 45) hilft, den Blutdruck zu senken – wie durch medizinische Studien nachgewiesen wurde.

Übungen für das Herz-Chakra

Möchten Sie Ihren Brustkorb und das Herz mit mehr Lebenskraft und Lebensfreude erfüllen, dann atmen Sie tief. Immer wenn Sie an den Atem denken, dehnen Sie Ihren Brustkorb kräftig und geben dem Herzen viel Raum zur Entfaltung.
Machen Sie sich weniger Sorgen, denn der Fluss des Lebens zieht Sie ohnehin an den Ort, der Ihnen zugedacht ist. Die folgende Yoga-Sequenz für das Herz-Chakra unterstützt Sie bei Ihrem Vorhaben für mehr Vitalität und Lebensfreude.

So bereiten Sie sich vor

Widmen Sie Ihre heutige Yogapraxis dem Menschen, den Sie am meisten lieben. Das mag Ihr Partner sein, ein Elternteil, Ihr Kind, Ihr Gott, eine verstorbene Seele oder Sie selbst – denn Sie selbst sollten sich am meisten lieben. Die folgende Hatha-Yoga-Sequenz befasst sich hauptsächlich mit Brustkorbdehnungen, um diesen Bereich zu weiten und mit mehr Prana zu erfüllen. Die Elastizität des Brustkorbs ist essenziell für die Aufnahme von feinstofflicher Energie – nur mit einen flexiblen Brustkorb kann der Atem bis ins hohe Alter intensiv in den Körper fließen und das Herz, befreit von jedem Druck, kräftig schlagen. Brustkorbdehnungen sind das beste »Better-Aging-Programm«. Beginnen Sie vorab mit einigen Aufwärmübungen aus den vorangegangenen Kapiteln.

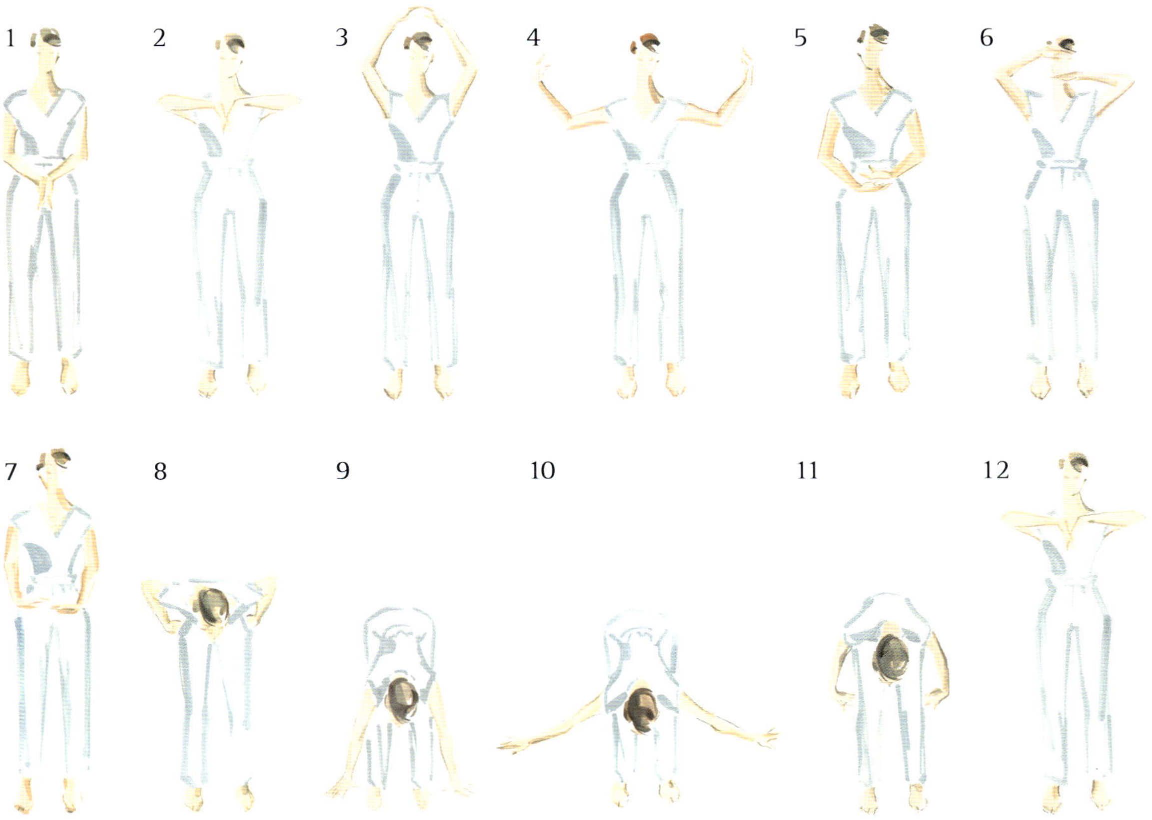

Übung 1

Anfangsmeditation für alle Niveaus – »Bewegungsmeditation«

Diese »Meditation in Bewegung« macht Ihnen Ihren Atemfluss bewusst und lässt den Atem ruhiger und gleichmäßiger werden. Nach einigen Wiederholungen geschieht die Körperbewegung wie von selbst und gibt Ihnen somit die Möglichkeit, sich auf Ihr Innerstes besser zu konzentrieren. Es ist eine wunderbare Übung für den Tagesanfang und kann im Gleichklang mit sanfter, meditativer Musik ausgeführt werden.

- Nehmen Sie den »Aufrechten Stand« ein und legen Sie die Handflächen aneinander und legen die Hände in Höhe des Herzens an die Brust.
- Schließen Sie Ihre Augen, und widmen Sie diese Übungssequenz einer Seele, die Ihnen am Herzen liegt.
- Führen Sie nun die Hände nach unten in Höhe des unteren Beckens, die Handrücken zueinander gekehrt.
- Heben Sie einatmend die Hände aneinander liegend über den Kopf, bis sich die Handrücken voneinander lösen.

- Breiten Sie Ihre Arme aus, und führen Sie sie mit langem Ausatmen über einen weiten Bogen seitlich nach unten.
- In Bauchhöhe kommen die Hände, ohne sich zu berühren, wieder zusammen und liegen jetzt übereinander (Handflächen nach oben).
- Atmen Sie ein, und heben Sie die Hände bis zum Stirn-Chakra an.
- Drehen Sie die Handflächen nach unten, und führen Sie sie ausatmend zurück zum Beckenraum.
- Jetzt lassen Sie die Hände einatmend nach außen kreisen und führen sie hinten dem Rücken ohne Berührung zueinander.
- Beugen Sie den Oberkörper ausatmend nach vorne, und führen Sie dabei die Hände hinter den Beinen, ohne den Körper zu berühren, zu den Fersen.
- Nach unten geneigt, die Hände nach vorne und wieder kreisend nach außen führen und dabei den Atem anhalten.
- Oberkörper einatmend und achtsam aufrollen, während die Hände auf der Rückseite der Beine ohne Berührung nach oben ziehen.
- Vor dem Beckenraum führen Sie ausatmend die Handrücken wieder zueinander.
- Einatmend beginnen Sie den Zyklus neu und wiederholen ihn ungefähr 20 Mal.
- Passen Sie die Armbewegungen Ihrem Atemrhythmus an, und belassen Sie die Konzentration auf Ihren Atemfluss. Weiten Sie Ihren Brustkorb beim Einatmen, und lockern Sie Ihren Rücken beim Ausatmen.
- Meditieren Sie währenddessen über dem Satz: **»Ich bin bereit, Liebe zu empfangen.«**
- Spüren Sie mit den Händen vor der Brust im »Berg« nach.

Übung II

Für Anfänger – »Fisch 1« (Matsyasana 1)

»Matsya« bedeutet Fisch. Diese Übung hilft, sich auf die klassische Ausführung dieser Asana vorzubereiten. Die Fisch-Übung lehrt, leicht und schwerelos wie ein Fisch im Wasser zu sein. Brustkorb und Rücken werden dabei geweitet, die Arm- und Halsmuskeln trainiert.

- Im »Aufrechten Sitz« die Hände hinter den Rücken führen.
- Hände auf der Erde abstützen und die Finger unter das Gesäß schieben, die Unterarme am Boden abstützen.
- Oberkörper nach hinten lehnen, Ellbogen und damit Schulterblätter nah zueinander bringen.
- Brustbein anheben, Schultern nach hinten und unten ziehen, Brustkorbwölbung durch Einsatz der Armmuskeln verstärken.

- Die Halsmuskeln anspannen und Kopf leicht nach hinten neigen, den Kopf dabei aber nicht in den Nacken fallen lassen, da dies die Halswirbelsäule stauchen könnte.
- Die Beinmuskeln in Spannung halten und die Zehen aktiv vom Körper wegstrecken.
- Position für fünf Atemzüge halten.
- Achtsam Kopf anheben und Oberkörper nach vorne neigen. Arme ausstrecken und Rücken rund zur Matte abrollen, nachruhen.
- Aus »Aufrechtem Sitz« die Position ein zweites Mal ausführen und für fünf Atemzüge halten.
- In »Savasana« der Wirkung nachspüren und dabei im Herzbereich hellgrünes Licht visualisieren.

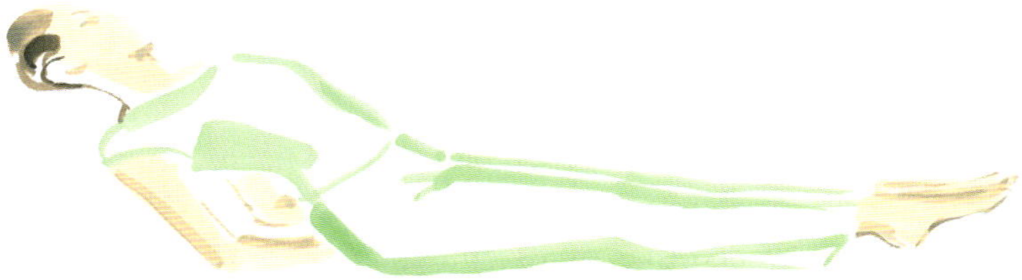

Für Geübte – »Fisch 2« (Matsyasana 2)

Bei dieser Variante halten die Armmuskeln die Position, sodass der Nacken nicht belastet wird. Die Übung vermittelt durch das Anheben des Herz-Chakras Richtung Himmel Zuversicht, was besonders für Herzerkrankungen heilsam ist, bei denen Angst und Sorge vorherrschen. Achtung: Die Übung wirkt anregend. Nicht bei Schilddrüsenüberfunktion ausführen!

- In »Rückenlage« Beine anwinkeln und Füße aufstellen.
- Hände mit den Handflächen zur Erde unter das Gesäß schieben.
- Durch Wiegen des Rumpfes nach links und rechts die Ellbogen möglichst weit unter den Rücken schieben, dann Beine ausstrecken.
- Kopf anheben, Oberkörper folgen lassen und halb aufsitzen.
- Jetzt Kopf nach hinten neigen, Brustkorb zum Himmel wölben.
- Arme und Bauchmuskeln halten den Körper in schwereloser Position, der Scheitel schwebt knapp über der Erde, Position für fünf Atemzüge halten.
- Zum Auflösen der Position Halsmuskeln fest anspannen und den Kopf anheben.
- Den Oberkörper wieder halb aufsetzen und dann sanft zur Erde ablegen.
- Anschließend die Übung ein zweites Mal ausführen.
- In »Savasana« nachspüren und hellgrünes Licht im Herzraum visualisieren.

Für Fortgeschrittene – »Fisch 3« (Matsyasana 3)

Diese Variante verstärkt das Gefühl der Schwerelosigkeit, wenn die Muskeln kräftig genug sind, den Körper mühelos zu stützen. Gelingt dies nicht, üben Sie weiter mit »Fisch 2«. Achtung: Diese anregende Übung bitte nicht bei Schilddrüsenüberfunktion ausführen!

- »Fisch 2« einnehmen und einatmend mit angespannten Bauchmuskeln die Beine anheben ohne den Kopf mit Gewicht zu belasten.
- Alle Muskeln werden eingesetzt, um Position fünf Atemzüge zu halten. Tief ein- und ausatmen, um den Brustkorb zu weiten.
- Zum Auflösen der Position zuerst Beine achtsam ablegen. Halsmuskel anspannen und Kopf anheben, Kopf und Oberkörper zur Erde ablegen.
- Ein zweites Mal wiederholen, in »Savasana« nachspüren und hellgrünes Licht im Herzraum visualisieren.

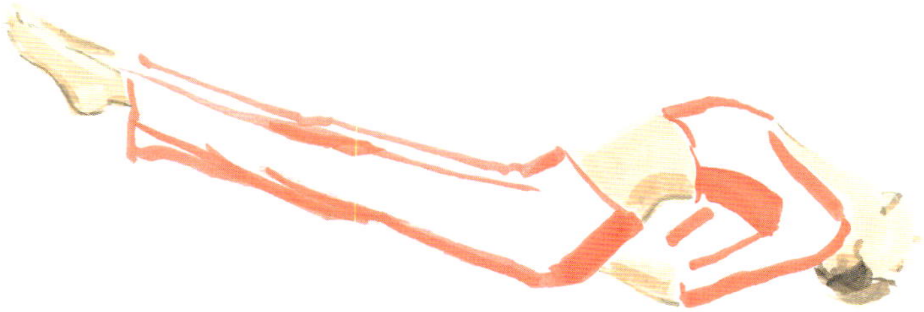

Übung III

Für Anfänger – »Kamel 1« (Ustrasana 1)

Kamele und Dromedare haben die Fähigkeit, trotz Entbehrung von Futter und Wasser lange ihre Lebenskraft zu erhalten, weil sie ihre Körperreserven geschickt nutzen. Mit dieser Übung stellen Sie symbolisch diesen Überlebenswillen dar. Alle Varianten des »Kamels« (Ustra) kräftigen Gesäß- und Rückenmuskeln. Brustkorb und Brustwirbelsäule werden durch diese Haltung flexibel, damit das Herz-Chakra ein Leben lang reichlich Prana aufnehmen kann.

- Ausgangsposition »Kniestand«.
- Gesäßbacken fest anspannen und Becken nach vorne schieben. Arme hinter Rücken führen, Handflächen an Hinterseite der Oberschenkel legen.
- Nun den Brustkorb wölben und Becken noch weiter nach vorne schieben. Tief atmen und den Brustbereich dabei weit öffnen.
- Den Kopf im Verlauf der Wirbelsäule halten und nicht in den Nacken fallen lassen.
- Fünf Atemzüge mit festen Gesäßmuskeln verweilen.

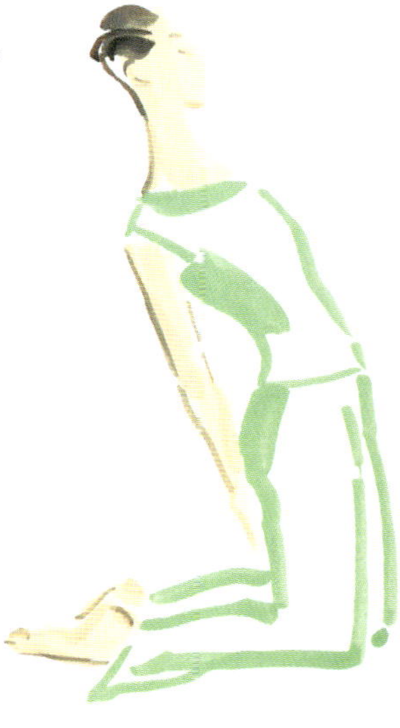

- Alle Muskeln anspannen, um den Oberkörper aufzurichten.
- Nach einigen Atemzügen die Asana ein zweites Mal wiederholen.
- Abschließend in »Yoga-Mudra« nachspüren und den Herzschlag beobachten.

Für Geübte – »Kamel 2« (Ustrasana 2)

Diese Variante vertieft die Beugung des Oberkörpers nach hinten, was die Übung komplexer macht. Brustkorb und Brustwirbelsäule werden stark gedehnt und das Herz-Chakra aktiviert. Vorsicht beim Aufrichten des Rumpfes – Sie brauchen noch Kraft und Konzentration zum Auflösen der Haltung!

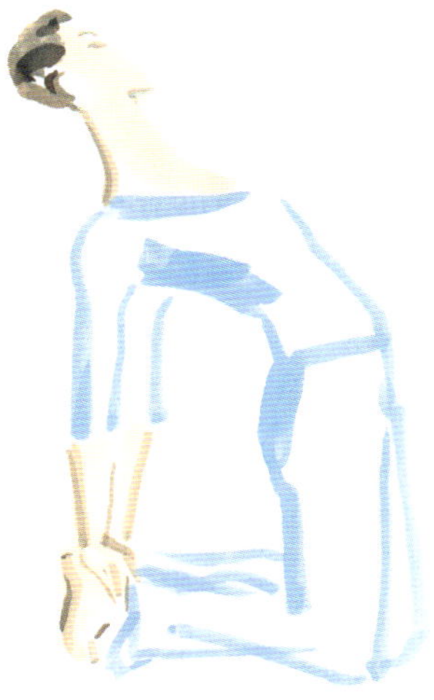

- Ausgangsposition »Kniestand« mit aufgestellten Zehenballen und festen Gesäßmuskeln, Arme hinter den Rücken führen.
- Gleichzeitig Becken, Bauch und Brustkorb vorwölben, Oberkörper aber nach hinten neigen, bis die Hände an die Fersen reichen, dort abstützen, Kopf leicht in Nacken legen und fünf Atemzüge halten.
- Zum Aufrichten des Oberkörpers alle Muskeln fest anspannen und mit beiden Schultern synchron nach vorne kommen.
- Nach drei Atemzügen im »Fersensitz« Übung wiederholen und in »Yoga-Mudra« nachspüren, dabei den Herzschlag beobachten.

Für Fortgeschrittene – »Kamel 3« (Ustrasana3)

Nun werden die Füße in der Ausgangshaltung ausgestreckt, die Hände also tiefer abgestützt, was eine weitere Beugung des Brustkorbs nach hinten bewirkt. Die feinstoffliche Energie kann ungehindert in das Herz-Chakra fließen. Achtung: Kopf nur komplett nach hinten nehmen, wenn Ihre Halswirbelsäule gesund ist. Nicht bei Schilddrüsenüberfunktion ausführen!

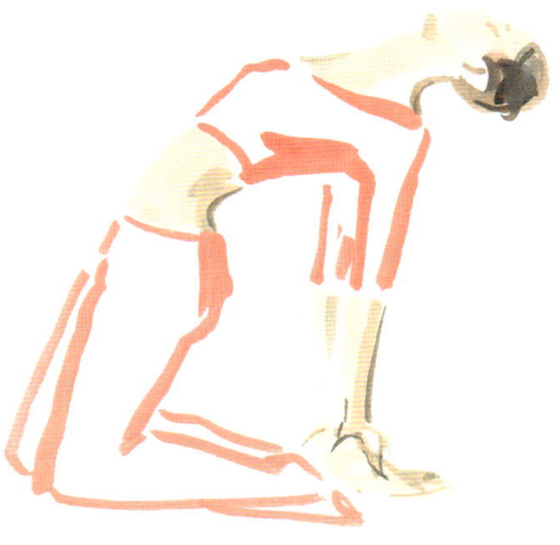

- Ausgangsposition »Kniestand«, Füße sind ausgestreckt.
- Haltung wie in »Kamel 2« einnehmen und Postion für fünf Atemzüge halten.
- Oberkörper mit angespannten Muskeln aufrichten und dabei beide Schultern synchron anheben.
- Einige Atemzüge lang ausruhen und Übung ein zweites Mal ausführen.
- In »Yoga-Mudra« nachspüren, Herzschlag beobachten.

Übung IV

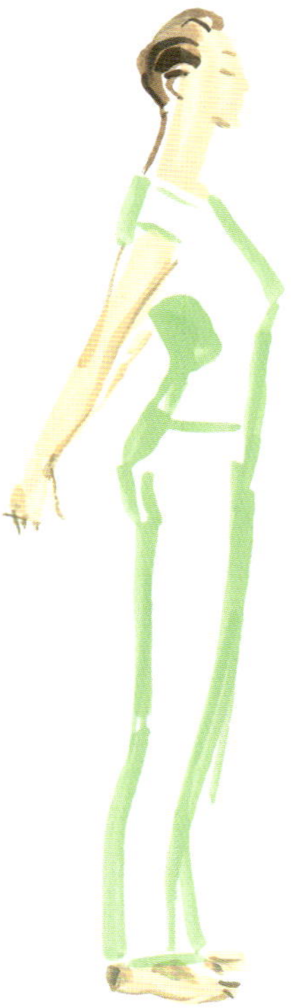

Für Anfänger – »Brustkorbdehnung 1«

Diese Dehnung des Brustbereichs, die das Herz-Chakra aktiviert, wird im Stehen ausgeführt und lässt sich daher auch sehr gut überall – also auch im Büro üben. Die Übung macht Sie frisch und richtet den Rücken auf.

- »Den Aufrechten Stand« einnehmen und die Füße hüftbreit aufstellen.
- Die Finger hinter dem unteren Rücken ineinander verschränken und die Schultern nach hinten ziehen.
- Nun Hände mit gestreckten Armen etwa 30 Zentimeter vom Gesäß wegziehen und acht Atemzüge lang halten, dann locker lassen und Übung wiederholen.
- Mit entspanntem, hängendem Oberkörper der Wirkung der Brustkorbdehnung nachspüren.

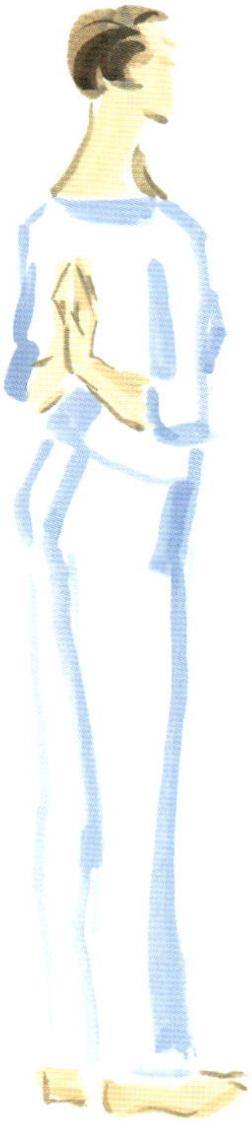

Für Geübte – »Brustkorbdehnung 2«

Zusätzlich zur Streckung des Brustbereichs werden bei dieser Variante die Handgelenke gedehnt, was anfänglich etwas ungewohnt ist. Aus yogischer Sicht hat die Flexibilität der Hände und Füße einen großen Stellenwert, da die vier Extremitäten Träger von wichtigen Chakras sind.

- Im »Aufrechten Stand« Arme hinter den Rücken führen.
- Handflächen wie zum Gebet zueinander führen (vorerst zeigen die Finger zur Erde).
- Nun die Ellbogen leicht anwinkeln und die aneinander liegenden Hände mit den Fingern Richtung Rücken drehen, bis die Finger gen Himmel zeigen.
- Zur Verstärkung der Brustkorbdehnung die Gebetshände weiter Richtung Brustwirbelsäule schieben, dabei die Schultern aber nicht anheben, sondern Brust- und Schultermuskeln nach hinten dehnen.
- Die Position acht Atemzüge halten.
- Hände wieder nach unten führen, ausschütteln, Übung wiederholen.
- Abschließend den Oberkörper aushängen lassen, entspannen und der Wirkung nachspüren.

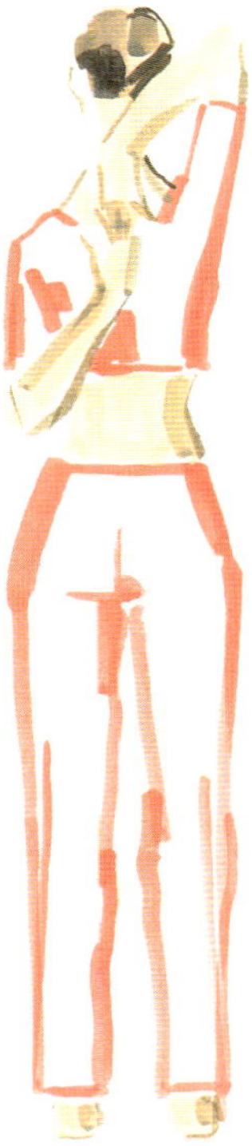

Für Fortgeschrittene – »Brustkorbdehnung 3«

Sie werden bei der Ausführung dieser Übung sehr deutliche Unterschiede zwischen der Position der Arme spüren. In der Regel ist die rechte Seite weniger flexibel. Falls nötig, können Sie ein Seil oder einen Gürtel zur Hilfe nehmen, um die Arme zusammenzuführen.

- Im »Aufrechten Stand« linken Arm anwinkeln und den Arm hinter den Rücken führen.
- Den rechten Arm zuerst zum Himmel strecken, dann beugen und die rechte Hand ebenfalls zum Rücken führen.
- Finger wenn möglich ineinander verhaken (evtl. umfassen beide Hände ein Seil oder einen Gürtel, um zueinander zu wandern).
- Position acht Atemzüge lang halten, dann die Hände wieder voneinander lösen.
- Arme und Hände locker aushängen lassen, Übung zur Gegenseite ausführen (jetzt rechten Arm unten, linken Arm oben).
- Zum Nachspüren den Oberkörper nach unten aushängen lassen.

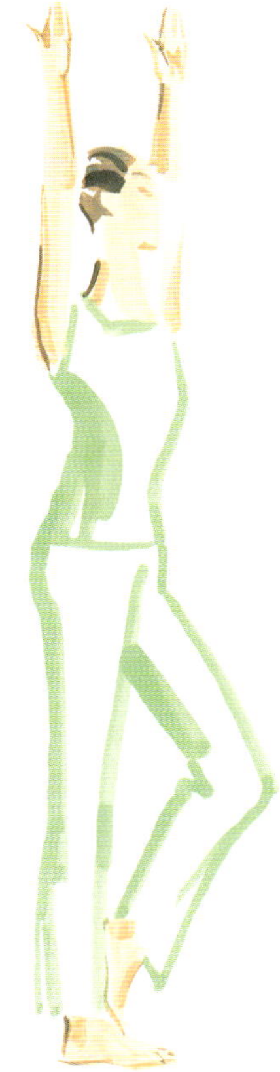

Übung V

Für Anfänger – »Baum 1« (Vrkshasana 1)

Balance-Übungen sind im Hatha-Yoga essenziell. Sie entwickeln das Gleichgewichtsgefühl und wirken beruhigend. Der »Baum« und seine Varianten weiten außerdem noch den Brustkorb. Sie vertiefen damit das Atemvolumen und wirken ausgleichend auf das Herz-Chakra.

- Im »Aufrechten Stand« Füße eng zusammenstellen und Punkt in Augenhöhe fixieren.
- Das Körpergewicht auf das rechte Bein verlagern, dabei Hüfte, Bauch- und Gesäßmuskeln fest angespannt halten.
- Linkes Bein anheben und Fußballen auf rechten Fußrücken stellen
- Linke Ferse am rechten Schienbein abstützen.
- Arme tief einatmend ausbreiten, anheben und gen Himmel strecken, dabei die Handinnenseiten zum Kopf ausrichten.
- Acht konzentrierte Atemzüge halten.
- Arme über einen Außenbogen nach unten führen, linken Fuß abstellen.
- Asana mit linkem Standbein aufbauen und acht Atemzüge halten.
- Mit Händen vor dem Herzen in aufrechter Haltung stehend meditieren.

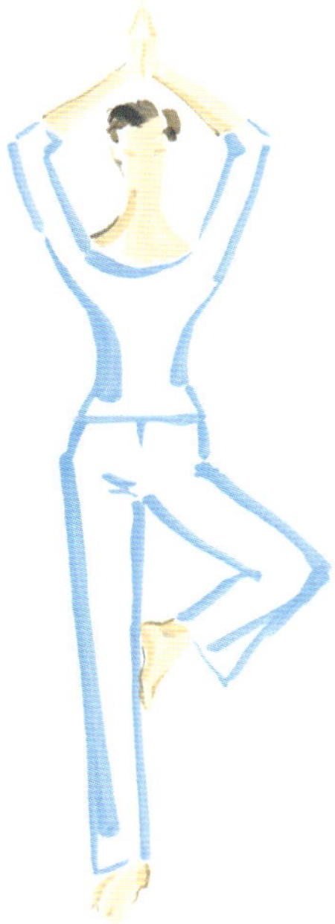

Für Geübte – »Baum 2« (Vrkshasana 2)

»Baum 2« trainiert Beinmuskeln und die Balance. Die Arme werden höher angehoben, Achseln, Zwischenrippenmuskeln und Brustwirbelsäule weiter gedehnt, und somit das Atemvolumen und das Herz-Chakra gefördert.

- Im »Aufrechten Stand« Füße eng zusammenstellen und den Blick auf einen Punkt fixieren, Gewicht auf rechtes Bein verlagern, dabei Hüfte, Bauch- und Gesäßmuskeln anspannen.
- Linkes Bein anheben und die Fußsohle an der Innenseite des rechten Knies positionieren.
- Hände über dem Kopf zusammenführen und die Handflächen aneinander legen.
- Schultern wieder absenken und den Bauch anspannen.
- Position acht konzentrierte Atemzüge halten.
- Arme und Bein nach unten führen, nachspüren und Haltung mit linkem Standbein aufbauen, acht Atemzüge halten.
- Zum Nachspüren mit den Händen vorm Herzen in aufrechter Haltung stehend meditieren.

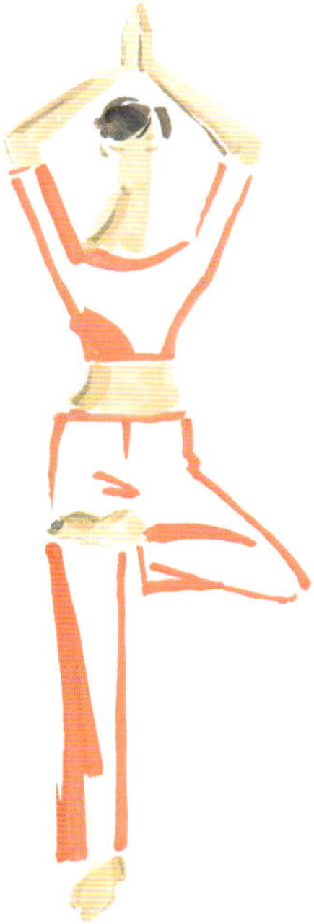

Für Fortgeschrittene – »Baum 3« (Vrkshasana 3)

Zur Vervollkommnung der Baum-Haltung wird ein Bein weit angehoben und die Hüfte möglichst weit nach außen gedreht, was das Beinmuskeltraining verstärkt. Im tiefen Atem, Konzentration und Balance fließt Energie über die Äste und Zweige Ihres Lebensbaums in das Herz-Chakra. Wählen Sie von den beiden Varianten eine für Sie angenehme für die Fußhaltung!

- Im »Aufrechten Stand« linkes Bein anheben.
- Fußsohle zum Beckenboden an Innenseite des rechten Oberschenkels positionieren oder Fußrücken zur Leiste des Oberschenkels ablegen.
- In der Balance Arme tief einatmend anheben und Hände mit den Handflächen zueinander über dem Kopf zusammenführen.
- Bauch angespannt lassen, um ein Hohlkreuz zu vermeiden.
- Position acht konzentrierte Atemzüge halten.
- Hände in Gebetshaltung in Herzhöhe führen und die Position einen weiteren Atemzug mit den Gedanken an den Grund des Übens halten.
- Linken Fuß wieder zur Erde stellen.
- Asana mit linkem Standbein aufbauen und acht Atemzüge verweilen.
- Zum Nachspüren mit den Händen vorm Herzen in aufrechter Haltung stehend meditieren.

Übung VI

Für Anfänger – »Dreieck 2« (Trikonasana 2)

Durch die Ausbreitung der Arme weitet sich der Brustkorb, und die Brustwirbelsäule wird flexibilisiert, was das vordere und rückwärtige Herz-Chakra in höhere Schwingung versetzt. Achtung: Übung nicht bei schmerzhafter Skoliose der Brustwirbelsäule ausführen!

- Wiederholen Sie die Übung »Dreieck 2» (Seite 95), jedoch mit verstärkter Brustkorbdehnung, die Hand am Knöchel abgestützt.
- Position für sechs Atemzüge lang auf jeder Seite halten.
- Position über »Ausfallschritt« verlassen, aushängen lassen und dem Energiefluss im Brustraum nachspüren.

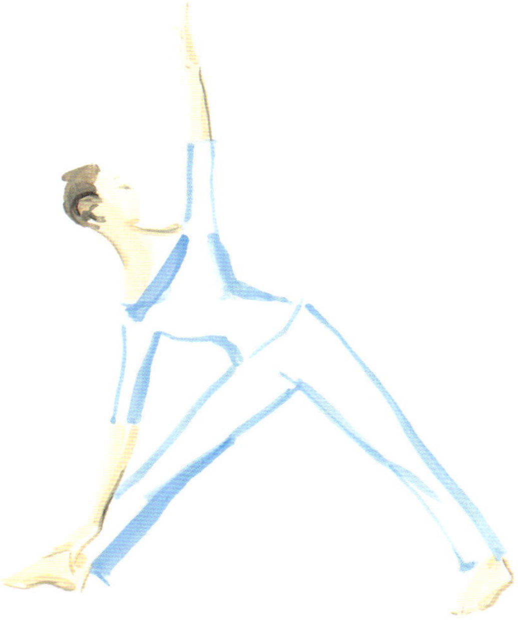

Für Geübte – »Dreieck 3« (Trikonasana 3)

Die Dehnung des Brustkorbs wird mit der Version erweitert. Die seitliche Neigung des Oberkörpers, mit der Hand als Stütze am Boden oder auf einem Block abgestützt, verstärkt die Streckung der Zwischenrippenmuskulatur. Beide Arme bilden eine senkrechte Achse, was den Brustbereich weitet und Prana pulsierend fließen lässt. Achtung: Nicht mit schmerzhafter Skoliose der Brustwirbelsäule ausführen!

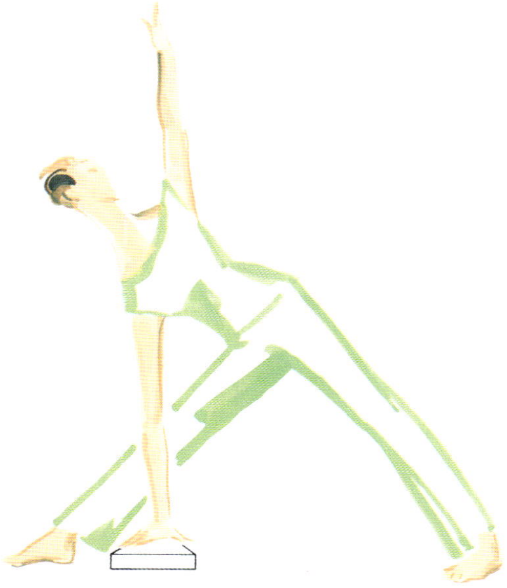

- Wiederholen Sie die Übung »Dreieck 3« (Seite 96), jedoch mit verstärkter Brustkorbdehnung, Hand auf der Erde oder auf einem Block abstützen.
- Nach sechs Atemzügen die Position über einen »Ausfallschritt« verlassen und Oberkörper aushängen lassen.
- Aufrollen, »Dreieck 3« nach links aufbauen und für sechs Atemzüge halten.
- Abschließend aushängen lassen und dem Energiefluss im Brustraum nachspüren.

Für Fortgeschrittene – »Dreieck 4« (Trikonasana 4)

»Dreieck 4« setzt ein gutes Balance- und Körpergefühl voraus, da der Oberkörper in der Beingrätsche gedreht wird und Sie nach hinten blicken. Der Brustkorb und Ihre Brustwirbelsäule werden dadurch optimal geweitet und flexibilisiert. Der anschließende Prana-Anstieg im Körper gibt Ihnen das Gefühl, ein junges Herz zu haben.

- Rechten Fuß zehn Zentimeter versetzt zum linken Fuß stellen und dann Beine grätschen. Rechten Fuß im rechten Winkel nach rechts drehen, linken Fuß um 30° nach rechts eindrehen. Den Oberkörper nach rechts drehen und Arme schulterhoch ausbreiten.
- Mit einer weiteren Rotation des Oberkörpers nach rechts und unten.
- Linke (!) Hand zum Knöchel oder an der Außenseite des rechten Fußes platzieren.

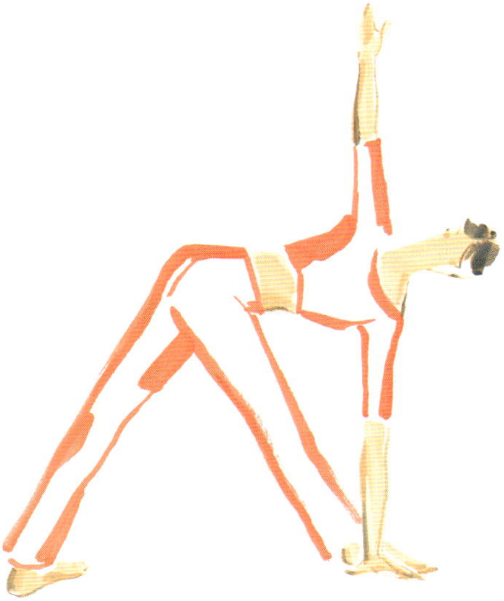

- Rechten Arm weit zum Himmel strecken (Handfläche zeigt nach hinten) und dann den Brustkorb weit drehen und dehnen.
- Nacken lang und locker halten und Gesicht nicht zum Himmel drehen, sondern nach hinten blicken.
- Die Balance halten und sechs gleichmäßige Atemzüge lang in Position verweilen.
- Um Position zu verlassen, Füße fest zur Erde drücken, Beine, Bauch und Gesäß anspannen.
- Den Oberkörper mit ausgebreiteten Armen wieder zur Mitte drehen.
- Aus Beingrätsche Füße springend zusammenstellen.
- Linken Fuß zehn Zentimeter weiter vorne positionieren. Ausgangsposition nach links aufbauen und die Asana für sechs Atemzüge ausführen.
- Zum »Aufrechten Stand« zurückkommen, Oberkörper zur Entspannung der Wirbelsäule nach unten aushängen lassen und Energiefluss nachspüren.

Übung VII

Für Anfänger – »Held 1« (Virabhadrasana 1)

Heldenhaft werden Sie sich in dieser Haltung fühlen, die Ihnen Mut, Stärke und Zielorientiertheit verschafft. »Virabhadra« ist der Namen eines Helden aus den Mythen der indischen Götterwelt. Helden brauchen für ihre Taten großes Atemvolumen und müssen beherzt sein. Alle Varianten dieser Übung weiten Ihren Brustkorb.

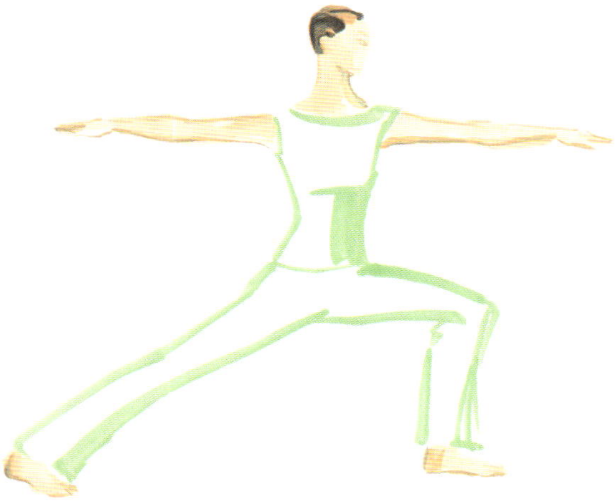

- Grundposition »Dreieck« einnehmen (Seite 95).
- Arme schulterhoch ausbreiten, Handflächen zeigen zur Erde.
- Linkes Knie im rechten Winkel beugen (Knie in einer Linie mit Fuß ausrichten!).
- Oberkörper verbleibt mittig und gerade aufgerichtet.
- Kopf nach links drehen und zur linken Hand blicken.
- Den rechten Arm weit nach hinten ziehen und Schulterblätter zur Dehnung des Brustkorbs zueinander führen.
- Fünf Atemzüge Position »Held 1« halten.
- Linkes Kniegelenk wieder strecken und beide Beine anspannen.
- Kopf und Oberkörper wieder mittig ausrichten. Füße nach rechts wenden und Arme ausgestreckt lassen. Rechtes Knie anwinkeln, Position nach rechts für fünf tiefe Atemzüge mit Blick zur rechten Hand ausführen.
- Beine springend zusammenführen. Im »Berg« der Kraft im Herzraum nachspüren.

Für Geübte – »Held 2« (Virabhadrasana 2)

Ein Bogenschütze wird mit der Haltung »Held 2« dargestellt, denn ein Ziel wird anvisiert und der Geist vollkommen darauf ausgerichtet.
Die Position ist ein Symbol des Yoga-Weges und des Strebens nach höchster Vollkommenheit und keine Darstellung einer aggressiven Handlung.
Als starke Energieübung ist sie geeignet, um sie morgens vor dem Alltagstreiben zu praktizieren.
Achten Sie auf lockere, abgesenkte Schultern, und atmen Sie ruhig und bewusst.

- Position »Held 1«, jedoch Oberkörper mit den Händen vor Brust nach rechts drehen und das Becken ebenfalls in Laufrichtung ausrichten.
- Arme gerade nach vorne strecken, Hände parallel halten, Handflächen Richtung Erde.

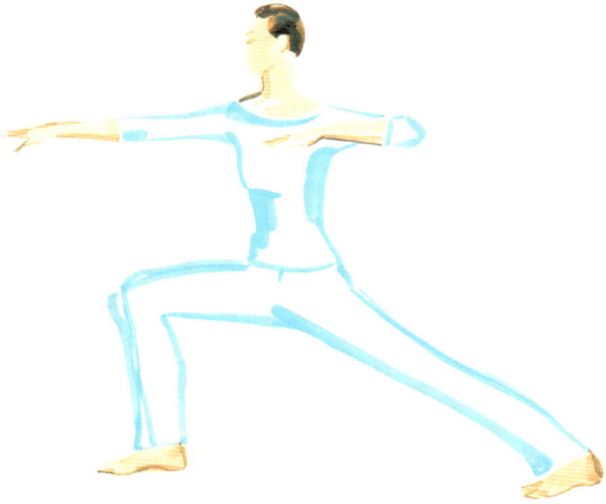

- Den linken Arm kraftvoll angewinkelt nach hinten ziehen und einen unsichtbaren Bogen spannen, Oberkörper dabei nicht nach vorne neigen.
- Linke Hand neben Schulter positionieren und Ellbogen, Schulter und Hand in gleicher Höhe halten.
- Schultern tief atmend absenken und Brustbein anheben. Position fünf Atemzüge halten.
- Abschließend linken Arm wieder in gleicher Höhe zur rechten Hand nach vorne strecken und Hände vor der Brust zusammenlegen.
- Rechtes Knie wieder strecken.
- Oberkörper mittig zurück in die Beingrätsche führen, Füße nach vorne ausrichten.
- Asana nach links aufbauen und fünf konzentrierte Atemzüge halten.
- Beine springend zusammenführen und
- Im »Berg« der Kraft im Herzraum nachspüren.

Für Fortgeschrittene – »Held 3« (Virabhadrasana 3)

Dieser »Held« bedankt sich aufrichtig bei seinem Gott für die Unterstützung. Der Brustkorb wird aufgrund der Rückwärtsbeuge im gegrätschten Stand intensiv gedehnt und das Herz-Chakra weitet sich vor Freude über den errungenen Sieg. Die Standfestigkeit der Füße wird gekräftigt, was zusätzlich auch die Bein- und Gesäßmuskeln trainiert.

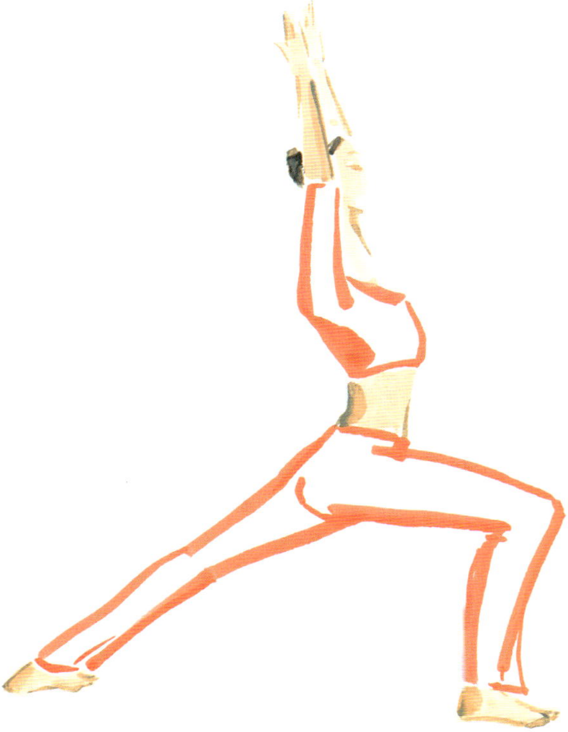

- Die Grundposition für »Held 2« einnehmen, Hände vor Brust falten und dann gen Himmel strecken, Oberkörper dabei nach hinten neigen.
- Position für fünf Atemzüge halten.
- Mit den Beinen zusammenspringen und Asana nach rechts aufbauen.
- In rechter Ausrichtung Position fünf konzentrierte Atemzüge halten.
- Abschließend die Beine springend zusammenführen.
- Im »Berg« der Kraft im Herzraum nachspüren.

Übung VIII

Abschlussmeditation für alle Niveaus – »Herz-Mudra«

Zum Nachspüren der Yoga-Sequenz werden Sie das Licht Ihres Herzens fließen lassen und mit anderen teilen. Sie können dabei in der Rückenlage oder in einer Meditationshaltung verweilen. Lassen Sie diesen Abschlussteil nicht aus, denn er komplettiert Ihre Übungseinheit und vertieft Ihren individuellen Weg des Yoga.

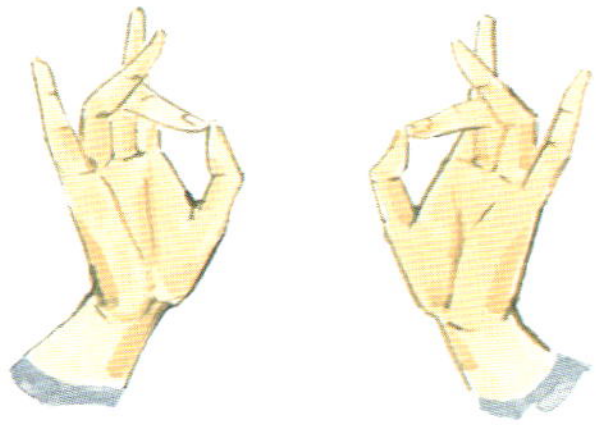

- Setzen Sie sich auf ein Kissen in eine Meditationshaltung, oder legen Sie sich in der Rückenlage auf Ihre Yoga-Matte.
- Der Körper ist völlig locker und entspannt.
- Breiten Sie Ihre Arme etwas aus.
- Öffnen Sie die Hände weit, und halten Sie die Finger locker.
- Legen Sie jeweils die Kuppen des Daumens und Mittelfingers aneinander.
- Führen Sie links die Kuppen des Daumens und Ringfingers zusammen.
- Weiten Sie Ihren Brustraum im Atem und stellen Sie sich die feinstoffliche Energie als hellgrünes Licht vor, das über Ihr Herz-Chakra in Ihren Körper fließt und sich überall im Organismus verteilt.
- Hellgrünes Licht strömt durch alle Zellen Ihres Körpers und erfüllt ihn mit Prana. Teilen Sie das Licht der Liebe mit Ihren Mitmenschen, indem Sie es über alle Hautporen nach außen fließen lassen.
- Sie erhalten hellgrünes Licht und geben Licht, Sie erhalten Liebe und geben Liebe.
- Beenden Sie Ihre Meditation mit der Affirmation: **»Ich bin bereit, Liebe zu geben«**, und nehmen Sie sich für heute vor, jemandem spontan und ganz frei von Erwartungen als Geste der Liebe etwas Gutes zu tun.

»Mudra« – Siegel zwischen Körper, Geist und Seele

Wörtlich bedeutet »Mudra« »Glück gebend«. Durch Formen eines Mudra wird die Konzentration gestärkt, indem die feinstofflichen Energiebahnen, die Nadis, miteinander verbunden werden. Zielsetzung der Mudra-Praxis ist es, die Energie des Prana im Körper gezielt zu lenken und verborgene Kräfte zu wecken. Mudras lassen sich mit den Fingern, den Augen, der Zunge oder mit dem ganzen Körper darstellen.
Sie können Mudras überall und jederzeit ausführen. Wenn Sie beispielsweise Ihre Konzentration stärken wollen, legen Sie mit einer oder beiden Händen die Fingerkuppen von Ring-, Mittelfinger und Daumen aneinander, und spüren Sie die zentrierende Wirkung dieser Fingerhaltung.

Der Hals – Ausdruck des Lebens (Hals-Chakra)

Mit dem ersten Atemzug fängt das körperliche Leben an, mit dem letzten Atemzug verlässt die Seele die körperliche Hülle. Dazwischen liegen bei einer Lebensspanne von etwa 80 Jahren über 600 Millionen Atemzüge.
Eine hinduistische Legende besagt, dass der Schöpfergott Shiva allen Lebewesen eine bestimmte Anzahl von Atemzügen für ein Leben zuteilt. Je nach Einsatz der Atemzüge, also hastig und schnell oder geruhsam und tief, ist das Atemkontingent früher oder später aufgebraucht. Verlängern Sie Ihre Lebensspanne durch ruhiges, tiefes Atmen, wie Sie es auf dem Pfad des Yoga erlernen.

»Im Atemholen sind zweierlei Gnaden – die Luft einziehen und sich ihrer entladen. Jenes bedrängt, dieses erfrischt. So wunderbar ist das Leben gemischt.«
Johann Wolfgang von Goethe

Das Wunder der Sauerstoffaufnahme

Die Nase ist der sichtbare Teil der Atemorgane. Sie hat die Aufgabe, die Atemluft anzuwärmen, zu reinigen und anzufeuchten, um sie für den Organismus verträglicher zu machen. Geatmet wird im Yoga ausschließlich über die Nase, nicht durch den Mund, dessen primäre Aufgabe es ist, Nahrung aufzunehmen. Die Schleimhaut der Nase fängt schädliche Bazillen ab, bevor Atemluft über den Rachen hinunter in die Luftröhre fließt, um von dort in die Stämme der beiden Bronchien zu gelangen.
Die Bronchien verzweigen sich wie ein Baum vom Stamm aus in kleinere und noch kleinere Äste und Lungenbläschen. Ihre Aufgabe ist es, die Luft aus der Umwelt in die Lungen zu transportieren. Nur mit ausreichender Sauerstoffzufuhr können die Funktionszellen des Körpers grobstoffliche Energie zum Leben produzieren, neue Zellen und Ersatzteile bauen, mikrobiologische Angriffe abwehren und Organe gesund halten.
Aber was, wenn nicht genügend Sauerstoff in der Körper gelangt? Nur wenige Minuten kann der Körper ohne Atem überleben. Der Hauch des Lebens ist unverzichtbar. Die Atemorgane gelten daher als Beziehungsorgane zwischen dem Mensch und seiner Umwelt.
Lungenasthma ist weltweit auf dem Vormarsch. Krampfartig ziehen sich dabei die Bronchien zusammen – und Atmen ist in solchen Momenten für die Patienten kaum noch möglich. Eine ganzheitliche Therapie und vermehrte Energiezufuhr des Prana können unter Umständen asthmati-

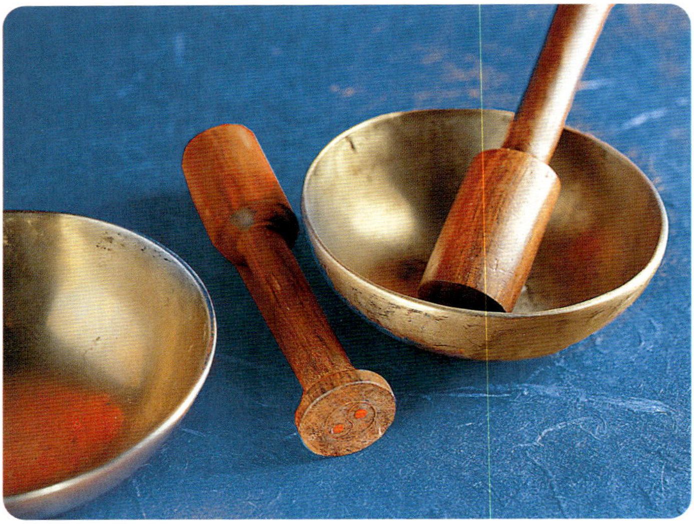

Der Ton einer Klangschale harmonisiert die Schwingung im Körper und in der Umgebung.

sche Beschwerden lindern. Auch die Zahl der Lungenentzündungen nimmt wieder zu – auch bei jüngeren Menschen. Aus einer verschleppten Erkältung kann sich schnell eine Lungenentzündung entwickeln. Achten Sie im Krankheitsfall auf Ihre innere Stimme: Der Körper verlangt nach entsprechenden Regenerationphasen, um die gesunde Funktion des Organismus sichern zu können. Erkrankungen der Atemorgane werden ganzheitlich dahingehend gedeutet, dass es dem Erkrankten an Luft zum Leben mangelt. Etwas oder jemand schnürt ihm wortwörtlich den Lebenshauch ab. Ein Mensch, der nur flach atmet, ist wenig lebensfreudig, aber jemand, der mit voller Brust atmet, steht auch voll im Leben und besitzt Wortgewalt. »Ich habe das Gefühl, daran zu ersticken«, »es nimmt mir den Atem«, »mir bleibt vor Schreck die Luft weg« ... all das sind Redewendungen, die Atemnot im übertragenen Sinn ausdrücken. Tiefer Atem dagegen zeigt Freude und Erleichterung und formt dazu noch die menschliche Sprache mit entsprechenden Worten. Diese verdeutlicht, warum der Atem, die Atemorgane und das Hals-Chakra eine wichtige Rolle auf dem Weg des Yoga spielen.

»Stillsitzend regle er die Atmung auch, nur durch die Nase kommt und geht der Hauch. Wie jener Wagen mit den schlechten Pferden kann jetzt das Denken gezügelt werden.«
Upanishaden

Im Einklang mit sich selbst sein – harmonische Schwingung des Hals-Chakras

Mit Hilfe des Hals-Chakras und des dort einfließenden Prana ist es dem Menschen möglich, Schwingungen im zugeordneten Element des Äthers zu erzeugen. Sprache, Geräusche und Gesang versetzen die Stimmbänder im Kehlkopf in Schwingung, die sich zuerst im eigenen Resonanzkörper und dann außerhalb des Körpers ausbreitet. Chöre in Kirchen können alte Gemäuer in Schwingung versetzen – und nach einem Konzert fühlen Sie sich wortwörtlich beschwingt, weil Ihr Körper die Frequenzen der Töne ganz in sich aufgenommen hat. Wenn Sie sich in einem Raum mit einer guten Resonanz befinden (sehr beliebt ist hier das Bad), dann testen Sie, wie das Tönen von »OM« (Seite 98) die Umgebung in Schwingung versetzt. Nach dem alten vedischen Wissen des Nada-Yoga, des Yoga des Klangs, besteht das Universum aus Schwingung. Alle darin befindlichen Moleküle sind wie Perlen auf Schnüren aufgereiht und schwingen harmonisch miteinander wie ein Netz.

In der Regel ist diese Harmonie des Universums auch im menschlichen Miteinander zu finden, aber es gibt eben zahlreiche Ausnahmesituationen. Wenn Sie das nächste Mal feststellen, dass Ihr Kind, Ihr Partner, Ihr Chef oder der nächstbeste Autofahrer »schräg drauf« sind, dann fragen Sie sich, ob diese seltsame Schwingung nicht vielleicht von Ihnen selbst ausgeht und Sie – nicht das Gegenüber – mit sich gerade nicht im Einklang sind. In diesem Fall wäre Ihr Hals-Chakra in Unordnung. Durch Musik, den Ton einer Klangschale, durch das Tönen von »OM« oder durch ein herzliches Lachen bringen Sie sich jedoch wieder in harmonische Schwingung – und dies wird sich spürbar positiv auf Ihre Umgebung auswirken. Das fünfte Chakra im Hals und Nacken äußert durch körperlichen und verbalen Ausdruck, was den Charakter eines Menschen ausmacht. Es zeigt die Schwingung des Menschen in seiner Umgebung und in der Wirkung auf seine Mitmenschen.

»Schläft ein Lied
in allen Dingen,
die da träumen fort
und fort,
und die Welt fängt an
zu singen,
triffst du nur das
Zauberwort.«
Joseph von Eichendorff

Die unterstützende Kraft der Steine

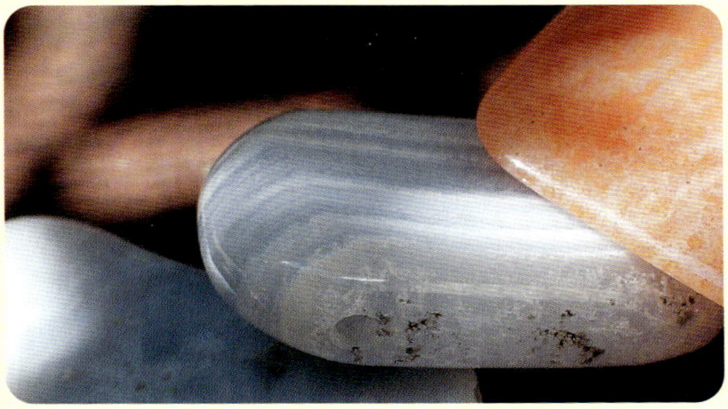

Chalcedon tritt in verschiedenen Färbungen auf. Schon in der Antike galt der bläuliche Chalcedon als der Stein der Redner. Seine hellblaue Farbe macht die Zuordnung zum Hals-Chakra deutlich.

Das Tragen von speziellen Edelsteinen in Form von Halsketten oder Anhängern vitalisiert Ihr Hals-Chakra und fördert Ihre Ausdrucksfähigkeit.

Die Schwingungen des hellblauen Chalcedons zum Beispiel beruhigen und wirken gegen einen »Kloß« im Hals. Sie können überdies heilsam bei Schilddrüsenüberfunktionen sein. Der Aquamarin ist hilfreich bei Allergien der Atemwegsschleimhäute, unterstützt Ihre intuitive Ausdruckskraft und die klare Sicht der Dinge. Der Türkis stärkt Ihre Energie und gleicht Stimmungsschwankungen aus. Türkis sollte jedoch nicht ständig, sondern nur zu bestimmten Situationen getragen werden und ist nicht angezeigt bei einer Schilddrüsenüberfunktion.

Die Brücke zwischen Herz und Kopf

Spezielle Fingerhaltungen (Mudras) werden in vielen Kulturen zur Untermalung von Sprache oder zur Aktivierung von Energie eingesetzt. Dieses Mudra stärkt das Hals-Chakra.

Es sind die ausgeklügelte Phonetik, komplexe Sprache und Ausdrucksweise mit entsprechender Schrift, die uns als Menschen auszeichnet und von Tieren und anderen Lebensformen unterscheidet. Annähernd fünftausend verschiedene Sprachen sind auf unserem Planeten zu finden. Nase, Mund und Hals sind Teil der Atemorgane und Entstehungsort der Kommunikation. Ort der Kommunikationsfähigkeit und Ausdruckskraft ist das Hals-Chakra. Die feinstoffliche Energie im Hals-Chakra fasst die liebevolle Zuwendung zu einem Menschen in Worte. »Du bist, was Du sprichst«, ist eine Grunderkenntnis der Yoga-Philosophie. Der Sanskritname des Hals-Chakras lautet »Vishuddha«, bedeutet »Reinheit« und wird mit hellblauer Farbe symbolisiert. Rein und ehrlich sollten die dort geformten Worte sein. Wenn sich Ihr Hals-Chakra wie ein Knoten zusammenzieht, fragen Sie sich, ob Ihre Seele gerade eine verbale Verletzung erfährt oder ob Sie Probleme haben, die richtigen Worte zu finden. Beides kann reflektiert und geklärt werden – und der »Kloß im Hals« verschwindet. Lassen Sie Ihr Hals-Chakra die feinstoffliche Brücke zwischen Fühlen und Denken schlagen. Teil der Ausdruckskraft des Menschen und mit dem fünften Chakra verbunden sind auch unsere Hände. Gesten können liebevoll sein oder Aggressivität vermitteln. Im Yoga werden Mudras (Seite 117) eingesetzt, um die Energieströme zu ordnen und in richtige Bahnen zu lenken. Sie machen unter anderem die Hände flexibel und fördern die Arbeit des »Vishuddha«. Die Ausübung von Mudras ist hilfreich für einen harmonischen Klang des Hals-Chakras. Werden Sie sich bewusst: Die Schwingung in Ihrem Wirkungskreis erzeugen Sie mit Hilfe Ihres Hals-Chakras.

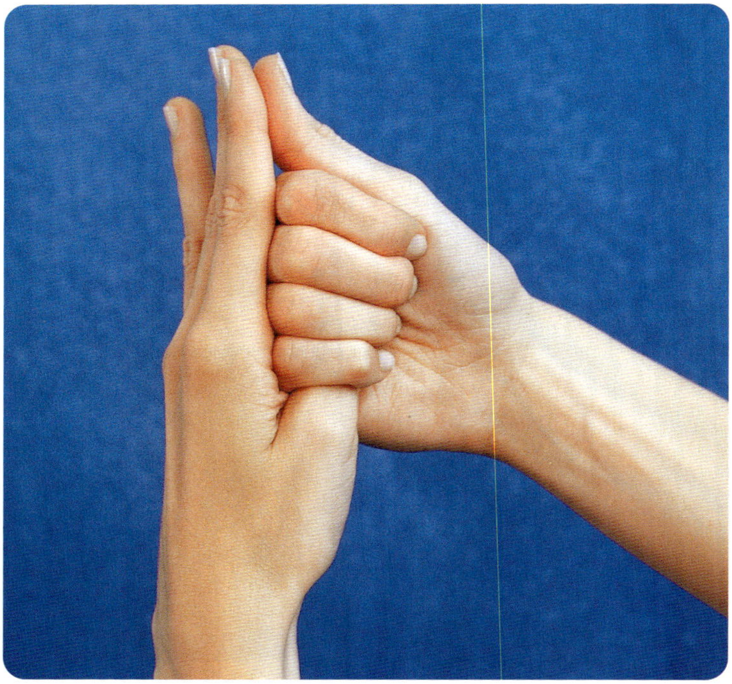

Zur Ausdruckskraft zählt auf stofflicher Ebene auch die Schilddrüse, die dem Hals-Chakra untergeordnet ist. Sie ist als Hormondrüse für den Antrieb des Körpers zuständig und regelt unter anderem die Aktivität oder Passivität eines Menschen und ob dieser ein eher agiles, hitziges Gemüt oder einen müden, phlegmatischen Habitus aufweist.

Übungen für das Hals-Chakra

Während der Praxis von Asanas wird die Aufmerksamkeit auf den Atemrhythmus gelenkt und so das Atemvolumen vergrößert. Allein dies hat schon eine tief greifende Wirkung auf den Übenden, aber mit gezielten Atemübungen bewirkt der Yogi zusätzlich eine vermehrte Sauerstoff- und Prana-Aufnahme in seinen Organismus.
Die Vertiefung des Atems ist ein Teil der Magie des Yoga. Während des tiefen Atemrhythmus werden die Muskeln trainiert, die den Atemvorgang ermöglichen: Zwerchfell, Brustmuskeln, Zwischenrippenmuskeln, Hals- und Schultermuskulatur.
Wenn Sie vor Stress die Schultern anspannen, atmen Sie flacher. Versuchen Sie, tief durchzuatmen, den Schultergürtel dabei zu lockern, und trinken Sie ein Glas reinen Wassers – und alles geht leichter. Atmen ist die wichtigste Lebensübung. Der Hals und die Atemorgane sind Ausdrucksformen des Lebenshauch im wörtlichen Sinne.

Bitte beachten!
Die Übungen in diesem Kapitel dienen dem Ausgleich der Halsthematik und sind für alle Menschen, die sie achtsam ausführen, geeignet. Bei ausgeprägter Schilddrüsenüberfunktion sollten Sie Ihre Asana-Praxis jedoch nicht übertreiben, um die Hormonproduktion nicht noch weiter anzutreiben. Halten Sie die Positionen gegebenenfalls nur wenige Atemzüge.

So bereiten Sie sich vor

Sollten Sie an Ihrem Übungsplatz die Möglichkeit haben, Musik zu hören, dann beginnen Sie heute Ihre Yoga-Sequenz damit. Die Musik sollte sanft sein und Ihren Körper in meditative Schwingung versetzen. Wählen Sie eine Musik, die Sie als Ritual ausschließlich zur Yoga-Praxis hören, um sich damit leicht in die richtige Stimmung zum Üben versetzen zu können. Auch eine Klangschale erzeugt wohltuende Schwingungen in Ihrem Übungsraum. Die tiefen Klänge wirken anregend auf Ihre unteren Chakras, höhere Schwingungen auf die oberen Chakra-Bereiche. Es gibt beispielsweise CDs (Seite 176), auf denen nur Klangschalen zu hören sind. Sie eignen sich sehr gut für die Yoga-Praxis.
Mit den folgenden Asanas steigern Sie den Prana-Fluss im Hals-Chakra-Bereich. Sie trainieren Ihre Atmungsorgane, Hals- und Nackenmuskulatur und fördern Ihre Ausdruckskraft.

Übung I

Anfangsmeditation für alle Niveaus »Yogi-Atmung«

Die »Yogi-Atmung« wird auch »Drei-Stufen-Atmung« genannt und entspricht dem physiologischen Atemablauf. Die erste Stufe ist als Bauchatmung zu spüren und wird durch die Anspannung und Entspannung des Zwerchfells verursacht. Die zweite Stufe dehnt den Brustkorb durch das Aufblähen der Lungenflügel im Atemzyklus – sie wird als Flankenatmung bezeichnet. Die dritte Stufe ist die Lungenspitzenatmung, die mit Hilfe der Schulter- und Brustmuskulatur ausgeführt wird. Die aktive Anspannung aller Atemmuskeln bewirkt das Einatmen, die passive Entspannung der Muskelgruppen lässt den Körper ausatmen. Mit der nun folgenden Pranayama-Übung werden Sie Ihre Atemwahrnehmung und Ihre Konzentrationsfähigkeit fördern. Wenn Sie Ihren Rücken, der gerade aufgerichtet bleiben sollte, während der Übung etwa stützen möchten, dann lehnen Sie sich an eine Wand.

- Setzen Sie sich aufrecht auf ein Meditationskissen mit einer für Sie bequemen Haltung.
- Nach einigen bewussten Atemzügen legen Sie die Hände flach auf den Bauch.
- Lassen Sie Ihren ruhigen Atem für zwölf Zyklen in Ihren Bauchbereich fließen. Die Bauchdecke hebt sich beim Einatmen und senkt sich nach innen während des Ausatmens.
- Visualisieren Sie hellblaues Licht, das in Ihren Bauchraum fließt.
- Legen Sie die Handflächen an Ihre Flanken, lassen Sie dabei die Schultern locker.

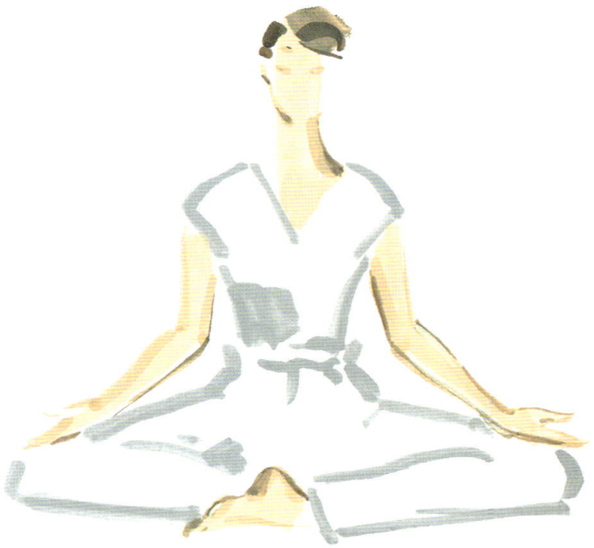

- Spüren Sie während zwölf Atemzyklen die Brustkorbausweitung zu den Flanken beim Einatmen und eine Senkung der Rippen beim Ausatmen, visualisieren Sie hellblaues Licht.
- Legen Sie die Hände flach auf den oberen Brustkorb, die Fingerkuppen auf die Schlüsselbeine, lassen Sie die Schultern locker.
- Spüren Sie zwölf Zyklen lang beim Ein- und Ausatmen das Heben und Senken der Schlüsselbeine und lassen Sie hellblaues Licht in Ihren Atemraum fließen.
- Abschließend legen Sie die Hände zurück auf die Oberschenkel und verbinden konzentriert die drei Stufen der »Yogi-Atmung« (Bauch, Brustkorb und Schultern) miteinander.

- Verweilen Sie nach dem Einatmen einige Sekunden ohne Atembewegung, damit der Organismus Zeit hat, Prana im Körper zu verteilen.
- Beim Ausatmen halten Sie die gleiche Reihenfolge ein: Bauch, Brustkorb und Schultern.
- Je weiter Sie den Bauchnabel bei dieser Atemwelle nach innen ziehen, desto mehr können Sie auch in den oberen Atembereichen ausatmen.
- Nach zwölf Atemwellen (Einatmen, Anhalten, Ausatmen ...) lösen Sie Ihre Konzentration vom Atemrhythmus, und lassen Sie Ihren Atem ohne Kontrolle in Ihren Körper fließen.
- Nach einigen Atemzügen beenden Sie die Übung mit dem Satz:
  »Ich stärke Reinheit und Klarheit meiner Worte.«

Übung II

Für alle Niveaus – »Fließende Mudras«

Die fließende Bewegung Ihrer Hände fördert Ihre Konzentration bei gleichzeitiger Flexibilisierung der Handgelenke und Finger. Die Abfolge der Fingermudras gelingt besser, wenn Sie Ihre Schultern locker lassen. Arm- und Brustkorbmuskeln werden gefördert und flexibilisiert. Achten Sie darauf, dass die Hände beim Drehen nie den Kontakt zueinander verlieren!

- Kuppen der Zeigefinger und Daumen der jeweiligen Hand zusammenführen und während der gesamten Übung zusammenhalten.
- Handinnenseiten zum Körper hin öffnen, Zeigefinger und Daumen der jeweiligen Hand bleiben verbunden.
- Hände zur Brust drehen, sodass Handrücken aneinander liegen.
- Hände nach unten einrollen, Finger zeigen Richtung Nabel, und wieder vom Körper wegdrehen, und weiter drehen, bis die Daumenballen wieder aneinander liegen, Außenkanten und alle Fingerkuppen zusammenführen.

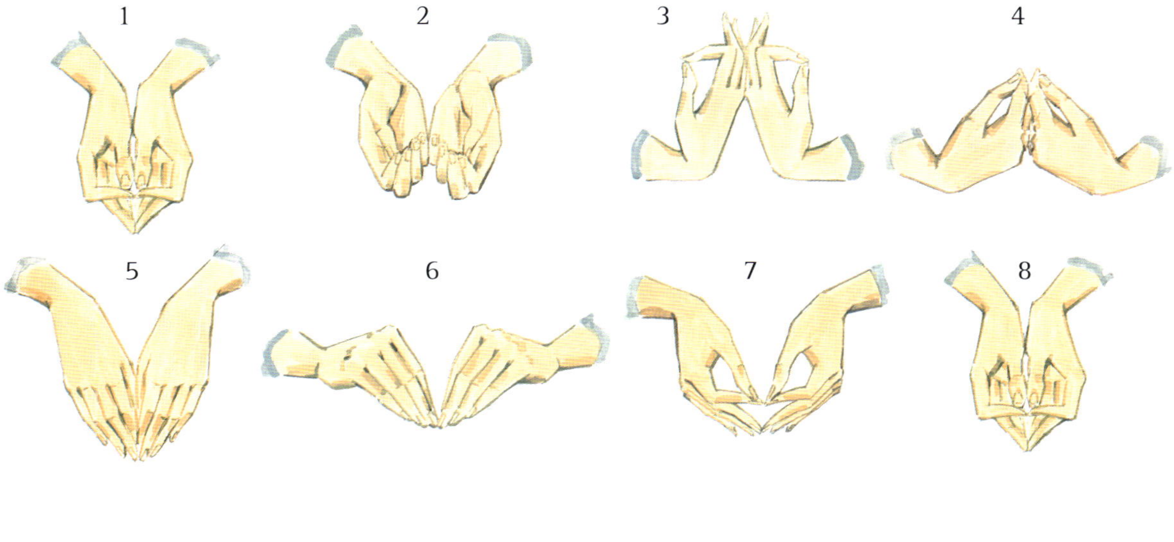

- Die Übung 20 Mal fließend wiederholen.
- Kurz innehalten und fließende die Drehbewegung der Hände nun entgegengesetzt ausführen: Die Außenkanten öffnen sich, Finger werden vom Körper weg und nach unten gedreht bis Handflächen zueinander finden.
- Hände zur Brust nach oben rollen bis die Daumenballen und Fingerkuppen sich erneut berühren.
- Die Arme und Hände locker hängen lassen und der fließenden Bewegung nachspüren.

Übung 11

Für Anfänger – »Schulterkreisen«

Mit dieser Übung trainieren Sie Ihren Schulter- und Nackenbereich und aktivieren Ihr Hals-Chakra. »Schulterkreisen« wird hier im Kniestand ausgeführt, kann aber auch stehend oder sitzend geübt werden. Die Übung wirkt belebend und ist ideal geeignet als kurze Bewegungspause fürs Büro. Bitte Bewegungen langsam und bewusst ausführen!

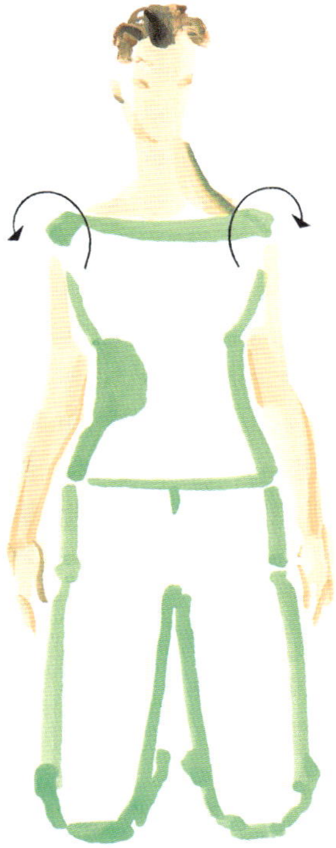

- »Kniestand« als Ausgangsposition einnehmen.
- Den Rücken aufrichten, den Kopf strecken und das Gesäß anspannen.
- Mit den Schultern rund und langsam kreisen, zehn Mal nach hinten und zehn Mal nach vorne kreisen.
- Auf die Fersen setzen und der Übung in »Yoga-Mudra« nachspüren.

Für Geübte – »Armkreisen«

Mit dieser Übung für das Hals-Chakra wird die Durchblutung des Schulter- und Nackenbereichs gefördert. »Armkreisen« können Sie ebenfalls wie die Übung »Schulterkreisen« im Stehen, Knien oder Sitzen ausführen. Es geht darum, langsame Bewegungen zu machen und ohne Schwung bewusst zu arbeiten.

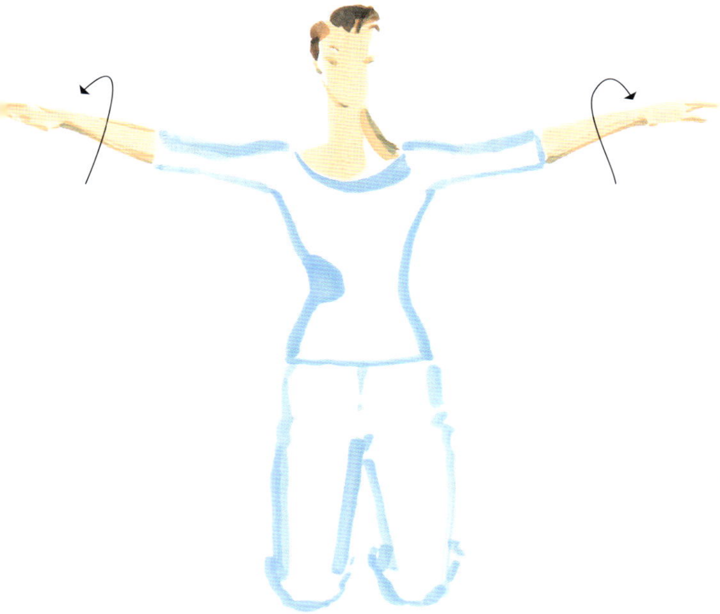

- »Kniestand« als Ausgangsposition einnehmen.
- Rücken aufrichten, Kopf strecken und Gesäß anspannen.
- Arme in Schulterhöhe weit ausbreiten und Handflächen nach unten wenden.
- Mit den Armen kleine Kreise ausführen, zehn Mal nach hinten, zehn Mal nach vorne.
- Auf Fersen setzen und in »Yoga-Mudra« nachspüren.

Für Fortgeschrittene – »Propeller«

Eine verstärkte Anspannung der Schultermuskulatur bewirkt eine intensive Durchblutung dieser Körperpartie. In der Drehung werden die Halsmuskeln gedehnt, die Halswirbelsäule flexibilisiert und das Hals-Chakra aktiviert.

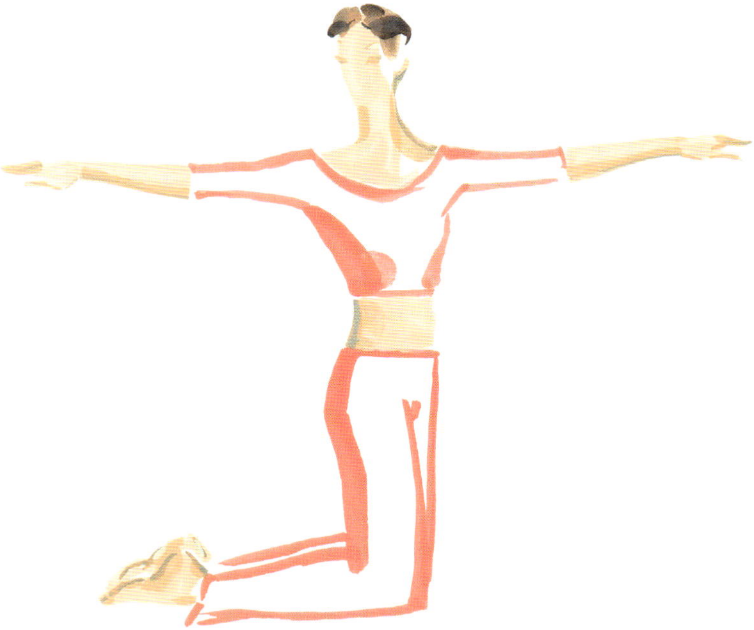

- »Kniestand«, Arme in Schulterhöhe ausbreiten. Kopf nach rechts wenden und zur rechten Hand schauen.
- Oberkörper mit ausgestreckten Armen und seitlich gerichtetem Kopf nach hinten drehen, sechs Atemzüge halten.
- Den Oberkörper wieder zurückdrehen, dann erst das Gesicht nach vorne ausrichten. Die Arme absenken, auf die Fersen absetzen, und die Schultern lockern.
- Übung nach links ausführen und für sechs Atemzüge in der Position verbleiben.
- Absetzen und in »Yoga-Mudra« nachspüren.

Übung III

Für Anfänger – »Gebogene Wirbelsäule 1« (Merudandasana 1)

Dies ist die erste Übung in einer Reihe von Positionen, die Ihre Wirbelsäule im Liegen rückwärts beugt. Die Asanas stärken die Rückenmuskulatur, dehnen den Brustbereich und vorderen Halsbereich um die Kehle.

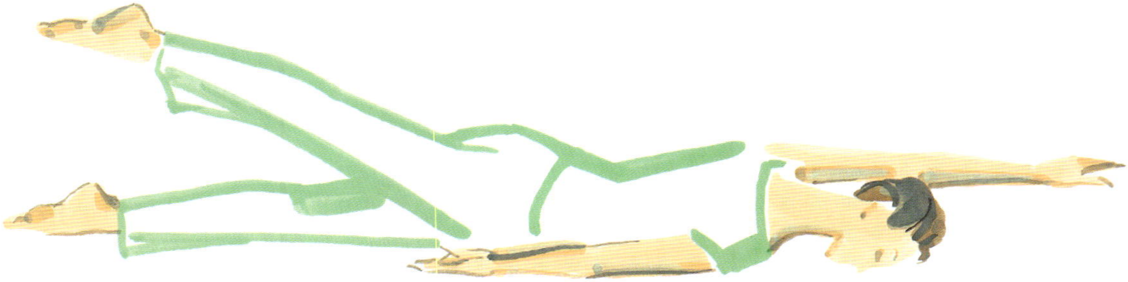

- Körper in »Bauchlage« bringen, Beine liegen eng aneinander, Stirn und Nase berühren die Erde, Arme eng am Oberkörper.
- Gesäßmuskeln fest anspannen, tief einatmen und Arme nach vorne ausstrecken.
- Rechten Arm und linkes Bein gestreckt vom Boden anheben und Position fünf Atemzyklen halten.
- Arm und Bein zur Matte zurücklegen, einen Atemzug verweilen, wiederholen.
- Anschließend linken Arm und rechtes Bein mit angespanntem Gesäß und den liegendem Kopf anheben, fünf Atemzüge halten, ablegen und ein zweites Mal wiederholen.
- In »Baby Krishna« (Seite 57) nachspüren und auf das Hals-Chakra konzentrieren.

Für Geübte – »Gebogene Wirbelsäule 2 (Merudandasana 1)«

Ihre Wirbelsäule (Merudana) wird gestärkt, was den Energiefluss anregt. Zusätzlich wird das Hals-Chakra aktiviert, da der Kopf mit angehoben wird und der vordere Chakra-Bereich gedehnt wird. Die Übung ist ein effizientes Training für Rücken- und Gesäßmuskulatur.

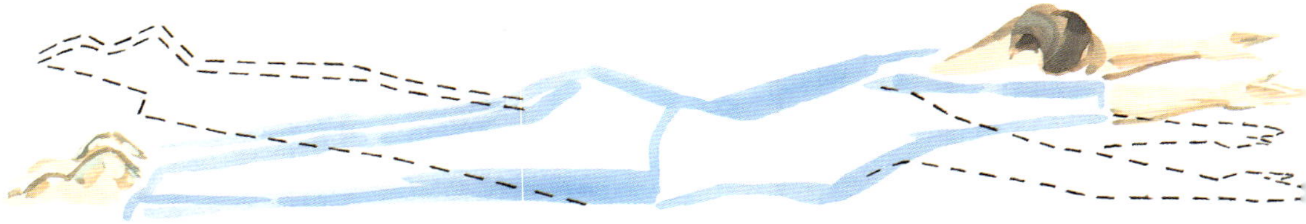

- »Bauchlage« als Ausgangsposition einnehmen, dabei sind die Arme ausgestreckt und das Gesäß fest angespannt.
- Gleichzeitig Arme und Kopf etwas vom Boden anheben, dabei den Kopf zwischen den Oberarmen halten (nicht in den Nacken legen!).
- Den Kopf sanft wieder ablegen und einen Atemzug in der Position verweilen.
- Übung ein zweites Mal für fünf Atemzüge wiederholen.
- Anschließend mit Nase, Kinn und Armen am Boden bleiben, aber mit angespannter Gesäßmuskulatur beide Beine gestreckt anheben.
- Nach fünf Atemzügen die Beine wieder zur Erde ablegen.
- Einen Atemzug in der Haltung verweilen und die Position für fünf Atemzüge wiederholen.
- In »Baby Krishna« der Wirkung nachspüren und auf das Hals-Chakra konzentrieren.

Für Fortgeschrittene – »Gebogene Wirbelsäule 3« (Merudandasana 1)

In dieser Variante der »Gebogenen Wirbelsäule« wird die Vorderseite Ihres Körper komplett gedehnt und die Wirbelsäule zu einem Bogen geformt. Während des tiefen Atmens darf Ihr Körper ins Schaukeln kommen. Der Kopf wird bei dieser Übungsvariante wiederum nur so weit angehoben, wie Sie Ihre Arme anheben können.

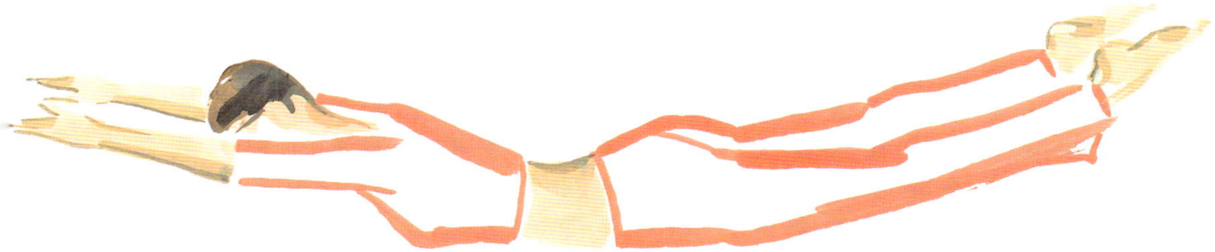

- Aus der »Bauchlage« als Ausgangsposition gleichzeitig Arme, Kopf, Brustkorb und beide Beine vom Boden abheben und für fünf Atemzyklen halten.
- Den Körper nun wieder flach zur Erde kommen lassen und für zwei tiefe Atemzüge lang neue Kraft tanken.
- Die Übung ein zweites Mal wiederholen, dabei den Kehlkopf nach vorne strecken und intensiv atmend den Körper langsam ins Schaukeln bringen.
- Der Wirkung der Übung abschließend in »Baby Krishna« nachspüren und auf das Hals-Chakra konzentrieren.

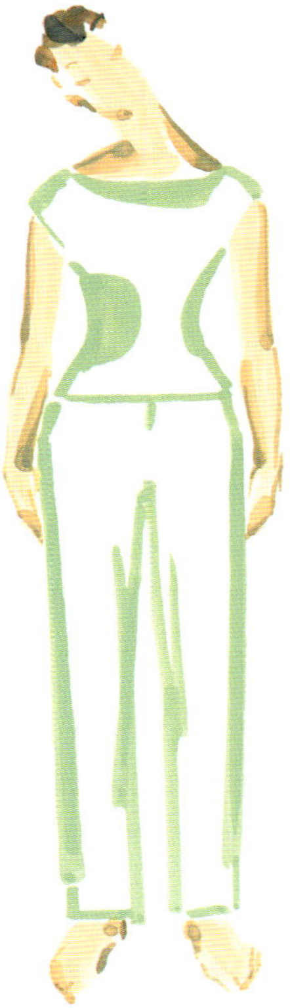

Übung V

Für Anfänger – »Halsmuskeldehnung 1«

Der Kopf wird von starken Muskeln gehalten. Eine überwiegend sitzende Haltung und Stress sind Gründe für die allgemein üblichen Verspannungen im Hals- und Nackenbereich. Mit der Übung »Halsmuskeldehnung« tun Sie etwas gegen Verspannungen. Es sind weiche Bewegungen ohne Anstrengung.

- »Aufrechter Stand« oder sitzende Ausgangsposition.
- Bauch, Gesäß und Hüften bewusst anspannen und halten.
- Punkt in Augenhöhe anschauen und im Blick behalten.
- Kopf nach links neigen (nicht drehen oder in Nacken legen).
- Tief einatmen, ausatmend Schultern lockern und fallen lassen.
- Acht Atemzüge in der Position bleiben, dabei ist der Oberkörper gerade aufgerichtet.
- Kopf langsam zurück zur Mitte aufrichten und Unterschied zwischen linker und rechter Halsmuskulatur spüren.
- Kopf nach rechts neigen und acht Atemzüge mit lockeren Schultern verweilen. Kopf mittig ausrichten und nachspüren.

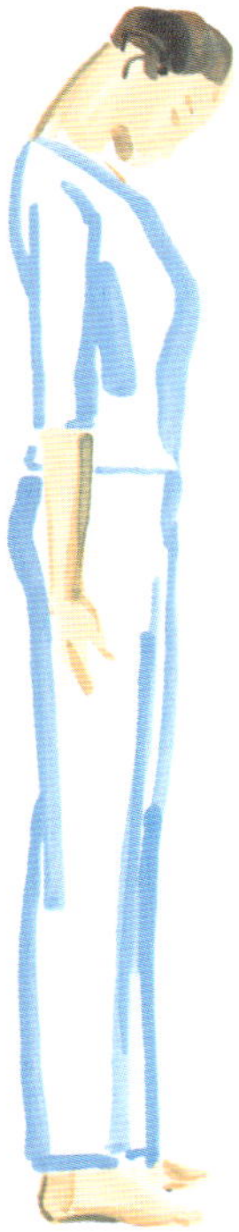

Für Geübte – »Halsmuskeldehnung 2«

Das Hals-Chakra wird bei dieser Übung aktiviert, da gezielt die hintere und seitliche Halsmuskulatur gedehnt werden. Führen Sie die Bewegungen langsam und achtsam aus, damit die Halswirbel sich gesund übereinander ausrichten können. Achtung: Die Pendelbewegung nicht ausführen, wenn Sie zu Schwindel neigen!

- Im »Aufrechten Stand« oder sitzend Bauch, Gesäß und Hüften bewusst anspannen und halten.
- Den Kopf nach vorne neigen und das Kinn Richtung Kehlkopf pressen.
- Tief einatmen, ausatmend die Schultern lockern und bewusst fallen lassen.
- Fünf Atemzüge in der Position verbleiben und das Kinn mit geneigtem Kopf sanft zehn Mal nach links und rechts pendeln, anschließend achtsam aufrichten und der Dehnung nachspüren.

Für Fortgeschrittene – »Halsmuskeldehnung 3«

Der erste Abschnitt dieser Übung entspricht der »Halsmuskeldehnung 1«, die aber durch leichtes Drehen des Kopfes verstärkt wird. Das Hals-Chakra am Beginn der Wirbelsäule wird aktiviert. Bitte achten Sie auf einen fest angespannten Beckenbereich, damit der Hals sich ohne Oberkörper bewegen kann. Zur Auflösung der Position äußerst langsame und achtsame Bewegungen ausführen!

- Im »Aufrechten Stand« oder im Sitzen das Becken bewusst anspannen, Punkt in Augenhöhe fixieren, Kopf nach links neigen und sechs Atemzüge halten.
- Nun locker Gesicht nach unten wenden, vor den Schultern zur Erde schauen und sechs Atemzüge verweilen.
- Das Gesicht wieder nach vorne wenden, dann den Kopf aus der seitlichen Drehung achtsam und langsam zurück zur Mitte führen.
- Übung nach rechts neigend wiederholen.
- Sechs Mal ein- und ausatmen, Gesicht anheben, dann den Kopf zurück zur Mitte aufrichten und nachspüren.

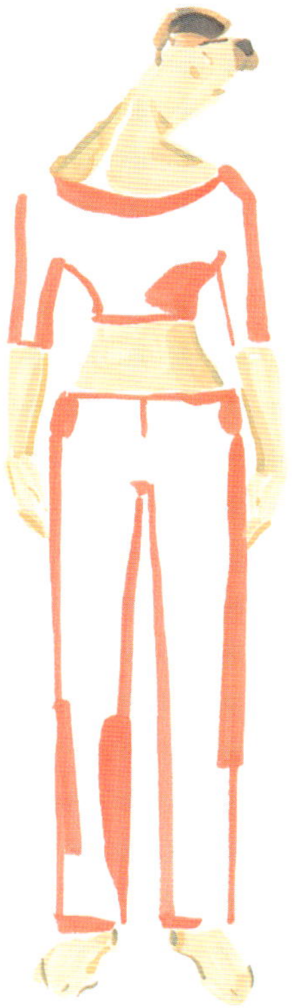

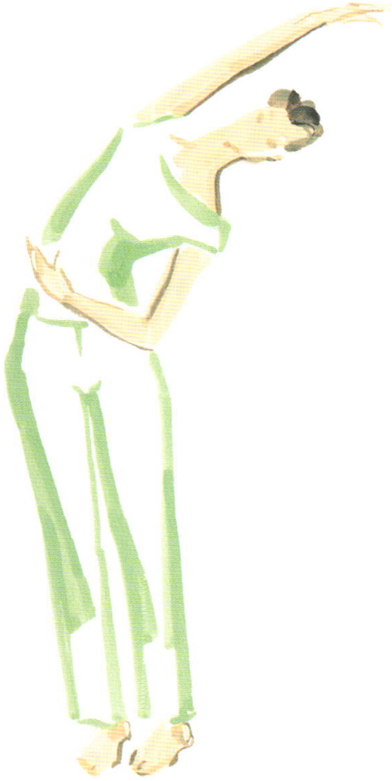

Übung VI

Für Anfänger – »Baum im Wind 1«

Die Flanke des Brustkorbs wird zur Vertiefung des Atems gedehnt und die Wirbelsäule seitlich flexibilisiert. Der Kopf neigt sich zur Seite, um den Halsbereich zu lockern, was den Energiefluss im Chakra anregt. Beachten Sie Ihre Dehnungsgrenze und verweilen Sie dort mit tiefen Atemzügen.

- »Aufrechter Stand« mit eng gestellten Füßen und fixiertem Blick in Augenhöhe. Rechten Arm anheben und mit Handfläche Richtung Kopf weit gen Himmel strecken.
- Linken Arm vor Körper legen, mit linker Hand an rechte Flanke fassen. Füße fest zur Erde drücken, Becken, Bauch und Gesäß angespannt halten.
- Rumpf mit Arm und Kopf nach links neigen ohne den Oberkörper oder Kopf zu drehen, geradeaus schauen, fünf Atemzüge verweilen.

- Zur Mitte zurück, Arme absenken und mit geschlossenen Augen dem unterschiedlichen Gefühl zwischen beiden Körperhälften nachspüren, dann nach rechts ausführen.
- Mit hängendem Oberkörper nachspüren, hellblaues Licht visualisieren.

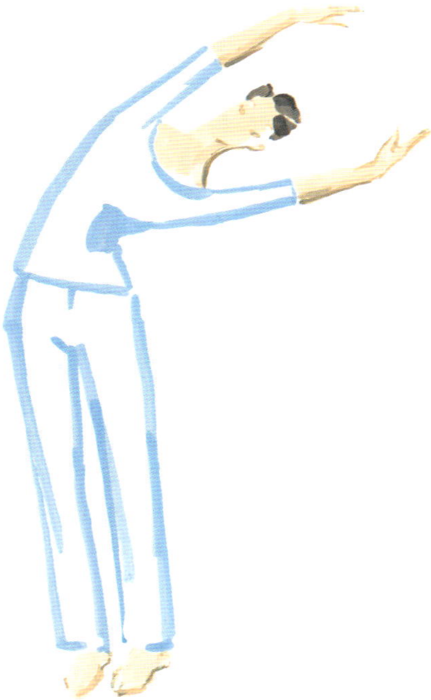

Für Geübte – »Baum im Wind 2«

Das Anheben beider Arme verstärkt die Arbeit für die Schulter- und Halspartie. Die Rumpfmuskeln werden intensiver trainiert, weil mehr Gewicht zur Seite geneigt wird. Klemmen Sie den Kopf dabei nicht zwischen den Schultern ein, sondern lassen Sie den Bereich locker, damit das Hals-Chakra viel Prana aufnehmen kann.

- Übung wie »Baum im Wind 1« ausführen, jedoch beide Arme gen Himmel strecken. Die Hüfte weit nach rechts schieben, für fünf Atemzüge halten und dann zur Mitte zurückkommen.
- Arme absenken und mit geschlossenen Augen dem Atem und Energiefluss nachspüren.
- Rumpf nach rechts neigen, fünf Atemzüge verweilen.
- Rumpf achtsam zur Mitte führen.
- Mit locker hängendem Oberkörper nachspüren und hellblaues Licht visualisieren.

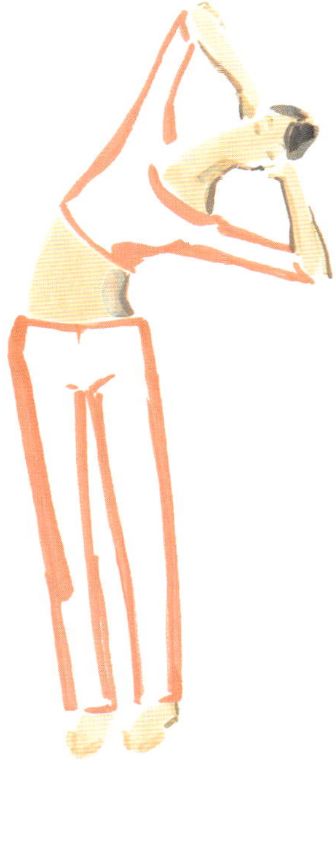

Für Fortgeschrittene – »Baum im Wind 3«

Diese Haltung fördert das Bewusstsein für das hintere Hals-Chakra, da die Hand-Chakras mit dem Nackenraum verbunden werden. Die Ellbogen werden nach hinten gezogen. Das verstärkt den Muskeldruck im Schultergürtel und fördert die Durchblutung.

- Ausführung wie »Baum im Wind 2«, jedoch die Hände im Nacken verschränken, die Ellbogen nach hinten drücken und das Becken fest anspannen.
- Fünf Atemzüge nach links und rechts ausführen. Mit locker hängendem Oberkörper nachspüren.

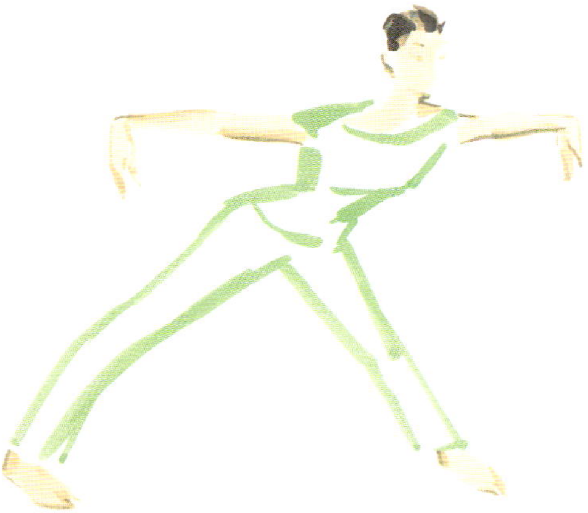

Übung VII

Für Anfänger – »Möwe 1« (Bhegasana 1)

Die Varianten der »Möwe« sind kräftigende Übungen für Beine, Bauch, Gesäß und Rücken. Der Energieaufstieg in und um die Wirbelsäule wird intensiv gefördert und die Arbeit des Hals-Chakras aktiviert, da der Kopf während der Übung im Nacken gehalten wird. Wenn Sie Probleme mit der Halswirbelsäule haben, lassen Sie den Kopf locker nach unten hängen.

- Aus »Aufrechtem Stand« Beine weit grätschen, Füße parallel nach vorne ausrichten. Mit gerade aufgerichtetem Oberkörper Arme in Schulterhöhe ausbreiten.
- Handinnenseiten zur Erde wenden und Hände an den Handgelenken beugen. Oberkörper mit Armen um 45° nach vorne neigen, dabei den Rücken gerade halten, dann den Kopf sanft in Nacken legen und den Kehlkopf nach vorne strecken.
- Position sechs Atemzüge halten.
- Den Oberkörper aufrichten, Kopf und Nacken lockern, dann Knie leicht beugen.
- Mittleren Rücken runden, den Oberkörper in Form einer Welle nach oben aufrichten, die Arme absenken und Energiewirkung der Übung spüren.
- Nach der Wiederholung die Beine zusammenführen, im »Berg« nachspüren und auf das Hals-Chakra konzentrieren.

Für Geübte – »Möwe 2« (Bhegasana 2)

Die kräftigende Wirkung dieser Übungsvariante wird durch die Intensivierung der Rückenarbeit erreicht. Achten Sie während der Übung auf einen gleichmäßigen Atemrhythmus, und halten Sie alle Muskeln in gesunder Anspannung.

- In Ausgangsposition »Möwe 1« gehen.
- Den Oberkörper mit Armen im rechten Winkel nach vorne neigen, dabei Rücken gerade halten und parallel zur Erde ausrichten und Position sechs Atemzüge halten.
- Nacken und mittleren Rücken runden, den Oberkörper in Form einer Welle aufrichten, nachspüren und die Übung wiederholen.
- Beine wieder zusammenführen, im »Berg« nachspüren, auf Hals-Chakra konzentrieren.

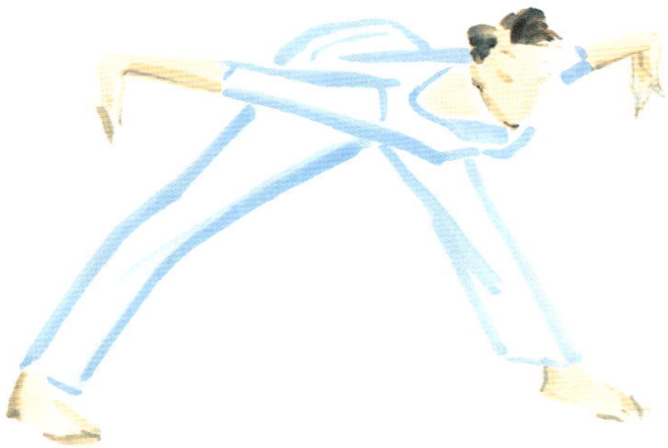

Übung VII für Fortgeschrittene – »Möwe 3« (Bhegasana 3)

In der dritten Variante wird der Oberkörper weit nach unten geneigt, um den Aufstieg der Kundalini von der Wurzel bis zum Kopf zu fördern. Die Arme werden höher gehalten als der Rumpf, was die rückwärts beugende Wirkung für die Wirbelsäule noch verstärkt.

- Ausgangsposition ist »Möwe«.
- Oberkörper weit nach unten neigen, den Rücken gerade halten.
- Kopf in Nacken legen, Kehlkopf nach vorne strecken und Arme wie Flügel nach hinten ausbreiten (Handgelenke bleiben angewinkelt).
- Position sechs Atemzüge halten.
- Kopf lockern, Oberkörper in Form einer Welle nach oben aufrichten, nachspüren und wiederholen.
- Beine wieder zusammenführen, im »Berg« nachspüren und auf Hals-Chakra konzentrieren.

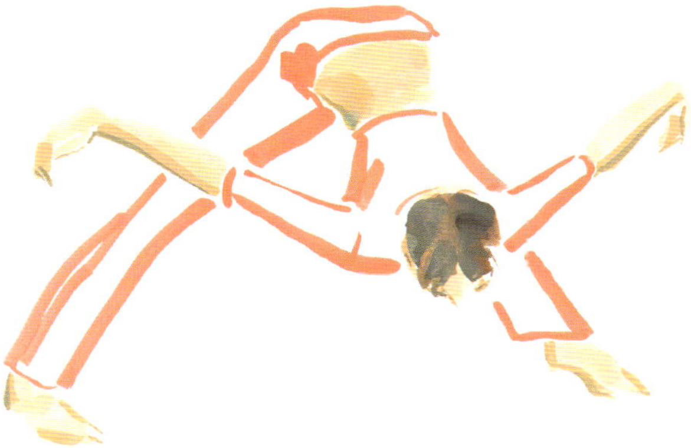

Übung VIII

Abschlussmeditation für alle Niveaus – »Kreuzatmung«

Ihr Körper wird bei dieser Meditation die Form eines Kreuzes darstellen, und Sie lassen Ihren Atem konzentriert entlang dieser beiden Kreuz-Achsen strömen. Nehmen Sie sich genügend Zeit dafür, den Fluss des Atems intensiv zu spüren und Ihre Gedanken klar auf den Atemrhythmus auszurichten. Die Visualisierung des Atems in Form von hellblauem Licht stärkt abschließend auch Ihr Hals-Chakra.

- Breiten Sie in »Rückenlage« Ihre Arme schulterhoch aus, die Handflächen sind zum Himmel offen, die Beine liegen aneinander.
- Spüren Sie Fuß-Chakras, Wirbelsäule, Hals, Kopf und Hand-Chakras.
- Beobachten Sie den Atemfluss.
- Visualisieren Sie hellblaues Licht, das Sie über den Scheitel einatmen, lenken Sie das Licht durch den Körper entlang der Längsachse zu den Fußsohlen.
- Über Fußsohlen lange aus- und wieder einatmen.
- Hellblaues Licht den Körper entlang nach oben fließen lassen und den Atem am Scheitel-Chakra wieder aus dem Körper führen.
- Lassen Sie den Atem nun etwa 15 Mal diese Achse entlang auf- und abfließen.

- Mit dem nächsten Einatmen lenken Sie das hellblaue Licht in die Querachse Ihres Körpers zur linken Hand und atmen Sie das hellblaue Licht dort aus.
- Über das linke Hand-Chakra atmen Sie wieder hellblaues Licht ein, lenken das Licht jetzt quer zum rechten Arm und atmen dann über die rechte Handfläche aus und ein.
- Bewegen Sie nun etwa 15 Zyklen lang den Atemfluss von Hand zu Hand.
- Anschließend sammeln Sie Ihren Atem in der Mitte des Halses und atmen über den Scheitel, die Hände und die Füße gleichzeitig ein.
- Lassen Sie hellblaues Licht von allen Seiten aus dem Meer der feinstofflichen Energie zu Ihrem Hals-Chakra fließen lassen und atmen Sie es dort aus.
- Tönen Sie im Liegen über das Hals-Chakra drei Mal das Mantra »OM«, und schließen Sie mit dem Satz ab: **»Meine Worte sind voller Klarheit und Reinheit.«**

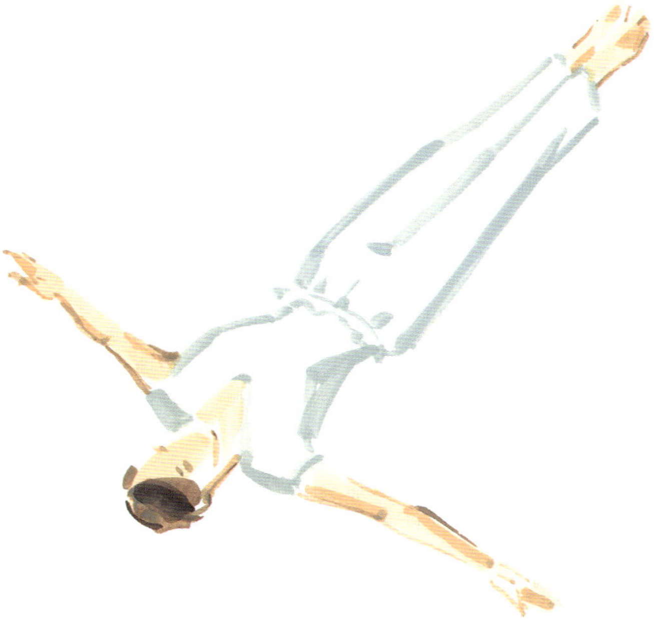

»Pranayama« – die Lenkung des Atems

Atemübungen werden im Yoga allgemein als Disziplin des »Pranayama« bezeichnet. Das Wort setzt sich aus zwei Teilen zusammen – der Bezeichnung für die Lebensenergie Prana und »Ayama«, was so viel wie »freier Fluss« heißt. Pranayama ist die bewusste Lenkung des Atems, die letztendlich zum freien Atemfluss führen soll.

Die Praxis von Pranayama reichert den Körper mit viel Lebenskraft an, sie beruhigt den Geist und befreit die Seele, wie auch der Ausdruck »befreites Aufatmen« deutlich macht. Die großen Yogi-Meister hüteten die Lenkung des Atems als ein geheimes Wissen und lehrten ihre Schüler erst nach zwanzig Jahren der Asana-Praxis das Geheimnis des Pranayama, da mit der vollständigen Beherrschung des Atems die Kundalini rasch zum Aufstieg kommen kann.

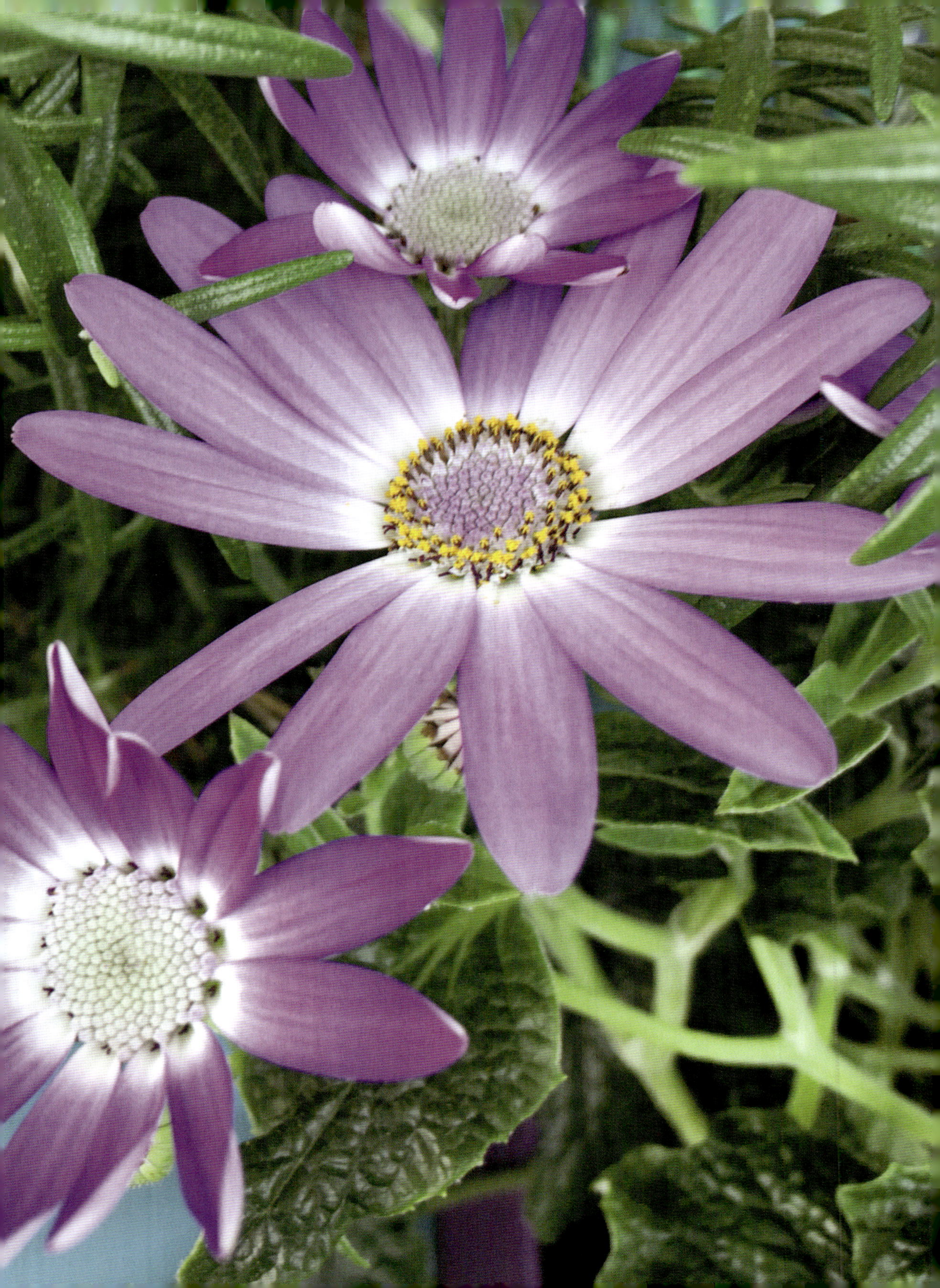

Freier Kopf für klare Wahrnehmung (Stirn-Chakra)

Vor rund fünf Millionen Jahren begannen unsere Vorfahren, sich vom Vierfüßler-Dasein zu verabschieden und sich auf zwei Beinen fortzubewegen. Die Wesen entwickelten sich langsam zum Kopftier, entfalteten Intellekt und Bewusstsein und verließen die Welt der Instinkte und Ahnungen. Statt der Intuition übernahm die Ratio den Oberbefehl, und das Unterbewusstsein wurde tief in den Windungen des ständig wachsenden Großhirns vergraben. Das dritte Auge – das Tor zum Unterbewusstsein – wurde mehr und mehr verschlossen.

Ein Yogi versucht ganz bewusst, Gesicht und Stirn zu entspannen, damit nicht rationale Denken vorherrscht, sondern das Stirn-Chakra aktiviert wird und viel Prana aufgenommen werden kann.

Die Zentrale des Nervensystems

Das Gehirn ist das Organ, das den Menschen zum Menschen macht. Die Entwicklung des Großhirns konnte nur aufgrund seiner Aufrichtung in den Zwei-Füßler-Gang erfolgen, denn die Hände müssen frei agieren können, um zu »er«-greifen und zu »be«-greifen, zu handeln und zu konstruieren. Ein relativ großes Areal der Großhirnrinde ist allein für die feinmotorische Koordination der Hände reserviert, und so wird nochmals bestärkt, warum Handarbeiten eigentlich Gehirngymnastik sind und Yogis mit Mudras arbeiten, um den Geist zu flexibilisieren.

Das Gehirn ist die Steuerzentrale des Nervensystems. Vom Kopf aus ziehen unendlich viele »Kabel« als Nervenfasern in den Körper – zunächst geschützt im knöchernen Kanal der Wirbelsäule und ab dort über austretende Seitenstränge und zahlreiche Verästelungen in jeden kleinsten Winkel des Körpers. Zwei Quadratzentimeter Haut tragen ganze vierzehn Meter Nervenfasern in sich. Diese melden in Bruchteilen von Sekunden Kälte, Schmerz und Gefahr an das Gehirn, aber auch angenehme Empfindungen. Das Nervensystem ortet und koordiniert nicht nur alle Sinnesreize, sondern macht die Bewegung der Muskeln und auch die Funktion der inneren Organe erst möglich.

Zur Übertragung von Informationen arbeitet das »Nerven-Verkehrsnetz« mit elektrischen Reizen und Strömen, die aus dem Nichts entstehen. Nach den vedischen Schriften ist diese Elektrizität des Nervensystems Ausdruck des feinstofflichen Prana aus dem unendlichen Meer der Energie.

Im Kopf verborgen sind unzählige Sinneseindrücke, Bilder, Gerüche, Erlebnisse, Verhaltensnormen, Informationen wie mathematische Formeln, Romaninhalte oder zahlreiche Codenummer für EC-Karten, mobile Telefone etc., um nur wenige Beispiele für die Auslastung des Gehirns zu nennen. Die Sinnesorgane nehmen ununterbrochen äußere Reize auf und leiten sie zum Aussortieren an das Gehirn weiter. Selbst im Schlaf nimmt der Mensch Geräusche wahr und wird pro Nacht im Durchschnitt zwanzig Mal wach, ohne sich daran zu erinnern.

»Mit dem Wachsen, der aus dem Yoga entstehenden, neuen Tendenz des Geistes, verlieren alle anderen Tendenzen, die auf falschem Verstehen beruhen, ihren Einfluss.« Maharishi Patanjali, Yoga-Sutra

Die meisten Sinne des Menschen sind heute permanent überreizt. Zur gleichen Zeit telefonieren, Musik oder Verkehrslärm hören, dabei den Kaffeeduft wahrnehmen, in den Bildschirm schauen und mit den Fingern die Tastatur des Computers bearbeiten – das ist eine enorme Höchstleistung des Nervensystems. Eine Überbeanspruchung oder falsche Beanspruchung ist zwangsläufig die Folge der Reizüberflutung – und Kopfschmerzen, Migräne oder Tinnitus sind weit verbreitete Volkskrankheiten geworden. Auch Symptome wie Schlaf-, Seh- und Konzentrationsstörungen sind auf dem Vormarsch. Die Menschen sind kopfbetont und werden immer kopflastiger. Die übersinnliche, oder anders gesagt, klare Wahrnehmung, kommt heute zu kurz, wenn man nicht lernt, das Stirn-Chakra von Überreizung zu befreien.

Regelmäßige Meditation und die Konzentration nach innen helfen, den Sinnen und dem Gehirn eine Pause zu verschaffen.

Machen Sie jeden Tag etwas, was Ihnen sinnvoll erscheint und Sie glücklich macht. Die Verantwortung für Ihr Glück oder Unglück liegt allein in Ihren Händen.

Das dritte Auge – das Tor zu unserem Unterbewusstsein

Shiva ist der höchste Gott des Hinduismus, der mit seinen Nebengöttern Brahma und Vishnu für die Schöpfung, Erhaltung und Zerstörung der Welt verantwortlich ist.

Häufig werden Shiva und Buddha mit einem dritten Auge auf der Stirn dargestellt, das vollkommene Weisheit und Weitsichtigkeit symbolisiert. Das dritte Auge oder Stirn-Chakra (Ajna) liegt ungeschützt in der Mitte der Stirn. In der indischen Kultur ehrt man es täglich durch einen Öl- oder Farbtupfer oder das Anbringen eines Ornaments auf der Stirn.

Ajna ist der Ort der inneren und der äußeren Ruhe, aber gleichzeitig auch der feinstoffliche Energiepunkt für die Wahrnehmung über die Sinnesorgane Ohren, Augen, Nase, Mund und die Haut als Tastorgan.

Das sechste Chakra am Ende der Nasenwurzel und entsprechender Stelle am Hinterkopf symbolisiert das Zentrum der spirituellen Erkenntnis

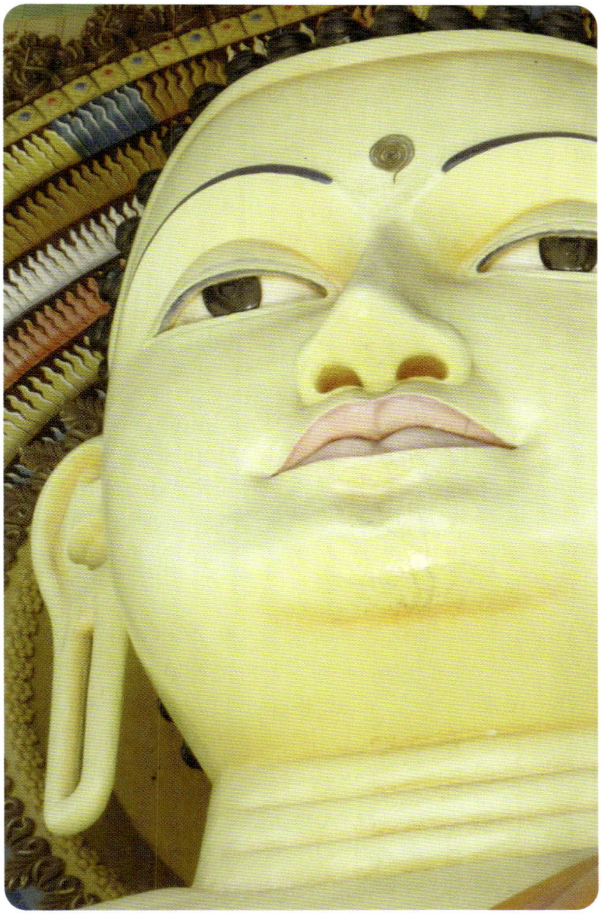

Das Stirn-Chakra wird das dritte Auge genannt und symbolisch als Punkt, Blüte, Ornament oder Schnecke dargestellt.

und Läuterung. Ihm wird kein Element, sondern die Feinstofflichkeit an sich zugeordnet. Der Energiefluss über Ajna ermöglicht die bewusste und unterbewusste Wahrnehmung. Je nach Schwingungsfrequenz dieses Chakra ist die übersinnliche Fähigkeit eines Menschen mehr oder weniger ausgeprägt. Vermutlich sind alle Menschen seit Urzeiten fähig zu einer übersinnlichen Wahrnehmung, haben es aber im Lauf der Zeit über die Anpassung an die Zivilisation verlernt. Vorahnungen oder Vorhersehen von Geschehnissen finden nicht mehr aktiv, sondern unter anderem in Träumen statt. Über die Jahrtausende der Evolution entstand eine Kluft zwischen dem Wissen des Unterbewussten, dem Seelenwissen, und dem bewussten Neuerlernen von Fähigkeiten, die das Leben sicherten. In heutigen Zeiten wird sogar das Bewusstsein zu leben mehr und mehr verdrängt, zu Gunsten eines stumpfsinnigen, arbeitenden und konsumierenden, unbewussten Daseins.

Auf dem bewussten Weg des Yoga fließt die Erkenntnisfähigkeit zu höherem, erleuchtetem Wissen über das Stirn-Chakra und bringt es in hohe Schwingung. Die klare Wahrnehmung ohne verfälschtes Verständnis des Intellekts kann nur dann eintreten, wenn alle unteren Chakras harmonisch miteinander tanzen und einen optimalen Prana-Sog ermöglichen. Das innere Licht in der Farbe Violett beginnt im Stirn-Chakra zu leuchten, bis es sich im ganzen Körper ausbreitet, alle Energien von Shiva, Shakti und Kundalini aufsteigen lässt und das Tor zum Unterbewusstsein und zur Erleuchtung öffnet.

Die Yoga-Tradition legt zu Recht viel Wert auf die Entwicklung des sechsten Chakras, vorausgesetzt, der Aufbau der unteren Chakras ist abgeschlossen. Ist die Basis eines Wesens von der Wurzel über den Sakral-, Solarplexus-, Herz- und Kehlkopfbereich gefestigt, ist das Wesen bereit, mit seinem dritten Auge nach innen zu schauen, um Wahrheiten zu sehen, die vormals verborgen waren.

Der Blick ins Innere

Jedem Menschen ist es möglich, sein drittes Auge wieder als Tor zum Unterbewusstsein zu öffnen. Mit Muße wird im Yoga »Pratyahara«, das »Zurückziehen der Sinne«, gelehrt und damit die Körperarbeit des Hatha-Yoga und die Praxis der Meditation ergänzt.

»Pratyahara geschieht, wenn der Geist in der Lage ist, seine gewählteRichtung beizubehalten und die Sinne sich nicht wie gewöhnlich mit den Objekten, die sie umgeben, verbinden. Im Zustand von Pratyahara folgen die Sinne dem Geist in seiner Ausrichtung.«
Maharishi Patanjali
Yoga-Sutra

Übung für die Sinne

Spüren Sie in fünf Schritten Ihren Sinnen nach. Augen, Nase, Ohren, Zunge, Hände und Haut bewusst wahrzunehmen, fördert Ihre Konzentration im Alltag und bereitet Sie, ebenso wie die Asanas zur Stärkung des Stirn-Chakras in diesem Kapitel auf einen meditativen Blick ins Innere vor.

- **Sehen:** Blicken Sie auf, und schauen Sie auf eine nahe liegende, weiße Wand. Ihre Augenlider werden schon nach kurzer Zeit schwer werden und sich schließen, sodass sich der Sehnerv erholen kann. Wiederholen Sie die Übung drei Mal. Anschließend reiben Sie Ihre Daumenballen warm, und legen sie für einige Momente auf die geschlossenen Augenlider.
- **Riechen:** Schnuppern Sie einige Sekunden an einem Fläschchen mit biologisch-reinem ätherischen Öl wie zum Beispiel Bergamotte oder Geranium (Rosengeranie). Das klärt die Gedanken und erhöht Ihre Konzentration.
- **Hören:** Massieren Sie Ihre Ohren ausführlich, und streichen Sie die Außenkanten der Ohrmuschel sorgfältig aus. Der Hörsinn kann sich für einige Momente erholen. Danach sind Sie wieder frisch und bestens konzentriert.
- **Schmecken:** Halten Sie Ihre Zunge für eine Minute zwischen Ihren Zähnen oder zwischen zwei Fingern fest. Ihre Zunge bewegt sich ohne Unterlass in Ihrem Mund – auch wenn Sie nicht sprechen. Geben Sie Ihrer Zunge etwas Zeit, um zu entspannen, und Sie werden ebenso entspannt sein.
- **Tasten:** Massieren Sie abschließend Ihre Gesichts- und Kopfhaut – danach ist Ihr Kopf klar für neue Wahrnehmungen.

Übungen zur Harmonisierung des Stirn-Chakras

Bitte beachten!
Bei Kopfschmerzen sind Körperübungen nicht zu empfehlen. Beschäftigen Sie sich stattdessen mit den vorgestellten Übungen für die Sinne und den Atem.

Bisher haben Sie Ihre Füße als Basis und fünf Körperzonen der Haupt-Chakras erspürt und durch Übungen gefördert. Nehmen Sie Ihren Körper bereits im Alltag bewusster wahr? Arbeiten Sie weiter mit den Übungen aus den vorangegangenen Kapiteln, denn die Verfeinerung der Chakra-Energie kann sich nicht von heute auf morgen einstellen. Es ist ein Weg der Geduld und des liebevollen Bemühens. Befreien Sie Ihren Kopf und Ihr Leben von überflüssigen Sorgen, unnötigem Gerümpel und gehorteten Dingen, die Sie an die Vergangenheit binden.

Lassen Sie sich bei der Klärung Ihrer Gedanken, der Entwicklung Ihrer Wahrnehmung und Ihrer regelmäßigen Yoga-Praxis von nichts abhalten. Setzen Sie eindeutige Prioritäten. Sicher werden Hindernisse dann und wann auftauchen, können aber überwunden werden, weil Ihre klaren Absichten, selbst wenn sie unausgesprochen bleiben, von Ihren Mitmenschen respektiert werden. Wie schon Goethe gesagt hat: »Auch aus Steinen, die in den Weg gelegt werden, kann man etwas Schönes bauen.« Folgende Sequenz führt Sie über die bewusste Wahrnehmung Ihres Körpers näher zur Welt Ihres Wesenskerns.

Weihwasser oder Meditationsöl auf die Stirn getupft, bewirken eine Klärung und Öffnung des Geistes.

So bereiten Sie sich vor

Mit den Übungen für den Kopfbereich und die Sinne wird Ihre Sensibilität für Ihre Körperwahrnehmungen wachsen und der Geist sich klären. Die folgenden Asanas harmonisieren Ihr Stirn-Chakra und verstärken den Energiefluss in der Wirbelsäule. Besorgen Sie sich für Ihr tägliches Yoga-Ritual ein natürliches ätherisches Öl mit beruhigender Wirkung wie Sandelholz, Amber, Zeder, Myrrhe oder Olibanum (Weihrauch), das Sie als Meditationsöl direkt auf Ihr Drittes Auge auftupfen können.

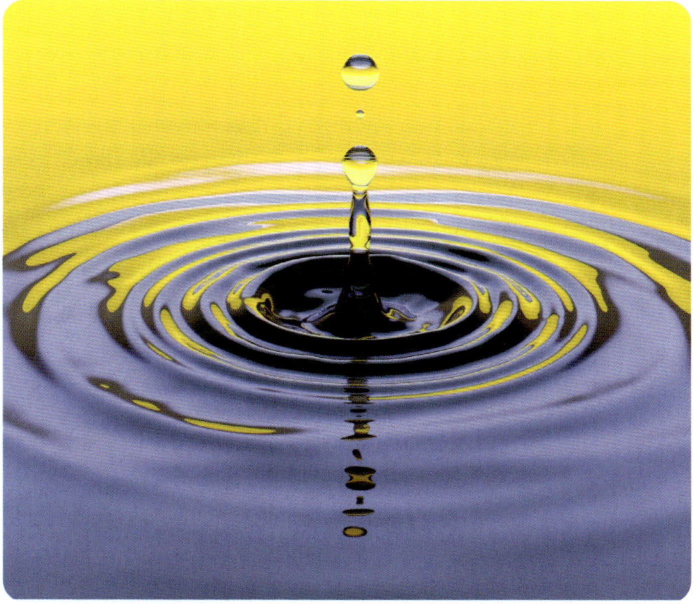

Übung I

Anfangsmeditation für alle Niveaus – »Wechselatmung« (Anuloma Viloma)

Die Konzentration bleibt bei dieser Atemübung, die zur klassischen Pranayama-Praxis gehört, auf Ihrem Stirn-Chakra. Die Energiekanäle von Ida und Pingala werden gefördert. Voraussetzung sind zwei freie Nasenlöcher. Als Linkshänder führen Sie die »Wechselatmung« mit der linken Hand aus. Eine wunderbare Übung in frischer Berg- oder Meeresluft.

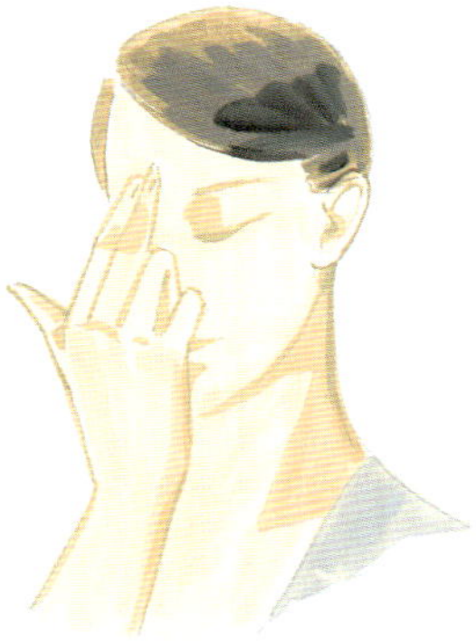

- Setzen Sie sich in Ihre individuelle Meditationshaltung.
- Spüren Sie Ihr drittes Auge in der Mitte der Stirn.
- Stellen Sie sich violettes Licht als Atemluft vor.
- Führen Sie Ihre bevorzugte Hand zur Nase.
- Schließen Sie die Augen, und legen Sie Ihren Zeige- und Mittelfinger zusammen an das Stirn-Chakra.
- Ihr Daumen verschließt das rechte Nasenloch (Linkshänder umgekehrt).
- Atmen Sie zwei Takte über das freie Nasenloch ein.
- Verschließen Sie anschließend beide Nasenlöcher, und zählen Sie mit angehaltenem Atem bis acht.
- Öffnen Sie das andere Nasenloch, und strecken Sie den Ringfinger leicht ab.
- Atmen Sie auf vier Takte aus, ziehen Sie dabei den Bauchnabel nach innen.
- Über das bereits geöffnete Nasenloch atmen Sie wieder auf zwei Zähler ein, beide Nasenlöcher verschließen, auf acht anhalten, dann auf vier wieder ausatmen usw.
- Führen Sie den Atemrhythmus »zwei-acht-vier« zwischen Einatmen, Atem anhalten und Ausatmen 15 Mal aus, visualisieren Sie dabei violettes Licht.
- Abschließend legen Sie Ihre Hand zurück auf die Oberschenkel und atmen mit beiden Nasenlöchern weiter im Rhythmus »zwei-acht-vier« ein und aus.
- Beenden Sie diese Übung mit der Affirmation: **»Ich fördere mein inneres Licht.«**

Übung II

Für alle Niveaus – »Drehung des Körpers«

Zuerst tupfen Sie sich etwas von Ihrem Meditationsöl auf den sensiblen Punkt des Stirn-Chakras und spüren einen Moment der Wirkung nach. Prüfen Sie, ob Sie genug Platz für eine Drehung haben. Die Drehung bewirkt eine höhere Schwingung des Stirn-Chakras und

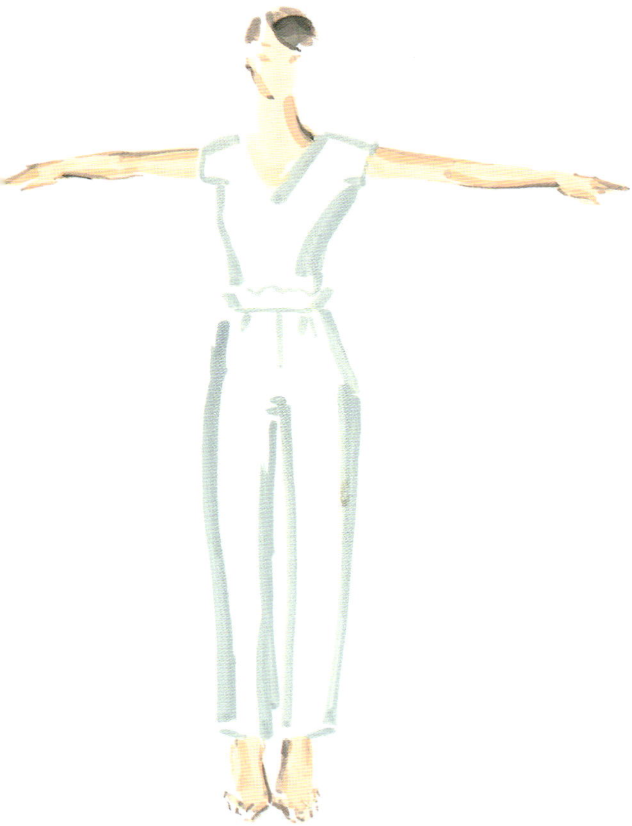

regt die Energieströme im gesamten Körper an. Achtung: Übung nicht ausführen, wenn Sie zu Schwindel neigen.

- Im »Aufrechten Stand« die Füße eng aneinander stellen.
- Arme ausbreiten und auf die Zehenballen gehen.
- Schwungvoll fünf Mal um die eigene Achse nach rechts drehen.
- Danach unbedingt beide Arme nach vorne strecken, Finger verschränken und die erhobenen Daumen anschauen, um den Blick auf einen fixen Punkt zu richten. So verlieren Sie das Gleichgewicht nicht.
- Anschließend Arme wieder ausbreiten und fünf Mal um die Achse nach links drehen.
- Wieder Arme strecken und auf die Daumen schauen.
- Im »Berg« nachspüren.

Für Anfänger – »Demutshaltung 1«

Die »Demutshaltung« ist eine Variante des »Yoga-Mudra«, streckt jedoch aktiv Ihren Rücken und Ihre Schulterpartie. Wie der Name sagt, vermittelt sie Ihnen Demut, Dank und Einsicht ins Innere und wird deswegen auch in verschiedenen Kulturen als Gebetshaltung ausgeführt.

- Aus »Yoga-Mudra« Arme nach vorne strecken und Stirn zur Erde platzieren.
- Zwölf Atemzyklen mit dankbaren Empfindungen verweilen und violettes Licht visualisieren.
- Arme zurückführen, auf Hände stützen und Bauch und Gesäß anspannen.
- Mit rundem Rücken und mit hängendem Kopf langsam zurück in den »Fersensitz« aufrollen.

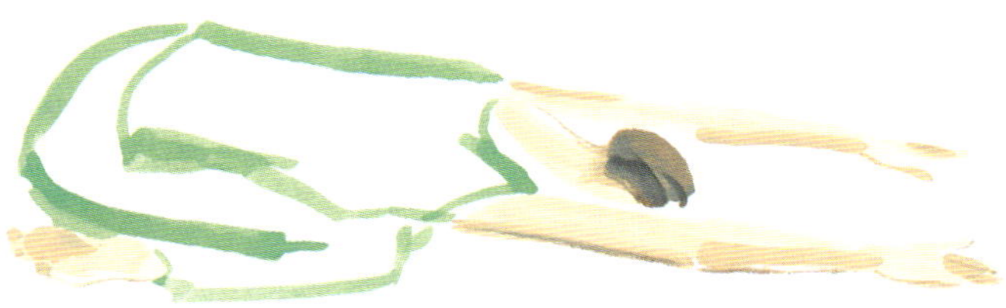

Für Geübte – »Demutshaltung 2«

Diese Variante trainiert Ihre Rücken- und Schultermuskulatur, da die Arme angehoben werden, während das Stirn-Chakra auf der Energie spendenden Erde bleibt. Die Brust wird ebenfalls zur Erde gedrückt, was den Prana-Fluss zu Ihrem Herz-Chakra verbessert.

- In »Demutshaltung« Nase und Kinn (!) zur Erde legen.
  Rechten Arm gestreckt abheben, drei Atemzüge halten und wieder ablegen.
- Linken Arm für drei Atemzyklen abheben und wieder ablegen.
  Beide Arme gleichzeitig anheben und drei Atemzüge die Position halten.
- Stirn und Nase zur Erde legen, Arme nach hinten ablegen und in »Yoga-Mudra« nachspüren, dabei violettes Licht zur Stirn atmen.

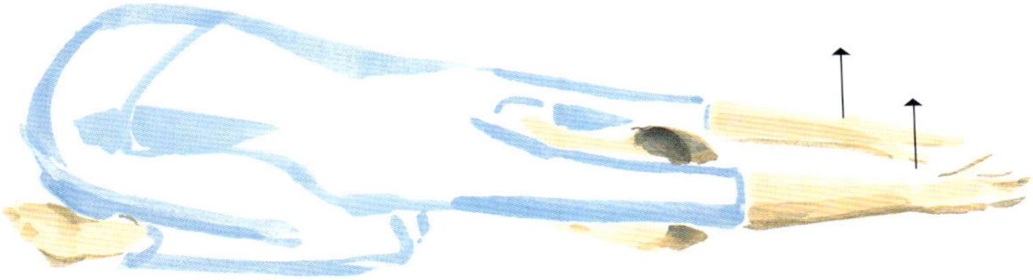

Für Fortgeschrittene – »Demutshaltung 3«

Die Flexibilität Ihrer Wirbelsäule wird erhöht, um den aufsteigenden Energiefluss zu intensivieren – Herz-, Hals- und Stirn-Chakra werden aktiviert. Achtung: Bei der Beugung nach vorn mit Hilfe der angespannten Bauch- und Rückenmuskeln den Oberkörper kontrolliert ablegen. Sie können ein Kissen unter die Stirn legen.

- Im »Fersensitz« Arme hinter den Rücken führen und Finger ineinander verschränken.
- Oberkörper nach vorne neigen und Kopf demütig zur Erde ablegen.
- Hände und Arme weitestgehend anheben und Richtung Himmel strecken und fünf Atemzüge lang verweilen.
- Hände Richtung Rücken führen und voneinander lösen.
- Arme neben Körper zur Erde ablegen und drei Atemzüge in »Yoga-Mudra« verweilen, dabei violettes Licht in das Stirn-Chakra atmen.

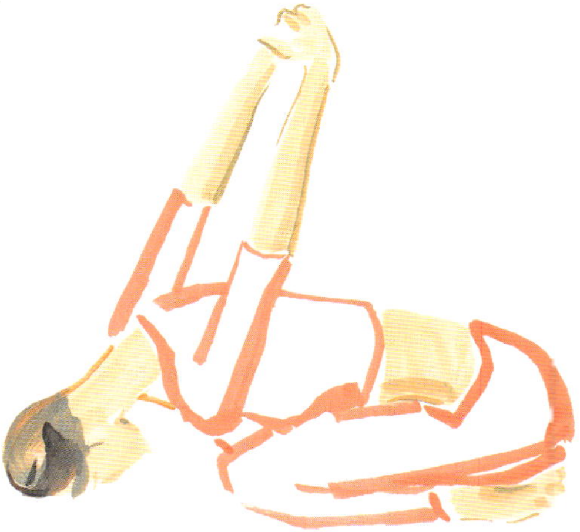

Übung III

Für Anfänger – »Hund 1« (Shvanasana 1)

Der »Hund« ist eine Basisübung, aus der sanft andere Positionen aufgebaut werden können. »Shvanasana« dient der Bein- und Rückenstreckung bei gleichzeitiger Armstärkung. Es ist eine Umkehrhaltung, die die Durchblutung des Kopfbereichs und der Wirbelsäule fördert. Vorsicht: Nicht bei akuten Kopfschmerzen üben!

- Ausgangsposition ist der »Vierfüßlerstand«: Oberkörper auf Hände und Knie gestützt, Unterschenkel und Füße liegen auf der Matte.
- Finger etwas spreizen, um mehr Kraft in den Händen zu gewinnen. Die Zehenballen beider Füße aufstellen.
- Mit gleichzeitigem Druck auf die Hände und Fußballen das Gesäß anheben.
- Kopf zwischen Arme führen und Gesäß Richtung Himmel strecken.
- Abwechselnd mit linker und rechter Ferse auf die Matte kommen und durch diese dynamische Bewegung Waden und Rückseite der Beine zwölf Mal dehnen.
- Dann synchron und statisch beide Fersen zur Erde drücken, Kniekehlen strecken, drei Atemzüge halten.
- Körper wieder in »Vierfüßlerstand« bringen und in »Yoga-Mudra« nachspüren.
- Position statisch und für drei Atemzüge wiederholen.
- Mit der Stirn zur Erde in »Yoga-Mudra« nachspüren und violettes Licht visualisieren.

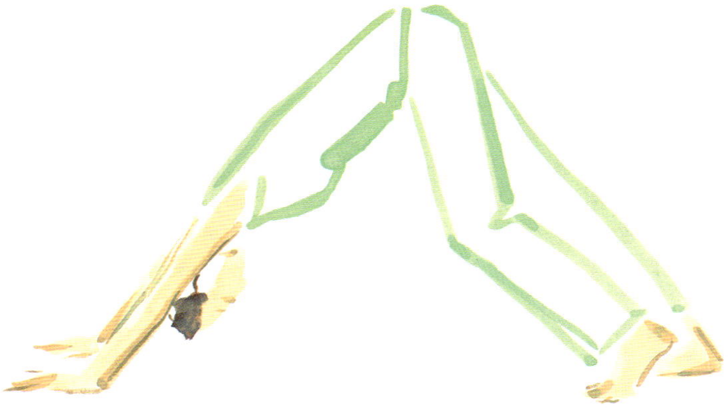

Für Geübte – »Hund 2« (Shvanasana 2)

In idealer Form sollte der Körper ein umgekehrtes »V« darstellen, also Rücken, Kopf und Arme eine klare Linie bilden und die Fersen ganz auf der Erde liegen. Sollte Ihnen dies noch nicht gelingen, üben Sie weiter mit »Hund 1«, denn auch mit dieser leichteren Variante wird das Stirn-Chakra angeregt. Vorsicht bei akuten Kopfschmerzen!

- Aus weitem »Vierfüßlerstand« Position »Hund» einnehmen.
- Ausatmend beide Fersen zur Erde drücken und Kniekehlen bestmöglich strecken.
- Mit der Kraft der Arme den Körper nach hinten schieben und Rücken ganz gerade halten, den Kopf zwischen den Armen (ohne Nackenspannung).
- Mit dem Ausatmen alle Muskeln entspannen und lächeln, acht Atemzüge verweilen.

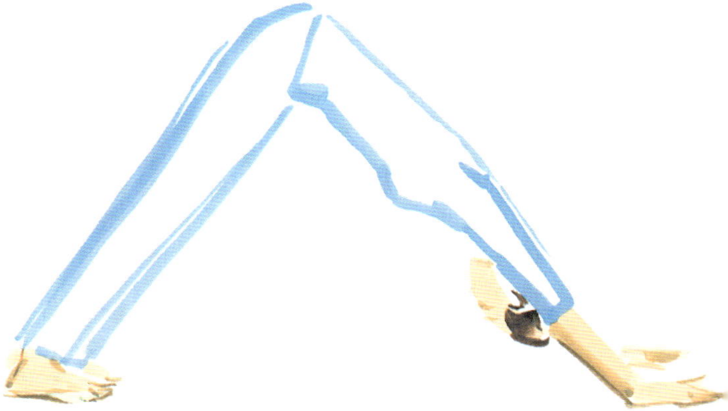

- »Yoga-Mudra« als Zwischenposition einnehmen. Haltung »Hund 2« für acht Atemzüge wiederholen. In »Yoga-Mudra« mit der Stirn zur Erde kommen und nachspüren, dabei violettes Licht visualisieren.

Für Fortgeschrittene – »Hund 3« (Adho-Mukha Shvanasana)

»Adho-Mukha« bedeutet »das Gesicht nach unten neigend«. Das vordere Stirn-Chakra wird mit der beruhigenden Erdenergie verbunden. Sollten Sie mit Ihrer Stirn noch nicht zur Erde gelangen, dann üben Sie weiter mit »Hund 2«, oder lassen Sie die Fersen etwas angehoben. Achtung: Bei akuten Kopfschmerzen sollten Sie auf die Übung verzichten!

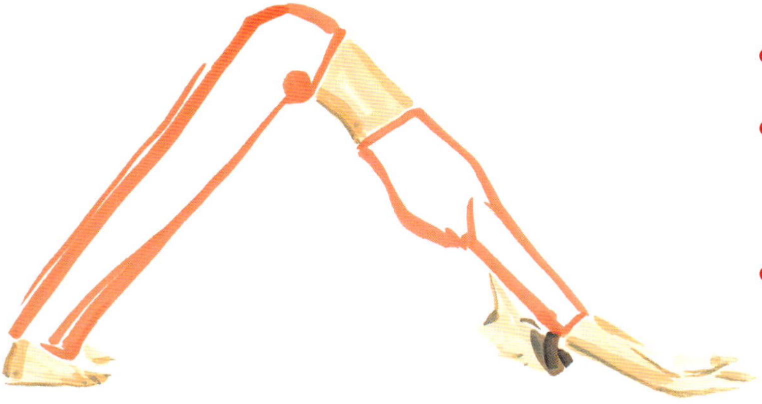

- Position »Hund 2» einnehmen, zusätzlich mit der Stirn die Erde berühren.
- Position für sechs Atemzüge halten.
- In »Yoga-Mudra« nachspüren, danach Position für sechs Atemzüge wiederholen.
- In »Yoga-Mudra« (Stirn zur Erde) nachspüren und dabei violettes Licht visualisieren.

Übung IV

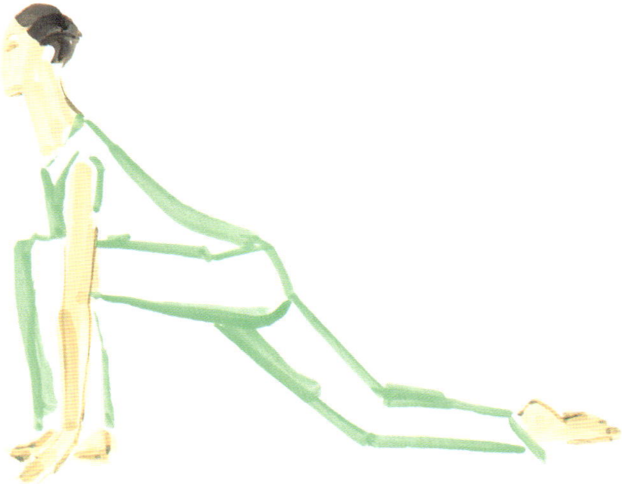

Für Anfänger – »Mond 1« (Chandrasana 1)

Der Kopf wird zum Mond gewendet, um die kühlende »Tha«-Energie zum dritten Auge fließen zu lassen. Idealerweise werden die »Mond«-Varianten beim Anblick des Vollmonds ausgeübt. Bei dieser Variante können Sie die Hände auf der Erde belassen oder anheben. Vorsicht bei Kniegelenkschmerzen oder Meniskusproblemen!

- Im »Kniestand« linkes Bein angewinkelt nach vorne stellen.
- Vorderes Knie weit beugen, die Ferse bleibt auf der Erde, die Hände stützend auf der Erde lassen oder anheben und auf den linken Oberschenkel legen.
- Brustkorb weitestgehend öffnen und Oberkörper leicht nach hinten neigen.
- Nach vier Atemzügen mit abgestützten Händen linkes Bein zurück zum »Kniestand« führen. Haltung mit rechtem Bein vorne für vier Atemzüge ausführen.
- In »Yoga-Mudra« nachspüren und auf das Stirn-Chakra konzentrieren.

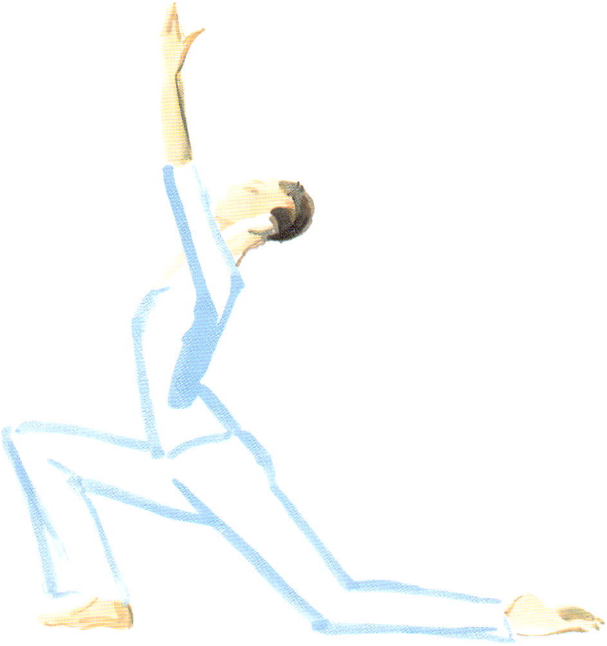

Für Geübte – »Mond 2« (Chandrasana 2)

Die Rückwärtsbeugung wird intensiviert. Die vorderen Chakras werden dem Mond bzw. dem Himmel entgegengestreckt, damit Prana über sie einfließen kann. Vorsicht bei Kniegelenk- oder Meniskusproblemen!

- »Mond 1« als Ausgangsposition einnehmen.
- Arme auf Oberschenkel ablegen, Oberkörper aufrichten.
- Arme zum Himmel strecken und Oberkörper und Kopf in einem Bogen nach hinten neigen.
- Stirn zum Mond ausrichten und fünf Atemzüge halten.

- Hände zur Stirn führen, Oberkörper aufrichten, mit den Händen abstützen und zurück zum »Kniestand« kommen.
- Übung mit linkem Bein für fünf Atemzüge wiederholen.
- Zurück zum »Fersensitz« kommen.
- In »Yoga-Mudra« nachspüren und auf Stirn-Chakra konzentrieren.

Für Fortgeschrittene – »Mond 3« (Chandrasana 3)

Bei dieser dritten Variante des »Mond« wird die Dehnung der Hüfte und Gesäßmuskeln intensiviert, was einiger Praxis bedarf. Als Anfänger können Sie sich auch auf zwei Yoga-Blöcke stützen, um an der Brustkorbdehnung und der rückwärtigen Beugung zu arbeiten.

- Zwei Blöcke neben Außenseite der Hände platzieren, Ausgangsposition »Hund 2« mit den Fersen auf der Übungsmatte einnehmen, drei Atemzüge lang verweilen.
- Gewicht auf Hände verlagern.
- Kopf und Brust leicht anheben, rechtes Bein anheben und nach vorn schwingen und mit dem linken Bein überkreuzen und absetzen.
- Den Oberkörper aufrichten und Hände auf Yoga-Blöcke legen, fünf Atemzüge verweilen.
- Hände wieder auf der Erde platzieren.
- Linken, hinteren Fuß auf die Zehenballen stützen und mit der Kraft der Arme das Gesäß wieder anheben.
- Rechtes Bein nach hinten stellen, um Position »Hund« einzunehmen und drei Atemzüge verweilen.
- Linkes Bein nach vorne führen und »Mond 3« wie oben ausführen.
- Asana verlassen, in »Yoga-Mudra« nachspüren und auf das Stirn-Chakra konzentrieren.

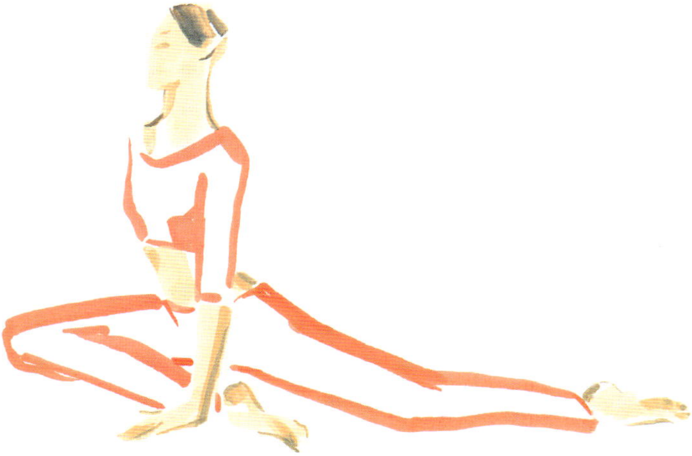

Übung V

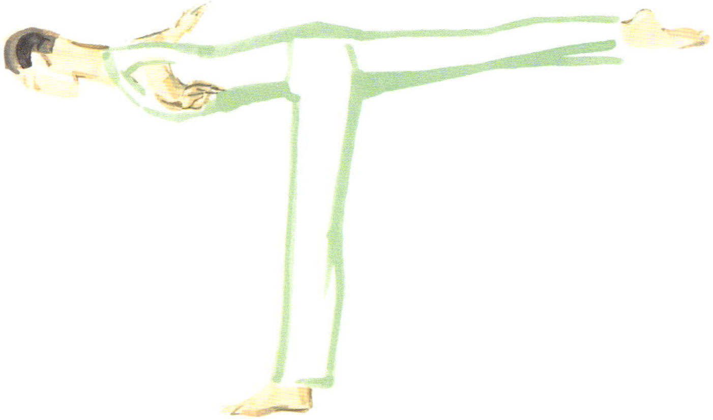

Für Anfänger – »Pfeil 1«

Diese Variante 1 ist die leichteste Version des »Pfeils« und dient als Vorübung. Sollten Sie Probleme mit Ihrem Gleichgewicht während der Übung haben, positionieren Sie sich nah an einer Wand, und halten Sie sich mit einer Hand an der Wand in Hüfthöhe fest.

- »Aufrechten Stand« einnehmen und Füße eng zueinander stellen.
- Die Hände im »Engel-Mudra« mit geschlossenen Augen zur Stirn führen und für drei Atemzüge lang Daumen an das Stirn-Chakra legen.
- Die Arme in Schulterhöhe ausbreiten, Augen öffnen und einen Punkt in etwa einem Meter Entfernung auf der Erde fixieren.
- Linken Fuß fest in Erde verwurzeln und rechtes Bein anheben. Rechtes Bein gestreckt nach hinten führen, während der Rumpf sich leicht nach vorne neigt.
- Kopf, Oberkörper und rechtes Bein in einer Waagerechte zur Erde positionieren.
- Balance fünf Atemzüge mit ausgebreiteten Armen und gestrecktem Standbein halten.
- Rumpf wieder aufrichten und rechtes Bein zur Erde abstellen. Hände im »Engel-Mudra« zur Stirn führen und erneut konzentrieren.
- Übung fünf Atemzüge auf rechtem Bein stehend ausführen und in »Berg« mit Daumen an der Stirn nachspüren.

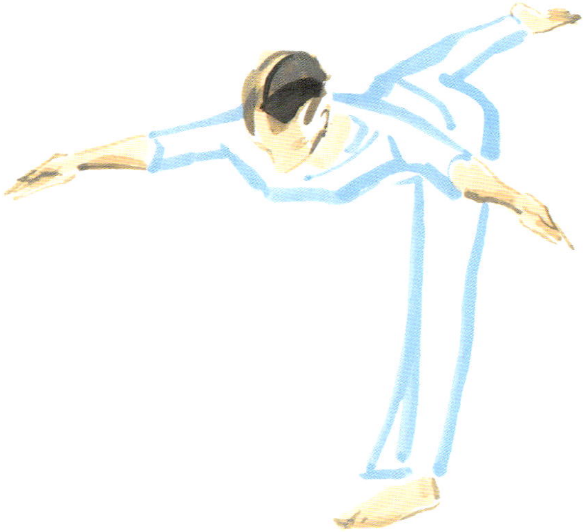

Für Geübte – »Pfeil 2«

Mit dieser Variante wird der Körperschwerpunkt weiter nach vorne verlagert, was den Balanceakt vergrößert. Das Gleichgewichtsorgan im Innenohr wird trainiert. Der vermehrte Energiefluss im Stirn-Chakra ist hilfreich bei Tinnitus, nervöser Unruhe und Konzentrationsschwäche.

- Übung wie »Pfeil 1« aufbauen, jedoch Arme nicht seitlich, sondern nach vorne strecken, fünf Atemzüge auf jeder Seite ausführen.
- Im »Berg« mit Daumen an der Stirn nachspüren.

Für Fortgeschrittene – »Pfeil 3«

Die Variante »Pfeil 3« vollendet den Balanceakt und bringt Ihren Körper einerseits in Spannung, anderseits in entspannte Harmonie des inneren und äußeren Gleichgewichts. Die feinstoffliche Energie strömt in und um den Körper, da Sie wie ein Fisch im Meer der Energie schweben. Anfangs können Sie sich an der Wand oder auf einer Fensterbank abstützen.

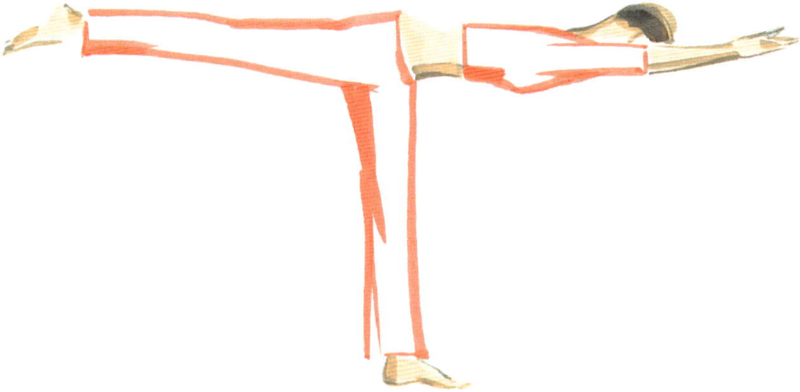

- Übung wie »Pfeil 2« aufbauen, jedoch die Hände nach vorne gestreckt zusammenlegen und die Position für fünf Atemzüge auf beide Seiten ausführen.
- Kopf nicht anheben, Nacken locker lassen und im »Berg« mit dem Daumen an der Stirn der Wirkung nachspüren.

Übung VI

Für Anfänger – »Schulterstand 1« (Sarvangasana 1)

»Sarvanga« heißt »ganzer Körper«. Mit dieser erholsamen und heilsamen Haltung wird der ganze Körper in eine umgekehrte Position gebracht und auch als »Kerze« tituliert. Bei dieser ersten Version nutzen Sie eine Wand als Stütze. Es ist eine Übung, die die Sinne befreit, hilfreich bei schweren Beinen ist und viele Heilwirkungen hat.

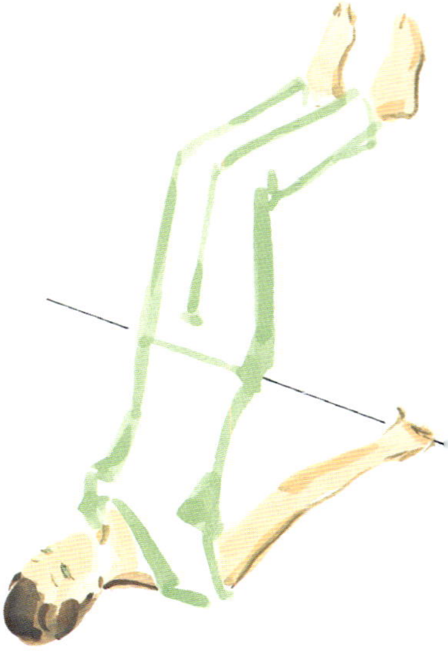

- Matte mit der kurzen Seite an freier Wand positionieren.
- Rechts neben Matte nah zur Wand setzen, Rücken zur Wand, Beine nach rechts und angewinkelt, die Füße berühren Wand. Oberkörper nach rechts hinten drehen, in Rückenlage kommen, Beine an Wand hochstrecken.

- Durch sanftes seitliches Wiegen Gesäß und Beine näher zur Wand ausrichten und Oberkörper parallel dazu positionieren.
- Arme neben Oberkörper zur Erde legen, Handflächen berühren Boden.
- Beine etwas anwinkeln und Fußsohlen flach an Wand legen.
- Mit Hilfe angespannter Beckenmuskeln und Druck der Füße zur Wand das Gesäß nun in einer Wellenbewegung anheben und wieder ablegen, 15 Mal ausführen.
- Die Beine gerade an Wand strecken und fünf Atemzüge ruhend halten.
- Die Knie zum Bauch heranziehen und Körper in linke oder rechte Seitenlage bringen.
- Auf der Seite liegend nachspüren, dann zur Abschlussmeditation (Seite 152) aufsetzen.

Für Geübte – »Schulterstand 2« (Ardha Sarvangasana)

Mit »Sarvangasana 2« nähern Sie sich der kompletten Umkehrhaltung an. Ihre Beine verblieben vorerst in halb aufgerichteter Position, um den Energiefluss zum Kopf und Stirn-Chakra zu fördern. Sanftes Wiegen in Rückenlage bereitet den Rücken auf die Übung vor.

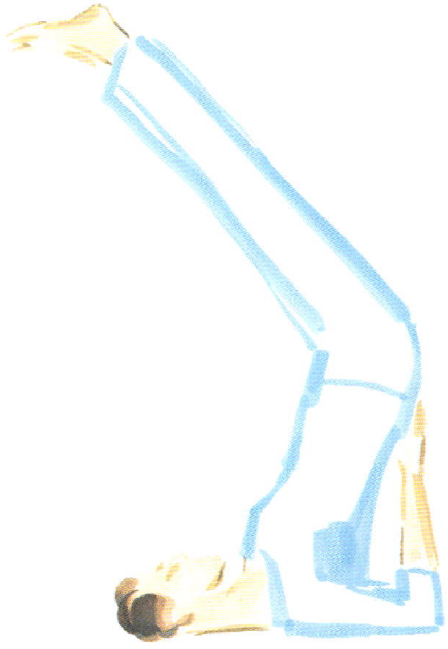

- In »Rückenlage« Knie zum Körper hinziehen, die Hände unter die Kniekehlen führen.
- Körper sechs Mal sanft vor- und zurückwiegen und die Beine bei jeder Rückenrolle mehr zum Himmel strecken.
- Gesäß und Beine halb angehoben belassen, mit Handflächen unteren Rücken stützen und zehn Atemzüge halten.
- Hände zur Erde ablegen, Knie angewinkelt zum Körper ziehen.
- Rücken langsam und rund zur Matte abrollen und in »Rückenlage« zum Nachspüren verweilen.
- In Seitenlage rollen und zur Abschlussmeditation (Seite 152) aufsetzen.

Für Fortgeschrittene – »Schulterstand 3« (Sarvangasana 3)

Die Umkehrhaltung wird vollendet. Die heilenden Effekte für Ihren Körper vermitteln Ihnen ein Wohlgefühl: Die Wirbelsäule wird vom Gewicht befreit, das Herz und der Blutkreislauf werden entlastet, die Darmtätigkeit angeregt und die inneren Organe durch Lageveränderung massiert. Die feinstoffliche Energie der Kundalini steigt im Körper auf und verbindet alle Chakras miteinander. Achtung: Nicht bei Menstruation, Kopfschmerzen oder Bluthochdruck ausführen!

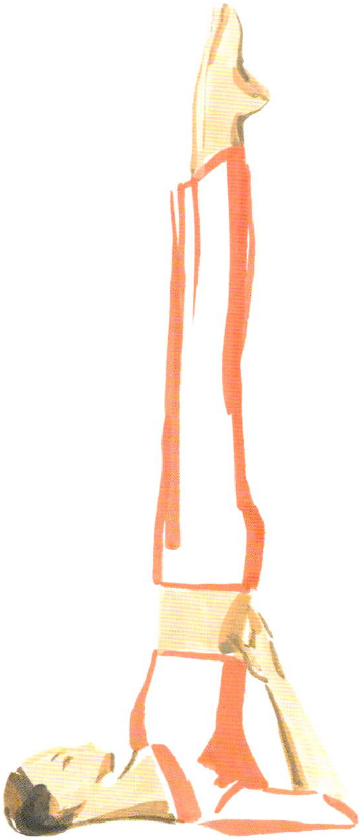

- »Schulterstand 2« aufbauen und ausführen.
- Beine jedoch gerade zum Himmel strecken, Zehen stellen gestreckte Spitze dar.
- Ellbogen eng hinter Rücken zusammenführen (sanftes, seitliches Wiegen ist dafür hilfreich), mit den Handflächen den unteren Rücken stützen.
- Nacken- und Schulterbereich locker lassen.
- Die Gesäßbacken fest anspannen und die Beine möglichst in einer Linie mit dem angehobenem Körper halten.
- Acht Atemzüge oder länger in der Position verweilen, dabei das Zwerchfell als Stütze einsetzen, um die inneren Organe zu massieren.
- Hände ablegen und Knie angewinkelt zur Stirn führen.
- Den Rücken runden und den Kopf nur zum Abrollen etwas anheben.
- Gesäß und Beine zur Erde führen, Kopf ablegen, Körper lang strecken und in »Rückenlage dem Wohlgefühl nachspüren.
- In Seitenlage rollen und zur Abschlussmeditation (siehe unten) aufsetzen.

Übung VIII

Abschlussmeditation für alle Niveaus – »Objektkonzentration«

Der Tastsinn ist eine Sinneswahrnehmung, die im Alltag selten separat wahrgenommen wird, sondern meist im Zusammenspiel mit den Augen oder anderen Sinnesreizen ausgeführt wird. Mit dieser meditativen Übung lernen Sie, sich zeitweilig ganz auf Ihren Tastsinn zu konzentrieren. Sie benötigen dazu einen Stein, ein Stück Stoff oder eine Blüte.

- Sitzen Sie in Meditationshaltung auf einem Kissen und legen Sie den gewählten Gegenstand griffbereit vor sich auf die Matte.
- Schließen Sie nun die Augen, legen Sie die Hände zum »Engel-Mudra« aneinander, Daumen dabei an das Stirn-Chakra legen, um die Sinne zu konzentrieren.
- Halten Sie die Augen weiterhin geschlossen, nehmen Sie den Gegenstand in die rechte Hand, und betasten Sie ihn ausführlich.
- Fühlen Sie Form, Farbe, Temperatur und die feinstoffliche Energie des Objekts.
- Nehmen Sie sich ausreichend Zeit, um bewusst zu fühlen, und bleiben Sie auf Ihren Tastsinn konzentriert.

- Nehmen Sie nach einer Weile das Objekt in die linke Hand, und befühlen Sie den Gegenstand ebenso ausführlich. Spüren Sie Unterschiede in der Wahrnehmungsfähigkeit zwischen linker und rechter Hand.
- Führen Sie das Objekt schließlich zu den Wangen, und spüren Sie es mit den Tastnerven Ihrer Gesichtshaut.
- Legen die den Gegenstand mit geschlossenen Augen zur Erde.
- Sehen Sie vor Ihrem dritten Auge den Gegenstand, fühlen Sie das energetische Wesen des Objekts.
- Abschließend lenken Sie Ihre Aufmerksamkeit auf den Atem, der violettes Licht in Ihren Körper fließen lässt.
- Legen Sie Ihre Hände im »Engel-Mudra« an die Stirn.
- Beenden Sie Ihre Meditation mit dem Satz: **»Ich sehe meine inneres Licht.«**

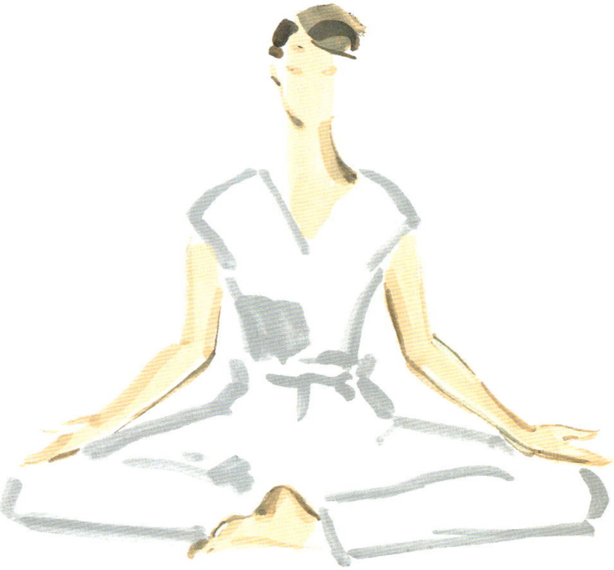

»Pratyahara«-Schulung der Sinne

Das Sanskritwort »Pratyahara« bedeutet so viel wie »Rückzug«, »Zurückziehen«, »Vernichtung«, »Nach-Innen-Lenken der Aufmerksamkeit«. Versinnbildlicht wird mit Pratyahara die Vertiefung in das Unterbewusstsein. Diese Stufe des Yoga-Weges zieht die bewusste Aufmerksamkeit der Sinnesorgane von ihren alltäglichen Sinneswahrnehmungen wie Hören, Sehen, Schmecken, Riechen und Fühlen ab, um alle Konzentration auf das Unbewusste zu lenken.

Es bedarf einiger Meditationspraxis, um die Sinne wirklich abzuschalten. »Pratyahara« lehrt in Übungen, die einzelnen Sinne vorerst zu separieren und das Gehirn von kombinierten Wahrnehmungen, wie Hören und Sehen, Tasten und Sehen, Schmecken und Riechen oder Meditieren und gleichzeitigem Hören, zu entlasten. Nach und nach steigert sich die Konzentrationsfähigkeit durch die Praxis des Pratyahara, was schließlich zu einer tieferen Meditation führt. »Pratyahara« ist in heutigen Zeiten der permanenten Reizüberflutung eine heilsame Disziplin auf dem großen Pfad des Yoga.

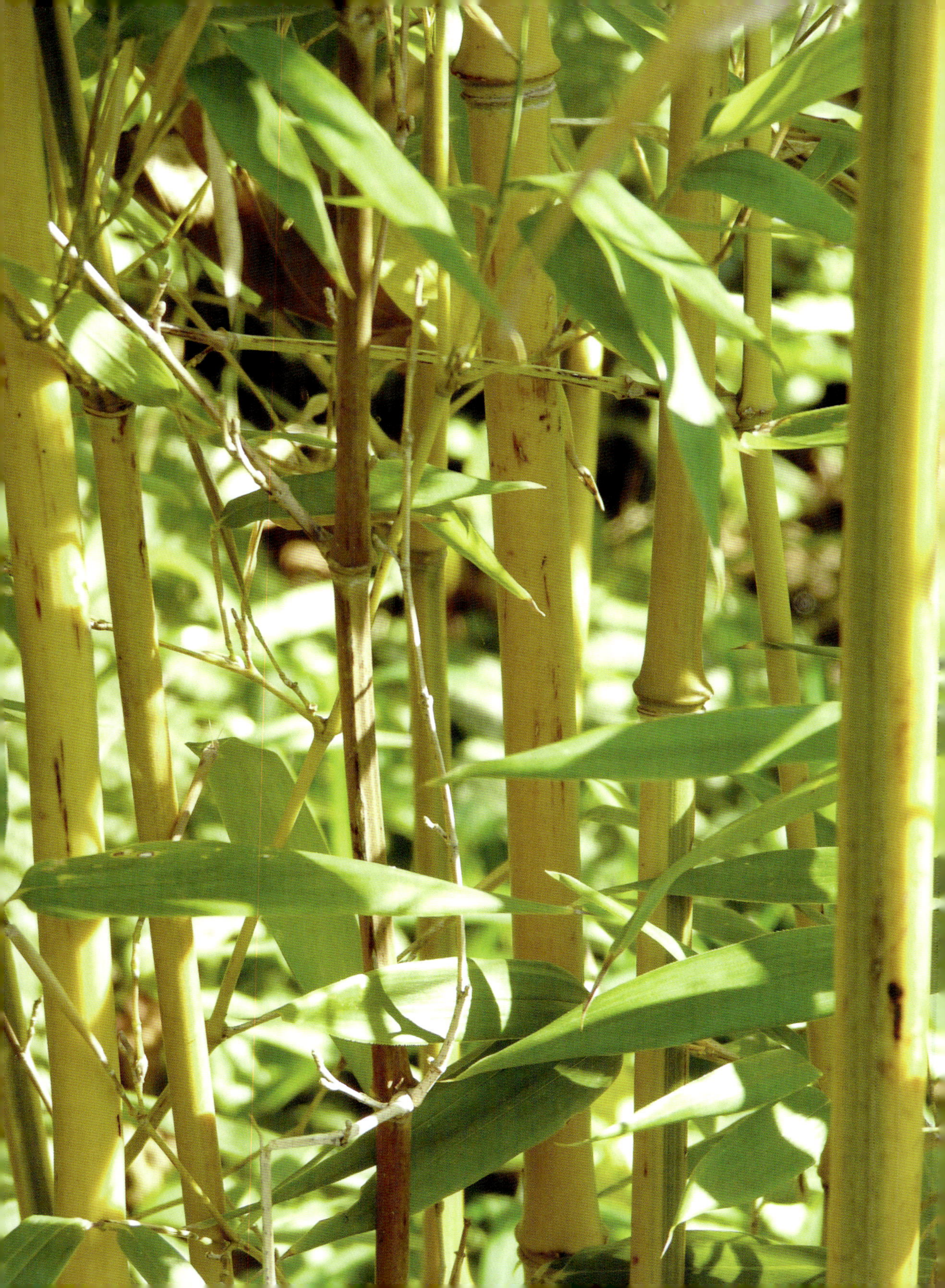

Die Wirbelsäule – Stütze des Lebens (Kronen-Chakra)

In der Körperarbeit des Yoga nimmt die Wirbelsäule zusammen mit dem Kopf einen zentralen Platz ein. Beide bergen die wichtigsten Teile des Nervensystems – Gehirn und Rückenmark – in sich. Nach yogischer Auffassung sind die Nervenstränge der Wirbelsäule und die Gehirnzellen Bindungsglieder zwischen der körperlichen, grobstofflichen Erscheinung und dem spirituellen, feinstofflichen Ausdruck des Lebens. Die Gesundheit des Körpers wird mit Hilfe des Nervensystems gesteuert. Hier findet die erste Umwandlung von feinstofflicher zu elektrischer Energie statt, die das Informationsmedium für biochemische und grobstoffliche Materie ist.

»Der Träger des Lebens ist die Wirbelsäule. Das Leben wollte sich offenbaren, und so erweiterte es die obersten Wirbelknochen und schuf darauf den Schädel und das Gehirn.«
Selvarajan Yesudian und Elisabeth Haich

Körperliche Gesundheit und spirituelles Streben

Im Yoga wird der degenerative Alterungsprozess des Körpers als ein natürlicher Vorgang akzeptiert, Rückenschmerzen aber werden als etwas Vermeidliches angesehen. Es die erste Pflicht und Freude eines Yogis, seinen Körper gesund zu erhalten – mit gesunder Nahrung, mit Übungen, die das Wohlbefinden steigern, einem steten, tiefen Atemfluss und durch Anreicherung des Prana im Organismus. Körperreinigungen, regelmäßige Massage und innere Reinigungsrituale für Ohren, Augen, Nase, Mund und Darm gehören zu den yogischen Traditionen wie alle Asanas, die die Wirbelsäule und den Kopf als Krone gesund erhalten. »Schulterstand«, »Dreieck«, »Krokodil« oder der »Sonnengruß« sind nur einige wenige Beispiele mit äußerst positiver Wirkung auf die Wirbelsäule.
Die zweite Pflicht eines jeden Yogis ist die des spirituellen Strebens, die er genauso aufmerksam wie die Gesunderhaltung seines Körpers verfolgt. Mit steigender Prana-Zufuhr über die Chakras wird auch das spirituelle Streben stärker und kann den Yogi letztlich zur Vollendung seiner Sehnsucht in Samadhi führen. Zu diesem Zeitpunkt, der je nach Pflichterfüllung fern oder nah ist, verbinden sich alle fein- und grobstofflichen Energien zu einer ungeahnten Kraft, die über die Wirbelsäule zum Kronen-Chakra des Kopfes aufsteigt. Mit dieser letzten Stufe finden Körper, Geist und Seele zur immerwährenden Harmonie, bei der die Ratio des Kopfes keine Rolle mehr spielt.

Wie ein biegsamer Bambusstab

Die Wirbelsäule ist wie ein stabiler, aber biegsamer Bambusstab, der das Skelett zusammenhält. Sie besteht aus 26 Teilen. Dank der Bandscheiben sind 24 Wirbel beweglich. Im Zuge der Aufrichtung des Menschen zum Zweifüßler, bei der auch das Sitzen als Haltung möglich wurde, musste der untere Bereich der Wirbelsäule stabiler werden. Kreuzbein und Steißbein bestehen daher aus verschmolzenen Wirbelknochen, die die Wirbelsäule bei ihrer tragenden Rolle unterstützen. Die Bandscheiben sind stabile Gelkissen mit einer festen Ummantelung, die wie ein Kugellager die Wirbel beweglich machen: Beugung, Streckung, seitliche Neigung und Drehung sind bei einer gesunden Wirbelsäule ohne Probleme möglich. Testen Sie bei sich und anderen mal, ob Sie bei gestreckten Kniegelenken und vorgebeugtem Oberkörper mit den Handflächen vor Ihren Füßen zur Erde kommen. Dies wäre der natürliche Status eines gesunden Rückens. Die Realität sieht meistens anders aus. Bandscheiben sind durch überwiegendes Sitzen fest und verbacken, die Muskeln des Rückens steif oder bereits verkürzt – und manchmal kann der Oberkörper nur noch eingeschränkt zur Seite, nach vorne oder hinten geneigt werden. Die permanente Stauchung des Rückens beim Sitzen oder Stehen, aber auch beim normalen Laufen – noch mehr sogar beim Joggen – schiebt die Wirbel fester zueinander. Das zusätzliche Gewicht des Kopfes verstärkt die Rückenstauchung. Aus der frischen, grünen Bambusstange wird mit der Zeit durch Missbrauch oder Mangelnutzung ein fester, unflexibler Bambusstab. In einer steifen Wirbelsäule können die Energien der Chakras nicht frei fließen. Stattdessen blockieren Schmerzreize den Informationsfluss des Nervensystems, und die angeschlossenen Muskeln verspannen und ver-

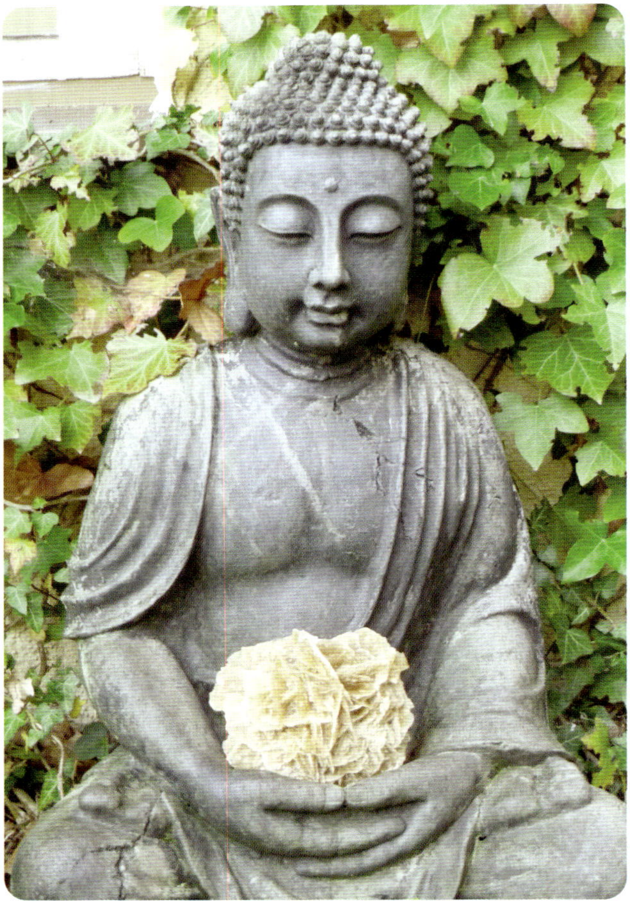

Der Kopfschmuck von Buddha-Statuen symbolisiert das Kronen-Chakra und stellt eintausend Blütenblätter oder Nadis dar.

härten. Die Kombination Schreibtisch und Stuhl ist zwar eine segensreiche Erfindung, um sich das Leben zu erleichtern, macht aber unter Umständen krank, wenn man permanent sitzt.
Laut Statistik sind Rückenschmerzen inzwischen zum Beschwerdesymptom Nummer Eins in unserer Bevölkerung geworden und Ursache für rund ein Drittel aller Krankmeldungen. Bei jedem zehnten Patienten werden die Rückenprobleme chronisch.
Die Evolution hat das menschliche Skelett kreiert, um den Mensch beweglich zu machen, ihn zu fördern und weiterzuentwickeln. Die Weiterentwicklung findet heute jedoch hauptsächlich im Gehirn statt – und der Körper, besonders der Rücken, leidet darunter.

»Wir können irgendeinen Gegenstand oder eine Frage, die unser Interesse findet, wählen und unseren Geist darauf ausrichten, um ruhiger und klarer zu werden.«
Maharishi Patanjali, Yoga-Sutra

Der Energiefluss durch die Wirbelsäule

Die Haupt-Chakras sind alle über die Wirbelsäule miteinander verbunden und lassen Prana zuerst durch ihren Kanal zur weiteren Verteilung in den Körper einfließen. Energetische, muskuläre oder knöcherne Blockaden im Rücken unterbinden unter Umständen die Ausbreitung von lebenswichtiger, feinstofflicher Energie. Als Folge treten Krankheitsbilder wie Kopfschmerzen, Schwindel, Atemnot, Brustenge, Funktionsstörungen der inneren Organe, Taubheitsgefühle oder Entzündungen des Ischiasnervs auf. Bandscheibenvorfälle und allgemeine Rückenschmerzen sind zwar weit verbreitet, aber dennoch kein Normalzustand, sondern häufig Resultat einer unflexiblen Wirbelsäule.

Die tausend Blüten des Sahasrara

»Sahasrara«, das siebte Chakra, wird das »Tor zur spirituellen Erkenntnis« genannt. Am höchsten Punkt des Kopfes, am Scheitel, liegt der Chakra-Wirbel, der die im Körper aufsteigende Energie zur Vereinigung mit dem Universum vollendet. Das Scheitel-Chakra, Sahasrara, wird auch als Kronen-Chakra bezeichnet, da seine Öffnung die Krönung des menschlichen Daseins bedeutet. In der Vorstellung der Yogis ist es die tausendblättrige Lotusblüte, die sich am Ende des Strebens nach spiritueller Erkenntnis entfaltet und im weißen Licht erstrahlt.
Dieses weiße Licht des Sahasrara wird in vielen Abbildungen von Heiligen aus unterschiedlichen Religionen als Krone oder Kreis um den Kopf der heiligen Person dargestellt. Der Heiligenschein um das Haupt Jesu, Marias und aller Heiligen versinnbildlicht göttliche Weisheit. Die Darstellungen Budd-

has tragen häufig in Kopfhöhe eine Scheibe, die das heilige Licht symbolisiert. Auch hinduistische Götter werden mit einer weißen Aura bezeichnet, der Aura der Weisheit. Nicht zuletzt stellt auch die Tradition der Krönung der Kaiser und Könige eine Metapher von Weisheit dar. Ein gekröntes Haupt ist die Erhebung einer Person in einen besonderen Status der Weisheit und Würde.

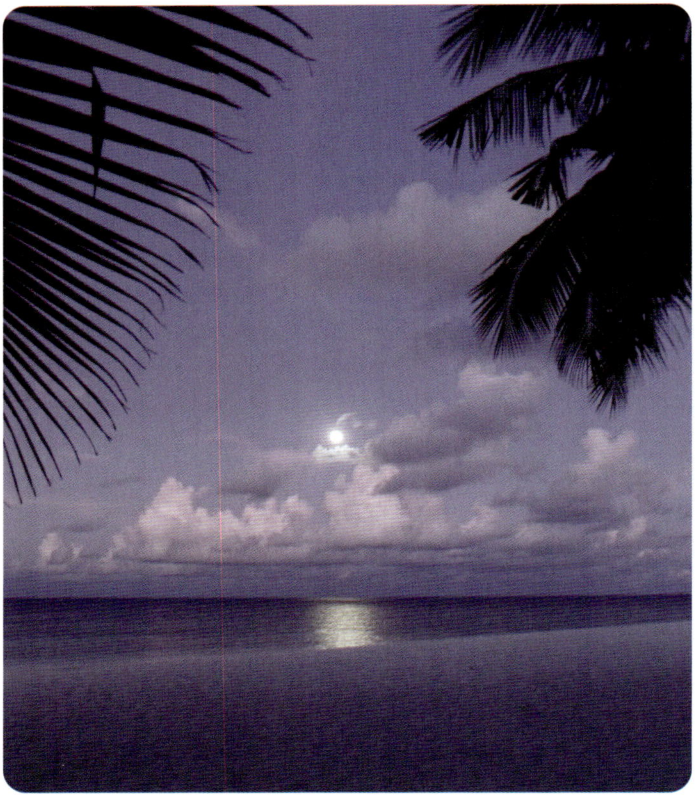

Die Vereinigung von zwei Energieformen, verkörpert von Sonne und Mond, »Ha« und »Tha«, wird im Hatha-Yoga als höchstes Streben angesehen.

Das Tor zur spirituellen Erkenntnis

Das Kronen-Chakra steht über die Wirbelsäule in direkter Verbindung mit dem ersten Hauptchakra, dem Wurzel-Chakra. Dieses öffnet sich zur Erde hin, das Scheitel-Chakra zum Kosmos hin. Die ein- und ausströmenden Feinenergien verwirbeln sich mit den fünf weiteren Chakra-Energien. Mit der regelmäßigen Praxis von Asanas und dem geistigen Streben gewinnen die Energieströme des »Ha« und »Tha« mehr und mehr Intensität. Die Frequenz der Prana-Aufnahme steigt beständig. »Ha« und »Tha«, Sonne und Mond, Shiva und Shakti, verbinden sich in vollständiger Harmonie und stärken den Körper. Dieser Prozess intensiviert sich, bis die Kraft der Kundalini so stark wird, dass sie sich aufbäumt, im Körper aufsteigt und in voller Pracht über das Kronen-Chakra nach außen strömt. Körper, Geist und Seele werden ganz vom Höchsten und Göttlichen durchdrungen, und alles erstrahlt im hellen Licht der Erleuchtung.

Das Kronen-Chakra repräsentiert den Zustand des Samadhi, der Erleuchtung, und ist keinem stofflichen Element zugeordnet, sondern dem höchsten Gefühl der Wonne, wenn das Ziel erreicht ist.

Die Krone des Sahasrara ist das Tor zu dem Ort, an dem alle Seelen zu Hause sind und zu dem alle Seelen streben.

Übungen für die Wirbelsäule

Die Disziplin des Yogis ist die Gesunderhaltung seines Körpers über grobstoffliche und feinstoffliche Nahrung – deswegen wird der Gesundheit des Rückens und der Wirbelsäule sehr viel Aufmerksamkeit im Hatha-Yoga geschenkt. Yoga erfreut sich nicht zuletzt deshalb immer größerer Beliebtheit, denn die heilsamen Wirkungen von Asanas auf Muskeln und Skelett sind nach einigen Übungseinheiten schon deutlich fühlbar. Hatha-Yoga dehnt und stärkt die Muskeln gleichermaßen und flexibilisiert sanft und körpergerecht alle Gelenke und die Wirbelsäule.

Die heiligen Schriften verheißen vollkommene Gesundheit und ein langes Leben demjenigen, der »Sûrya Namaskar« , wörtlich »Sonne Willkommen«, viele Male vollzieht und das in den frühen Morgenstunden zum Sonnenaufgang.

So bereiten Sie sich vor

Sie haben sich bis zu diesem Kapitel viele Yogaübungen erarbeitet und Ihren Körper auf sanfte Art besser kennengelernt. Ihr Bewusstsein für Prana wächst Tag für Tag. Lassen Sie sich auch weiter von diesem harmonischen Wissen begleiten – und vielleicht nimmt die Philosophie und Praxis des Yoga allmählich mehr Raum in Ihrem Leben ein.

Üben Sie nach diesem Kapitel den Chakra-Turnus wieder von vorn, beginnend mit dem Kapitel für die Fuß-Chakras. So tun Sie jedem Tag Ihrem Körper und Ihrer Seele etwas Gutes. Mit den Übungen in diesem Kapitel werden Anfänger, Geübte und Fortgeschrittene anfänglich dieselben Asanas ausführen, um den Körper aufzuwärmen und zu stabilisieren. Jede Körperhaltung repräsentiert und trainiert einen Chakra-Bereich von den Füßen bis zum Kopf. Am Ende des Kapitels werden Sie eine fließende Übungssequenz erlernen, die die wichtigste Einheit Ihrer Hatha-Yoga-Praxis werden wird: Der »Gruß an die Sonne« oder das »Sonnengebet« dankt als Asana-Abfolge der Sonne für ihre Leben spendende Energie.

»Mehr ist nicht zu tun, als nichts zu tun und zu beobachten.« Eckhardt Tolle

Der Körper wird dabei gedehnt, gestreckt und gebeugt, Kreislauf und Stoffwechsel angeregt, Hormondrüsen aktiviert und jedes Chakra mehrmals der strahlenden Sonne präsentiert, um es mit Prana anzureichern.

Dabei werden die einzelnen Positionen wie eine sanfte Welle fließend miteinander verbunden und ergeben einen logischen Ablauf, der bei einiger Yoga-Erfahrung mit weiteren Asanas ergänzt werden kann.

Lassen Sie den »Gruß an die Sonne« zu Ihrem morgendlichen Ritual als eine »Meditation in Bewegung« werden. Arbeiten Sie so individuell und kreativ mit dieser Übungsabfolge, wie es Ihr Körper, Ihr Geist und Ihre Seele wünschen.

Übung 1

Anfangsmeditation für alle Niveaus – »Chakra-Farben«

Mit dieser Visualisierung stellen Sie sich alle Chakras von Fuß bis Kopf vor und verbinden diese mit entsprechenden Farben. Am besten gelingt dies mit der Konzentration auf den Atem, den Sie sich als farbiges Licht vorstellen. Verweilen Sie in jedem Körperbereich, so lange es Ihnen gut tut, und spüren Sie beide Seiten der Chakras auf der Vorder- und Rückseite Ihres Körpers. Als Konzentrationshilfe legen Sie die Hände auf einen Chakra-Bereich.

- Setzen Sie sich in Ihre individuelle Meditationshaltung und spüren Sie Ihren Atem. Lenken Sie Atem und Aufmerksamkeit zu den Füßen.
- Stellen Sie sich erdigbraunes Licht vor, das Sie stabilisiert, zu Ihren Füße fließt, in den Beinen zirkuliert.
- Konzentrieren Sie sich auf Ihren Beckenboden, und stellen Sie sich Ihr Wurzel-Chakra vor: Dort lassen Sie feurigrotes Licht entstehen.
- Im oberen Bereich des Beckens lassen Sie Ihren Atem zum Sakral-Chakra in Form von orangefarbenem Licht fließen und zirkulieren.
- Konzentrieren Sie sich jetzt auf Ihren Nabelbereich. Lassen Sie Ihren Atem dorthin fließen und erfüllen Sie das Solarplexus-Chakra mit strahlend gelbem Licht.

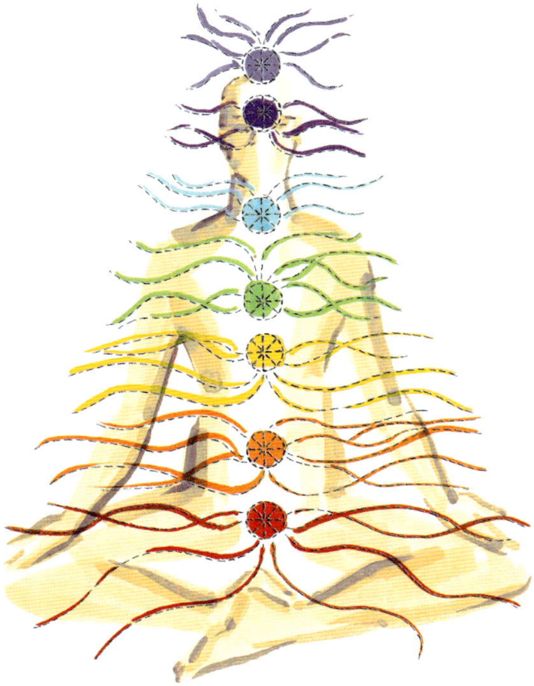

- In der nächsten Ebene erspüren Sie nun Ihr Herz-Chakra im Brustbereich bzw. Ihrer Brustwirbelsäule und lassen dort hellgrünes Licht entstehen.
- Anschließend atmen Sie zum Hals-Chakra und füllen Ihren Kehlkopf und die Halswirbelsäule mit hellblauem Licht.
- Spüren Sie nun Ihr Chakra an der Stirn bzw. dem Hinterkopf, und erfüllen Sie es mit violettem Licht.
- Fühlen Sie Ihren Scheitel, und lassen Sie aus der Krone Ihres Kopfes helles Licht fließen.
- Breiten Sie Ihre Arme weit aus, und erfüllen Sie Ihre Aura mit allen visualisierten Farben.
- Spüren Sie das Meer der Energie um Ihre Körperhülle, im Raum, in dem Sie sich befinden, und darüber hinaus. Lassen Sie Ihr Licht so weit in den Kosmos fließen, wie es für Sie angenehm ist.
- Beenden Sie die Meditation mit dem Satz: **»Ich bin ein wertvoller Teil des Ganzen.«**

Übung II

Für Anfänger, Geübte und Fortgeschrittene – »Stehender Bogen«

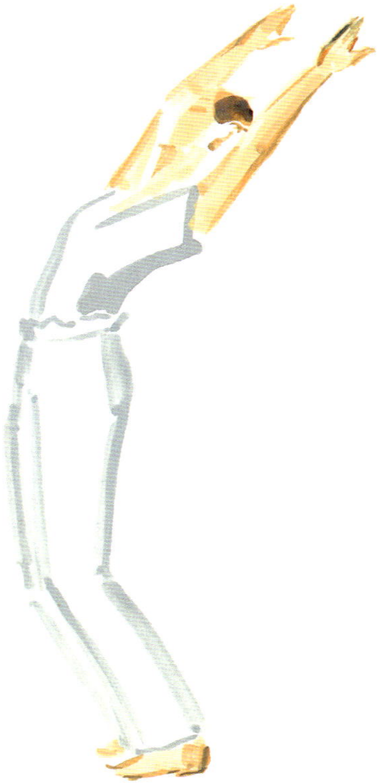

Der »stehende Bogen« ist eine leichte Rückwärtsbeugung des Rumpfes im Stand. Um die unteren Wirbel zu entlasten, werden die Gesäßmuskeln fest angespannt und der Kopf nicht weiter als die Arme nach hinten geführt.

- Im »Aufrechten Stand« Füße enger aneinander stellen.
- Handflächen zum »Engel-Mudra« zueinander legen und vor der Brust halten.
- Füße und Fuß-Chakras als erdende Basis spüren.
- Hände über Kopf führen und Arme strecken, Handflächen nach vorne ausrichten.
- Gesäßbacken und Beckenboden anspannen, auf das Wurzel-Chakra konzentrieren.
- Becken nach vorne schieben, Oberkörper mit den Armen leicht nach hinten neigen, den Kopf zwischen den Armen belassen und vier Atemzüge verweilen.
- Wieder aufrichten und Hände im »Engel-Mudra« bei ruhigem Atem vor Brust platzieren.
- Übung wiederholen, dann die feinstoffliche Energie von den Füßen über das Wurzel-Chakra bis zum Scheitel aufsteigen lassen.

Übung III

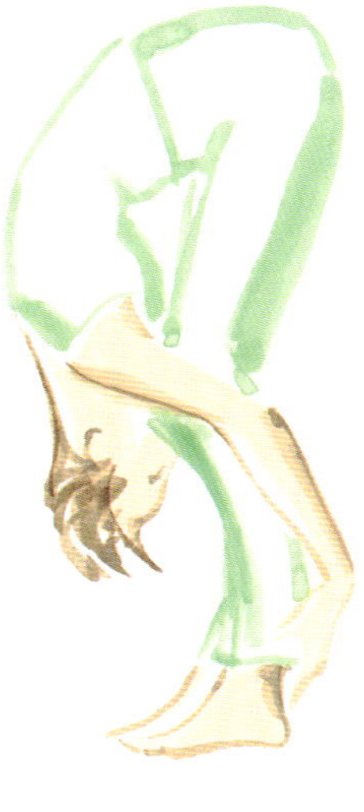

Für Anfänger, Geübte und Fortgeschrittene – »Kniekuss«

Nach der Beugung des Körpers nach hinten wird nun die Wirbelsäule nach vorn gestreckt und gedehnt. Die Aufmerksamkeit liegt bei dieser Haltung auf dem Sakral-Chakra. Führen Sie die Bein- und Rückenstreckung so aus, wie es Ihnen möglich ist. Sie können auch die Knie etwas angewinkelt lassen.

- Für Sie passende Variante der Übung »Kniekuss« aus (Seite 59 f.) auswählen und ausführen.
- Im »Berg« nachspüren und die feinstoffliche Energie vom Becken bis zum Scheitel aufsteigen lassen.

Übung IV

Für Anfänger, Geübte und Fortgeschrittene – »Mond«

Es folgt nun wieder eine Rückwärtsbeugung zur Flexibilisierung der Wirbelsäule. In der Abfolge wird der Energiefluss im Wirbelkanal angeregt und sämtliche Muskeln des Rückens gestärkt. Die Weitung des Rumpfes intensiviert die Prana-Aufnahme im Solarplexusbereich.

- Für Sie passende Variante der Übung »Mond« (Seite 147 f.) auswählen und ausführen.
- In »Yoga-Mudra« nachspüren und die Energie vom Nabel aus zum Scheitel aufsteigen lassen.

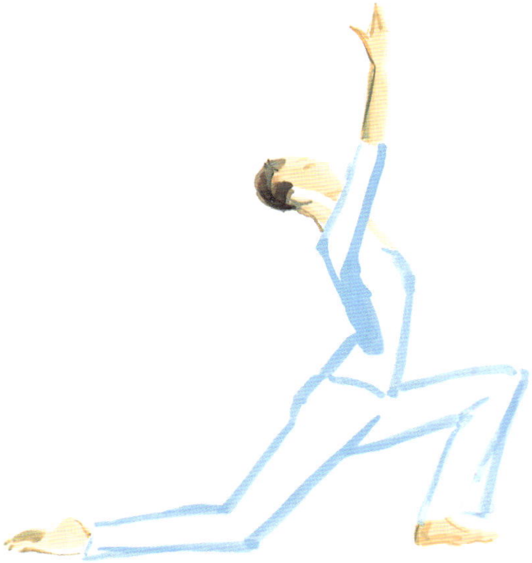

Übung V

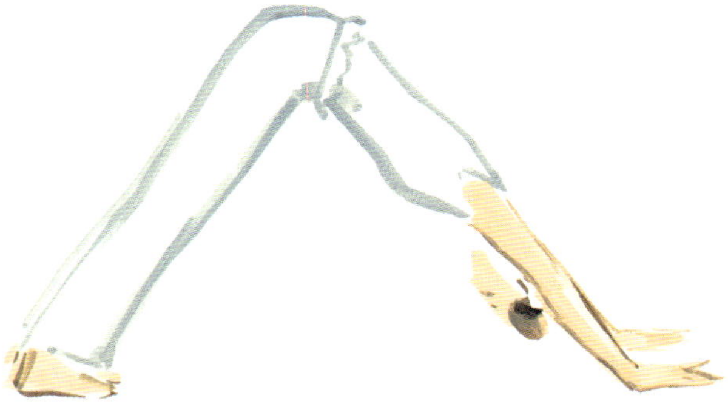

Für Anfänger, Geübte und Fortgeschrittene – »Hund (Shvanasana)«

Die Position »Hund« dient im »Sonnengruß« (Seite 166) als Haltung zur Entspannung und Energetisierung. Arme, Rücken, Bauch und Beine werden gestärkt und die Rückseite des Körpers mit den dortigen Chakras zur Aufnahme von Prana der Sonne präsentiert. Das Solarplexus-Chakra wird besonders aktiviert.

- Die Übung »Hund 2« aus dem vorangegangenen Kapitel (Seite 145 f.) ausführen.
- Abschließend in »Yoga-Mudra« nachspüren und feinstoffliche Energie von der Brust bis zum Scheitel aufsteigen lassen.

Übung VI

Für Anfänger, Geübte und Fortgeschrittene – »Katze«

Mit der geschmeidigen »Katze« werden Wirbelsäule und Rückenmuskulatur flexibilisiert und für das »Sonnengebet« aufgewärmt. Mit einer »durchtauchenden« Bewegung nach vorne stärken Sie Arm-, Schulter- und Halspartie und enegetisieren das Kehlkopf-Chakra.

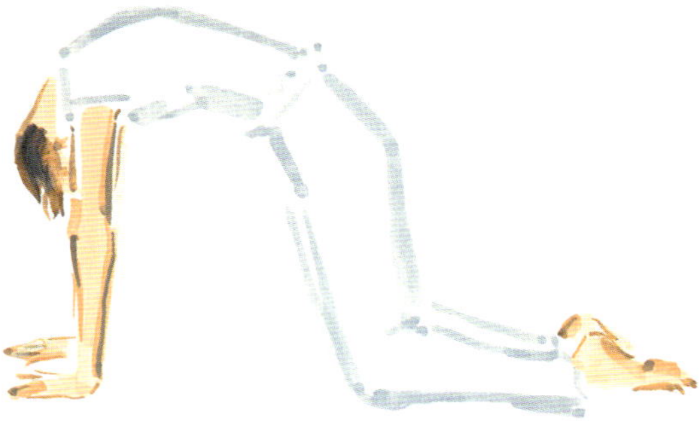

- Im »Vierfüßlerstand« den unteren Rücken Richtung Erde wölben (leichtes Hohlkreuz!).
- Zwei Atemzüge in dieser Position verweilen.
- Mit dem Ausatmen den Bauchnabel einziehen, den unteren Rücken runden und Wirbel für Wirbel bis zur Brustwirbelsäule zum Himmel aufrollen, dabei fest auf die Hände stützen.
- Zwei Atemzüge in der Position verweilen.
- Nun das Gesäß Richtung Fersen führen, aber nicht absetzen.
- Oberkörper und Brust nach unten zur Erde neigen. Ellbogen zur Seite abstrecken.
- Mit leichtem Schwung den Oberkörper und den Kopf flach über die Matte nach vorne schieben, aber nicht zur Erde ablegen.
- Mit Hilfe der Arm- und Schultermuskeln den Oberkörper mit hängendem Kopf und rundem Rücken zum Himmel wölben. In einer Wellenbewegung weiter den Rücken wölben, dann wieder nach vorne durchtauchen.
- Fünf Mal wiederholen und dabei auf das Kehlkopf-Chakra konzentrieren.
- In »Yoga-Mudra« nachspüren und die feinstoffliche Energie vom Hals bis zum Scheitel aufsteigen lassen.

Übung VII

Für Anfänger, Geübte und Fortgeschrittene – »Stab« (Dandasana)

Ihr ganzer Körper wird gerade wie ein Bambusstab ausgerichtet, was nicht nur die Wirbelsäule kräftigt, sondern alle Muskeln bestens trainiert. Das Gewicht wird dabei nur von den Zehenballen und Handflächen getragen. Das Stirn-Chakra wird zur Erde ausgerichtet.

- In »Bauchlage« mit Stirn und Nase auf Matte positionieren.
- Hände links und rechts neben Brustraum platzieren, sodass die Ellenbogen zum Himmel zeigen und die Unterarme von der Erde abgehoben sind, aber nah am Körper, die Zehenballen aufstellen.
- Jeden Muskel anspannen, besonders Bauch und Gesäß, fest auf die Hände stützen.

- Beine, Gesäß und Rumpf gleichzeitig von der Erde abheben und Kopf in der Verlängerung der Wirbelsäule halten (nicht in Nacken führen) und zur Erde blicken.
- Position für einige Atemzüge halten.
- Den Körper ablegen, Kraft schöpfen und die Übung ein zweites Mal für einige Atemzüge wiederholen.
- In »Baby Krishna« ausruhen und dabei die feinstoffliche Energie von der Stirn bis zum Kopf fließen lassen.

Übung VIII

Für Anfänger – »Kobra 1« (Bhujangasana 1)

Die »Kobra« wird in drei Varianten geübt. Dabei gilt es zu vermeiden, den unteren Rücken zusätzlich zu belasten. Um dies zu lernen, beginnen Sie mit »Kobra 1«, um ein Gefühl für die Rückwärtsbeugung aus der Bauchlage zu entwickeln.
Bei allen Varianten wird das Scheitel-Chakra zum Universum erhoben und der aufsteigende Energiefluss über die Wirbelsäule gefördert.

- Körper in »Bauchlage«, Stirn und Nase haben Kontakt zum Bogen.
- Hände links und rechts neben Kopf in Scheitelhöhe platzieren. Unterarme und Ellbogen liegen nah am Körper. Beine liegen aneinander, Füße sind und bleiben gestreckt.
- Becken zur Erde drücken und Gesäßbacken anspannen.
- Schulterblätter nach hinten ziehen, Schulter, Kopf und Brust anheben.
- Ellbogen unter die Brust legen, auf die Unterarme stützen und Brustbein nach vorne strecken. Scheitel zum Himmel ausrichten und vier Atemzüge halten.
- Brust und Kopf zur Erde führen und zwei Atemzüge halten.
- Zur Erde legen, zwei Atemzüge ausruhen und Übung ein zweites Mal wiederholen.
- In »Baby Krishna« nachspüren und auf Scheitel-Chakra konzentrieren.

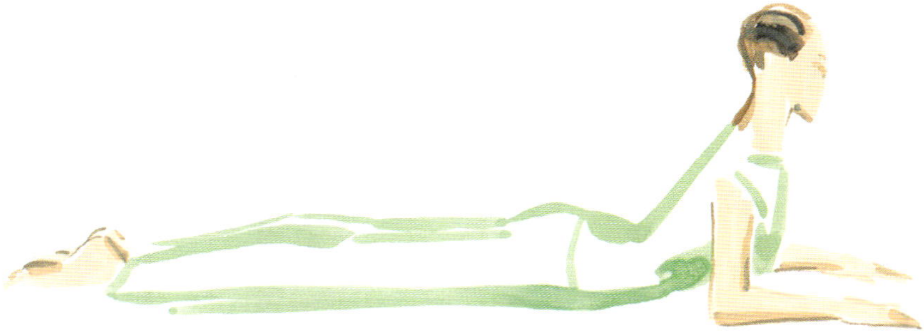

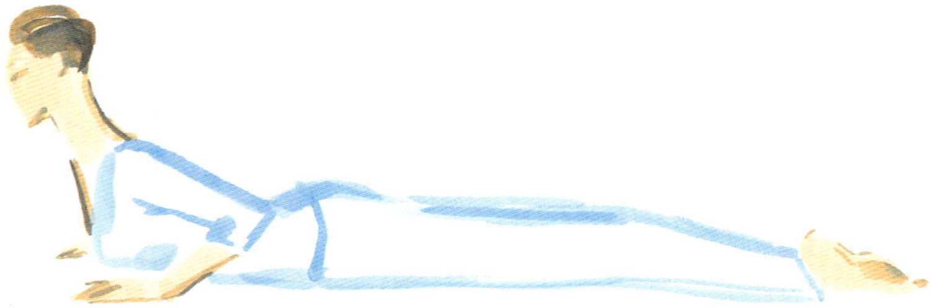

Für Geübte –
»Kobra 2« (Bhujangasana 2)

Die Variante trainiert die Arme ausführlicher und verstärkt die rückwärtige Wirbelsäulenbeugung. Der Kopf wird stolz erhoben, aber nicht in den Nacken gelegt, um das Kronen-Chakra zu aktivieren. Bei Schmerzen im Lendenwirbelbereich üben Sie »Kobra 1«.

- In Bauchlage Hände in Höhe der Schultern positionieren, Unterarme und Ellenbogen von der Erde abgehoben, Beine liegen aneinander, Gesäß anspannen.
- Schultern und Kopf anheben, auf Hände stützen, aber nicht die Schultern zu den Ohren ziehen. Brustbein nach vorne wölben, Schulterblätter nach hinten und unten ziehen.
- Fünf Atemzüge verweilen, ausruhen, wiederholen.
- Abschließend in »Baby Krishna« nachspüren und auf Scheitel-Chakra konzentrieren.

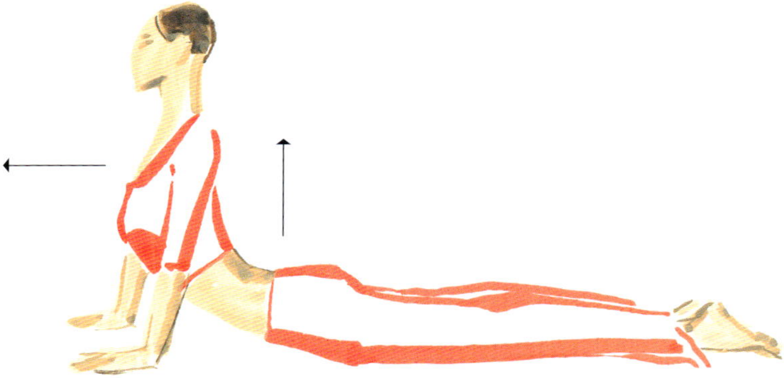

Für Fortgeschrittene – »Kobra 3« (Bhujangasana 3)

Der Rumpf wird in dieser Version komplett von den Armen getragen, und die Wirbelsäule formt einen gleichförmigen Bogen. Wenn Sie die Bauch- und Beckenbodenmuskulatur fest anspannen, unterstützen Sie die Muskeln des unteren Rückens und schonen die Wirbelsäule. Achtung: Bei chronischen Schmerzen im Lendenwirbelbereich üben Sie mit »Kobra 1«.

- Position wie »Kobra 2« aufbauen, aber Oberkörper mit dem Becken vom Boden abheben, Arme annähernd durchstrecken.
- Auf angespannte Bauch- und Gesäßmuskeln achten und Kopf nicht in den Nacken legen.
- Vier Atemzüge halten, ablegen und ein zweites Mal für fünf Atemzüge wiederholen.
- Abschließend in »Baby Krishna« nachspüren und auf Scheitel-Chakra konzentrieren.

»Sonnengruß« (Surya Namaskar)

Übung für alle Niveaus

Die acht vorangegangenen Positionen werden fließend miteinander kombiniert.

- **1. Position »Gebet«:** Am oberen Ende der Matte aufstellen, Hände im »Engel-Mudra«.
- **2. Position »Stehender Bogen«:** Einatmend Arme zum Himmel führen, Gesäßbacken anspannen, Becken nach vorn schieben, Oberkörper, Arme und Kopf nach hinten neigen.
- **3. Position »Kniekuss«:** Ausatmen, Oberkörper beugen, Asana in individueller Variante ausführen.
- **4. Position »Mond«:** Auf Hände stützen, einatmend rechtes Bein nach hinten strecken, Position in individueller Variante ausführen (bei »Mond 3« vorher in »Hund« gehen).
- **5. Position »Hund«:** Wieder auf beide Hände stützen, Gesäß anheben und ausatmend auch linkes Bein weit nach hinten führen, bis beide Füße nebeneinander positioniert sind; die Haltung weit gestreckt ausführen (damit viel Raum zum anschließenden »Durchtauchen« ist) und, wenn nötig, Fersen ohne Bodenkontakt schweben lassen.
- **6. Position »Katze«:** Einatmend Knie zur Erde bringen, Rücken rund zum Himmel wölben, Gesäß weit Richtung Fersen führen, in sanfter Welle nach vorne durchtauchen.
- **7. Position »Stab«:** Ausatmend Körper mit aufgestellten Zehenballen und Armen schwebend halten und dann zur Erde in Bauchlage ablegen, Atem anhalten.
- **8. Position »Kobra 1«:** Aus der Bauchlage Position in individueller Variante ausführen.

Positionen in umgekehrter Reihenfolge erneut einnehmen

- **7. Position »Stab«:** Ausatmend Hände neben Brust platzieren, Zehenballen aufstellen und mit Kraft der Arme Gesäß anheben.
- **6. Position »Katze«:** Einatmend »Vierfüßlerstand« mit rundem Rücken einnehmen.
- **5. Position »Hund«:** Ausatmend in dieser Position verharren.
- **4. Position »Mond«:** Mit Knien zur Erde kommen, Körper einatmend im »Kniestand« aufrichten, ausatmend rechtes Bein nach vorn stellen, individuelle Variante ausführen (bei »Mond 3« vorher in »Hund« gehen).
- **3. Position »Kniekuss«:** Auf Hände stützen, Gesäß zum Himmel strecken, ausatmend rechtes, hinteres Bein heranziehen, Knie strecken und Füße und Hände nebeneinander platzieren und individuelle Variante ausführen.
- **2. Position »Stehender Bogen«:** Knie etwas beugen, Rücken mit hängendem Kopf nach oben aufrollen. Einatmend Arme nach oben strecken, Oberkörper nach hinten neigen.
- **1. Position »Gebet«:** Abschließend Hände im »Engel-Mudra« vor Brust platzieren.

Bei der zweiten Hälfte des Zyklus »Sonnengruß« werden alle Positionen wiederholt (linkes Bein nach hinten und wieder nach vorne gestellt).

Wiederholen Sie den kompletten Zyklus drei bis zwölf Mal (beginnen Sie mit drei Wiederholungen) und spüren Sie im »Berg« mit den Händen vor der Brust nach.

Der Sonnengruß

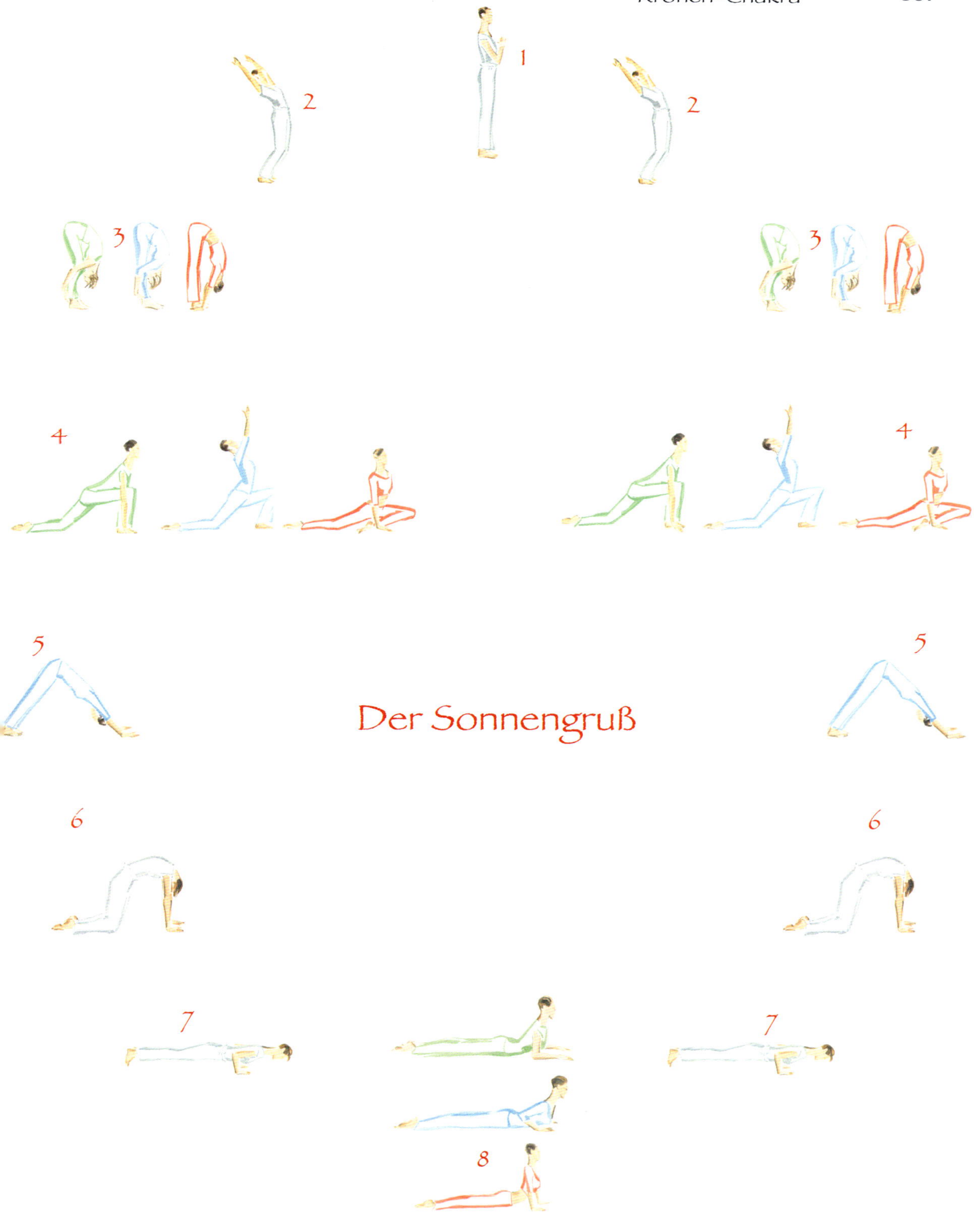

Abschlussmeditation

Für alle Niveaus – »Chakra-Tönen«

Den fünf Haupt-Chakras im Körper wird jeweils ein bestimmter Klang zugeordnet, den Sie zur Harmonisierung der einzelnen Chakras und zur Intensivierung des Prana-Flusses selbst durch Vokalvibration (Seite 50) erzeugen können. Dabei wird ein Ton mit einem Vokallaut verbunden und der betreffende Körperbereich als Resonanzraum genutzt.

Tönen Sie diese Vokale als Abschluss für Ihre heutige Yoga-Sequenz, aber auch zu anderen Gelegenheiten, wenn Sie kein Hatha-Yoga praktizieren können, beispielsweise auf Reisen, beim Autofahren, Fahrradfahren oder während Sie ein Bad nehmen.

»Chakra-Tönen« ist zu gleichen Teilen eine Atem- und eine Konzentrationsübung. Sie können während der Übung Ihre Hände in Höhe des gerade klingenden Chakras auf Ihren Körper auflegen und nachspüren.

- Nehmen Sie Ihre gewohnte Meditationshaltung ein, oder legen Sie sich ganz entspannt auf den Rücken.
- Beobachten Sie den Fluss Ihres Atems und atmen Sie tief und ruhig.
- Spüren Sie die Schale Ihres Beckens, den Ort des Wurzel- und Sakral-Chakras, und lassen Sie Ihren Atem dorthin fließen.
- Formen Sie mit Ihren Lippen ein »U«, und tönen Sie diesen Vokal mit Ihrem nächsten Ausatmen sanft und tief aus dem Beckenbereich, solange Ihr Atem reicht.
- Atmen Sie wieder sanft, aber tief ein, und tönen Sie beim Ausatmen noch einige Male ein tiefes »U« aus Ihrem Unterbauch.
- Während zweier Atemzüge verlagern Sie Ihre Konzentration vom Becken auf den Solarplexusbereich.
- Formen Sie Ihre Lippen zu einem »O«.
- Tönen Sie im Anschluss drei Mal mit langem Ausatmen den Vokal »O«, der in der Mitte des Bauchraums entsteht und halten Sie den Ton so lange, wie Ihr individueller Atem nach außen fließt.
- Als Nächstes konzentrieren Sie sich auf das Herz-Chakra in der Mitte der Brust.
- Die Lippen formen ein »A«, das in mittlerer Tonlage im Resonanzraum der Brust drei Mal erklingt.
- Im Anschluss konzentrienen Sie sich auf Ihr Hals-Chakra und formen Sie mit den Lippen ein »E«. Betönen und harmonisieren Sie das Hals-Chakra drei Mal mit dem Vokal »E« in einer höheren Tonlage.
- Konzentrieren Sie sich nun ganz auf das Stirn-Chakra, und lassen Sie dort drei Mal ein helles »I« erklingen.
- Zum Schluss visualisieren Sie eine aufsteigende, warme Energie im Form von angenehmem weißen Licht, welches von den Fuß-Chakras bis zum Scheitel-Chakra fließt und von dort Ihren ganzen Körper umhüllt und erfüllt.

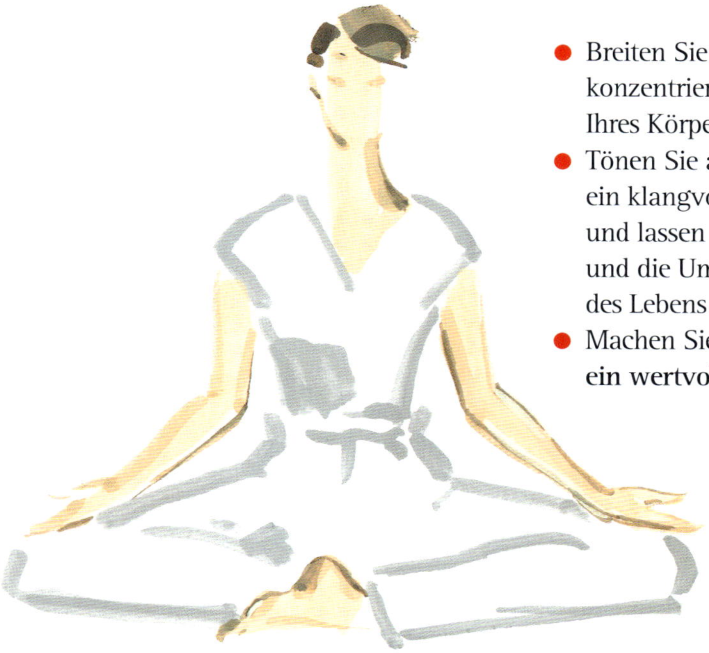

- Breiten Sie Ihre Arme weit aus und konzentrieren Sie sich auf die Mitte Ihres Körpers.
- Tönen Sie abschließend drei Mal ein klangvolles »OM«, und lassen Sie Ihren ganzen Körper und die Umgebung in diesem Klang des Lebens vibrieren.
- Machen Sie sich bewusst: **»Ich bin ein wertvoller Teil des Ganzen.«**

»Surya Namaskar« – die Verneigung vor der Sonne

Die Worte »Namaste« oder »Namaskara« mit den gefalteten Händen vor dem Oberkörper werden auch heute noch in Indien als Grußformel verwendet. Es ist eine Art Ehrerbietung, vergleichbar mit einer Verbeugung, einem Knicks oder dem Hutanheben bei den Herren, die früher in Europa Tradition waren.

Die Übungsreihe »Sonnengruß« oder »Sonnengebet« birgt eine tiefe Symbolik in sich. Die Abfolge der verschiedenen Asanas ist eine Metapher für den Ablauf eines Tages, eines Monats, eines Jahreskreises, eines ganzen oder mehrerer Leben.

»Surya Namaskar« symbolisiert im Aufrichten des Körpers zum Himmel die Energie eines neuen Lebens. Das Auf und Nieder der Jahrzehnte verkörpern Aufrichten und Beugen des Rückens, den Moment des körperlichen Tods versinnbildlicht die Position auf der Erde ohne Atem. Mit der Ausführung der Asana »Kobra« wird die Seele in einem neuen Körper wiedergeboren und streckt sich über diverse Körperhaltungen und Lebenslagen wieder der Leben spendenden Sonne entgegen.

In diesem Bewusstsein führt der Yogi die Übungsreihe »Sonnengruß« regelmäßig als eine Meditation in Bewegung aus, und erhält damit seinen Körper als Gefährt der Seele für eine lange Lebensreise gesund.

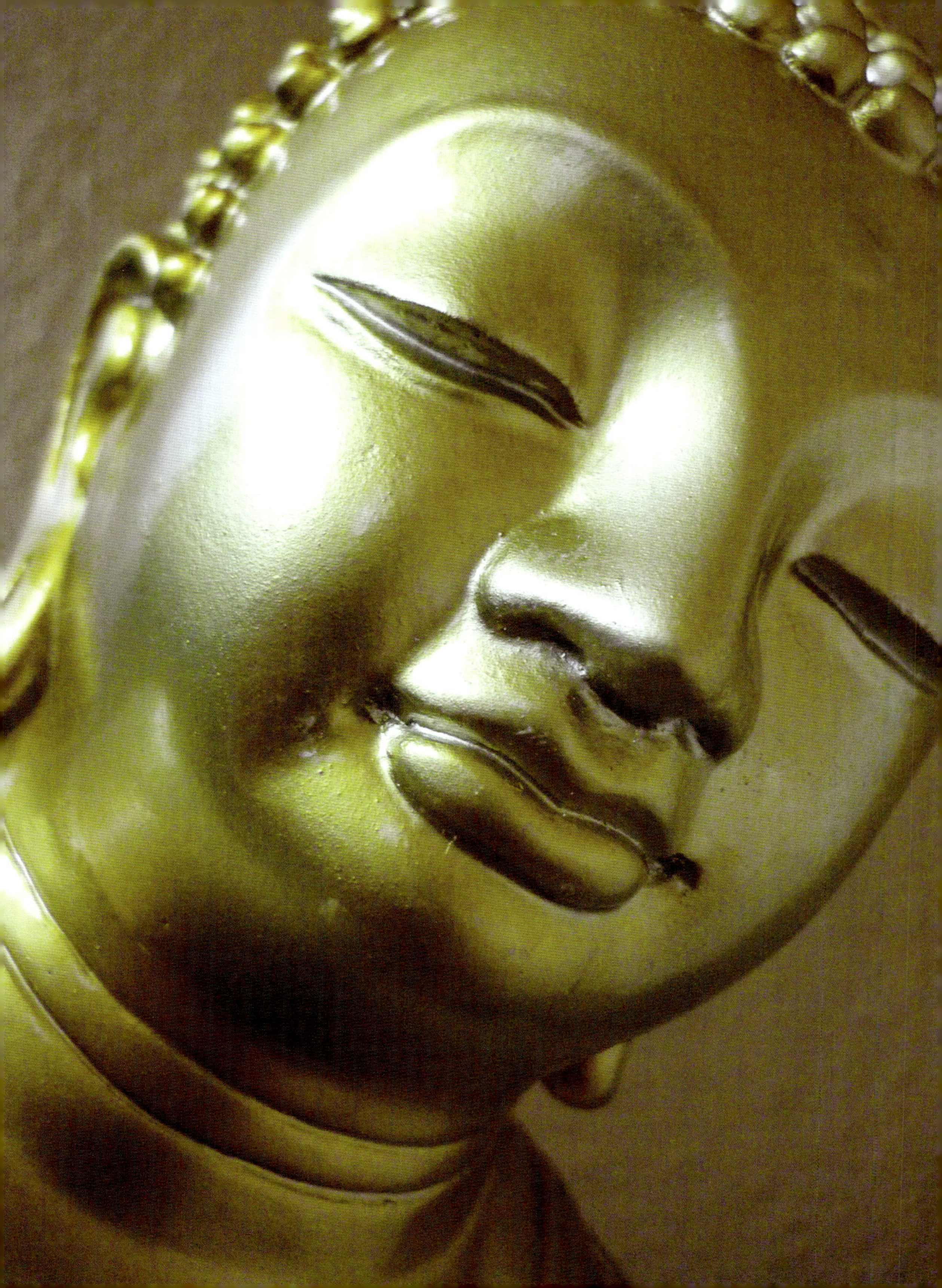

Die innere Noblesse

Yoga bietet kreative Möglichkeiten, um die feinstoffliche Energie in Ihrem Körper zu entwickeln. Aber die intensivste Körperarbeit wird kaum wirken, wenn Sie keine positive Einstellung zum Leben haben. Der energetische Einfluss, dem Sie jeden Tag unterliegen und den Sie kreieren, prägt Ihr Wohlgefühl auf mentaler und körperlicher Ebene. Umgeben von negativer Energie und permanent im Stress, werden die Chakras bei ihrer Arbeit zur Gesundheit des Körpers behindert.

»In regloser Leichtigkeit, kein Kampf und ohne Zwang, sondern in liebevollem Gefallen ... Stillhalten in einem glücklichen Raum – das ist Asana.«
Maharishi Patanjali, Yoga-Sutra

Die acht Disziplinen des Patanjali

Eine besondere innere Haltung wird als Grundfeste auf dem Weg des Yoga vorausgesetzt. Der große Yogi Maharishi Patanjali hat acht Grundregeln definiert. Obwohl ungefähr 200 Jahre vor unserer Zeitrechnung verfasst, sind sie heute äußerst zeitgemäß. Die einzelnen Stufen der Yoga-Disziplinen werden allerdings nicht nacheinander erklommen. Es sind Herausforderungen, die sich dem Menschen täglich immer wieder neu stellen. Yoga ist eine Lebensaufgabe.

1. Yama – Der Umgang mit anderen

Die Disziplin des Yama besteht aus fünf Geboten. Das erste Gebot ist **Gewaltlosigkeit:** Gewalt zeigt sich nicht nur in offensichtlich aggressivem Verhalten Pflanzen, Tieren und Menschen gegenüber, sondern auch in Wort und Bild, so beispielsweise bei Lästereien über nicht anwesende Personen oder Mobbing.

Wahrhaftigkeit: Das Gebot der Wahrhaftigkeit empfiehlt Ehrlichkeit, Aufrichtigkeit – auch Notlügen verstoßen gegen das Gebot. Eine Woche lang ohne jede Notlüge zu leben, ist ein interessanter Selbstversuch.

Nichtstehlen: Das Gebot des Nicht-Stehlens betrifft auch Neid, Habgier oder den Raubbau an Naturressourcen. Ein Yogi respektiert den Besitz der anderen ohne Wehmut und Verlangen.

Enthaltsamkeit: Das Gebot der Enthaltung empfiehlt den bewussten Einsatz aller Sinne, bezieht sich also auf Sehen, Hören, Riechen, Schmecken und Tasten. In unseren Zeiten der anhaltenden Reizüberflutung ist das eine Aufgabe, die nur in Meditation bewältigt werden kann.

Nichthorten: Die letzte Regel wird mit »Nichthorten« übersetzt. Ein Yogi übt sich in Genügsamkeit und spirituellem Streben. Er sammelt keine materiellen Reichtümer an, sondern lässt Dinge kommen und gehen, wie es dem Wohl aller dient.

»Lebt ein Mensch in vollkommener Übereinstimmung mit dem Yama, wird er niemals davon abweichen, egal, welcher Berufung er folgt, an welchem Ort und zu welcher Zeit er lebt und welcher Art seine momentanen Umstände sind. So erfüllt er die höchste Stufe.«
Maharishi Patanjali, Yoga-Sutra

2. Niyama – Die Gebote des Selbst

Will ein Mensch den Yoga-Pfad verfolgen, sind äußere und innere Reinheit unerlässlich. Auch die Fähigkeit, zufrieden zu sein, muss geübt werden – ein Yogi sucht das Glück im Inneren, nicht in äußerlichen Umständen. Eine weitere Disziplin ist die »innere Glut«, das Streben nach höherem, spirituellem Wissen. Schließlich werden unter Niyama kritische Selbstreflextion, das Studium der heiligen Schriften und das Gebot der Demut und Ehrfurcht im spirituellen Streben beschrieben.

3. Asana – Die Körperübungen

Die dritte Disziplin befasst sich mit den Asanas, den Körperübungen, die zur richtigen »Hinsetzung«, zur Meditation, führen, denn durch Körperbeherrschung werden »Ha« und »Tha«, Sonne und Mond, Shiva und Shakti, in harmonischen Einklang gebracht.

4. Pranayama – Die Lenkung des Atems

Die Praxis des Pranayama setzt sich aus Übungen zur Verlängerung, Ausweitung und Kontrolle des Atems zusammen. Sie reichert den Körper mit Prana an und lässt schließlich Kundalini aufsteigen.

»Wenn unser Geist sich nicht mehr mit dem verbindet, was vor ihm liegt, so nimmt er die Form der hinter ihm stehenden, erkennenden Kraft in uns an. Dann ist vollkommenes Verstehen möglich.«
Maharishi Patanjali, Yoga-Sutra

5. Pratyahara – Das Zurückziehen der Sinne

Die Ablenkung durch Augen, Ohren, Nase, Mund und Tastnerven ist für die Meditation hinderlich, daher übt der Yogi, alle Sinne zurückzuziehen, damit sie zeitweilig aufhören wahrzunehmen. Pratyahara ist die Vorstufe zur Reise nach innen. Über Asanas lernt man den Körper zu beherrschen, mit Pranayama den Atem zu kontrollieren, mit Pratyahara die Sinne zu beherrschen.

6. Dharana – Die Konzentration

Dharana ist die Fähigkeit, den Geist auf ein Objekt, ein Wort oder ein Mantra auszurichten. Dabei sind die Sinne klar, aber ohne Wahrnehmung, denn der Geist ist ganz nach innen gerichtet. Dharana ist die Ein-Punkt-Konzentration, die ohne Unterbrechung aufrechterhalten wird. Nur so kann völlige Leere als Voraussetzung für die siebte Disziplin eintreten.

7. Dhyana – Die wahre Meditation

Mit dieser Disziplin wird die Fähigkeit erlangt, eine Beziehung zwischen sich und dem höheren Wissen herzustellen. Die unteren Disziplinen werden beherrscht und gelebt. Körper und Atem sind rein und der Geist klar in der Wahrnehmung. Dhyana ist die innere Schau, der Zustand des reinen Seins. Der Meister kann Dhyana ohne Unterlass aufrechterhalten, um die Spitze der Spirale der acht Disziplinen zu erreichen.

8. Samadhi – Die Erleuchtung

Samadhi gilt als das höchste Ziel aller Yoga-Disziplinen: Die Vereinigung des »Ha« und »Tha« findet statt, Kundalini durchströmt den Körper ohne Unterlass. Das Scheitel-Chakra öffnet sich weit, und das höhere, göttliche Wissen erleuchtet den Suchenden. Der Zustand des Samadhi wird als vollendete Wonne, Weisheit und universelle Liebe beschrieben. Samadhi ist der Zustand des Yoga.

Samadhi ist auch, jeden Tag etwas mehr von den Aufgaben des Lebens zu erkennen, diese zu verstehen und den Sinn des Lebens bewusst zu fühlen.

Jeden Tag bewusst leben

Schritt für Schritt, mit Beharrlichkeit und liebevollem Bemühen, können Sie den Yoga-Pfad erwandern. Sie nehmen Ihren Körper bewusst wahr, Ihre Füße als stabile Basis, das Becken als Wurzel, den Bauchraum als Ort der Entschlackung, den Nabelbereich mit angenehmer Wärme, die Güte des Herzens, die Ausdruckskraft des Kehlkopfs. Stirn und Kopf werden klar, und die Wirbelsäule ist flexibel und gesund.

Mit Yoga verbessern Sie auch Ihre Atemwahrnehmung, schulen Ihre Sinne – und durch Selbstbeobachtung können Sie an Ihren individuellen Chakra-Themen arbeiten. Nach und nach wird sich liebevolle Harmonie zwischen Körper, Geist und Seele einstellen.

Yoga verleiht dem Körper Flexibilität und Muskelaufbau, dem Geist Klarheit der Gedanken, der Seele Zufriedenheit und Wahrhaftigkeit. Samadhi ist ein wunderbares Ziel des Yoga, aber die kleinen, alltäglichen Erleuchtungen sind es, die unseren Yoga-Weg ausmachen.

Beginnen Sie, kleine Erleuchtungen zu suchen, und gehen Sie Ihren individuellen Weg des Yoga.

Namaste ist das indische Wort für guten Tag, willkommen und tiefen Dank. Und so lautet auch der letzte Satz in diesem Buch:

Namaste in der Welt des Yoga!

Kursiv gesetzte Begriffe beziehen sich auf Yoga-Übungen.

Impressum

Redaktion:
Antje Eszerski für Bookwise GmbH, München
Projektleitung:
Karin Stuhldreier
Bildredaktion:
Sabine Kestler
Umschlag:
Nele Schütz Design unter Verwendung von shutterstock/stipfoto (Hintergrund), AVIcon (Yoga), Olga Zelenkova (Chagrin), Svetlana Klementyeva (Chagrin)
Layout:
Marcus Nerger
Satz:
Buchflink, Nördlingen
Druck:
Grafički zavod Hrvatske d.o.o.
Printed in Croatia
ISBN 978-3-86820-512-1

www.nikol-verlag.de

Hinweis für unsere Leser

Das vorliegende Buch ist sorgfältig erarbeitet worden. Dennoch erfolgen alle Angaben ohne Gewähr. Weder Autorin noch Verlag können für eventuelle Schäden, die aus den im Buch gegebenen praktischen Hinweisen resultieren, eine Haftung übernehmen.

Danksagung und Widmung

Ich danke meinen Yogaschülern und Patienten, mit denen ich zahlreiche und vielschichtige Erfahrungen für dieses Buch sammeln durfte. Ich danke den Verlagen Südwest und Nikol für die Publikation meines Buches und widme es meinem Vater sowie meinen, mich stets unterstützenden feinstofflichen Helfern in höheren Dimensionen.

Über die Autorin

Birgit Feliz Carrasco ist Autorin zahlreicher Bücher, Heilpraktikerin, Yogatherapeutin und Bloggerin. In ihrer Heilpraxis arbeitet sie mit ratsuchenden Menschen als Yoga- und Meditationslehrende und bietet Seelen-Coaching, Channeling, Seminare und Retreats als spirituelle Ratgeberin an. Ihre Bücher und ihre Gespräche mit Menschen zielen stets darauf ab, Kopf, Herz und Seele wieder miteinander zu verbinden, um den Lebensalltag leichter, zufriedener und glücklicher zu gestalten. More about: www.birgitfelizcarrasco.com

Literatur

Desikachar, T. K.V.: Yoga. Leben und Lehren Krishnamacharyas, Theseus Verlag, Berlin 2000
Desikachar, T. K.V.: Über Freiheit und Meditation. Das Yoga Sutra des Patanjali, Via Nova Verlag, Petersberg 1997
Hillebrand, Alfred (Hrsg.): Upanishaden, Eugen Diedrichs Verlag, München 1977
Igengar, B. K. S: Licht auf Yoga, Scherz Verlag, Bern 1969
Mittwede, Martin: Spirituelles Wörterbuch, Sanskrit/Deutsch, 1992, Heidelberg
Tolle, Eckhardt: Jetzt – die Kraft der Gegenwart, Verlag Kamphausen, Bielefeld 2001
Yesudian, Selvarajan und Haich, Elisabeth: Sport und Yoga, Aquamarin Verlag, München 2012

CD-Empfehlung für Ihre Yoga-Praxis

Hiebinger, Richard: Reiki, Pool Music und Media, Januar 2003.

Bildnachweis

Die Fotos stammen, bis auf die nachfolgenden, von der Autorin; Shutterstock: 28, 68; iStock.com: 69, 85; Südwest Verlag, München: 13, 87, 122 (N. Olonetzky), 48 (S. Kracke), 49 (Sabine Lauf), 120 (Hecker/Schoenenburg), 121 (L. Eitel), 141 (lizenzfrei)

Alle Illustrationen von Beate Brömse, München.